Programme de prévention des chutes

Conception, mise en œuvre et évaluation des programmes de prévention des chutes chez les personnes âgées

Vicky Scott, Inf. a., Ph.D.

Traduit de l'anglais par Anne Carruzzo

I0041884

Droits d'auteur © Dre Vicky Scott, Vancouver, 2017.

Tous droits réservés. Ces documents sont protégés par les droits d'auteur et ne peuvent pas être reproduits, utilisés ou distribués sous quelque forme que ce soit sans l'autorisation écrite de l'auteur.

L'information et le contenu sont présentés « tels quels ». Bien que l'auteure fasse tout son possible pour fournir un contenu exact, précis et opportun, elle ne peut pas en garantir l'applicabilité dans tous les cas. Toute personne qui se sert de cet ouvrage reconnaît et accepte qu'elle prend l'entière responsabilité des risques inhérents à l'utilisation de son contenu.

Pour plus d'information :
Veuillez communiquer avec Dre Vicky Scott, à : vjbs@shaw.ca
URL: www.canadianfallprevention.ca

Vous pouvez commander l'ouvrage, à : www.lulu.com ou Amazon.com

Citation : Scott V., (2017). *Programme de prévention des chutes : Conception, mise en œuvre et évaluation des programmes de prévention des chutes chez les personnes âgées* (traduit de l'anglais par Anne Carruzzo). Raleigh, Caroline du Nord : Lulu Publishing.

2017, Dre Vicky Scott. Tous droits réservés.
ISBN : 978-1-7750251-1-5

REMERCIEMENTS
Auteur principal : Vicky Scott, Inf. a., PhD

Je souhaite remercier Dr Phillip Groff, Dr Alexandra Korall, Dr Chantelle Lachance, Mme Stephanie Cowle, M. Claude Meurehg, Mme Bobbi Symes, Mme Crystal Stranaghan et Dre Amanda Bidnall pour leur aide dans l'obtention des présentes données probantes ainsi que pour la mise en forme de cette deuxième édition du Programme de prévention des chutes : *Conception, mise en œuvre et évaluation des programmes de prévention des chutes chez les personnes âgées.*

Je tiens à remercier également M. Claude Meuregh du Centre ontarien de ressources pour la prévention des blessures, Dre Pamela Fuselli de Parachute Canada et Mme Anne Carruzzo, traductrice pigiste, pour leur aide concernant la traduction française de cet ouvrage.

Images cédées sous licence à partir de Shutterstock.com, à moins d'indications contraires.

Cet ouvrage s'adresse aux personnes qui font tout leur possible pour améliorer la qualité de vie des personnes âgées de nos collectivités et de nos établissements.

AU SUJET DE L'AUTEURE

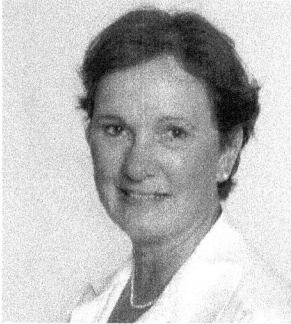

Vicky Scott, Inf. a., PhD

Dre Vicky Scott est professeure clinicienne à la School of Population and Public Health de l'Université de la Colombie-Britannique. Elle a rempli les fonctions de conseillère principale pour la prévention des chutes et des blessures auprès de la BC Injury Research and Prevention Unit et du ministère de la Santé de la Colombie-Britannique. Elle a publié bon nombre d'articles, de rapports gouvernementaux et de directives cliniques sur la prévention des chutes et des blessures chez les personnes âgées. Dre Scott a également œuvré à titre de conseillère et co-rédigé un certain nombre de rapports sur la prévention des chutes et des blessures pour l'Organisation mondiale de la santé, les U.S. Centers for Disease Control et l'Agence de la santé publique du Canada. Elle est la récipiendaire du Prix de l'application des connaissances des Instituts de la recherche en santé du Canada. Lorsqu'elle ne travaille pas à la prévention des chutes, Dre Scott se consacre à sa deuxième passion : l'observation des oiseaux.

TABLE DES MATIÈRES

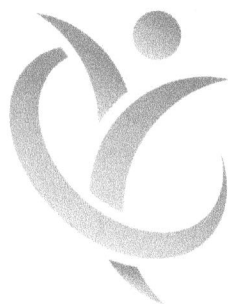

TABLE DES MATIÈRES

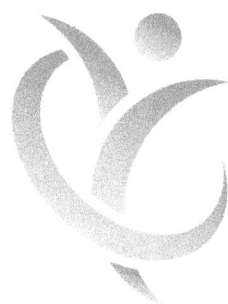

VOICI une approche unique de la prévention des chutes à

l'intention des professionnels de la santé, des fournisseurs de services communautaires et des décideurs qui travaillent avec des personnes âgées au sein de la collectivité ainsi que dans des établissements de soins de courte et de longue durée.

Le contenu de ce document est conçu pour compléter une formation et une expérience antérieures concernant la prévention des chutes et les soins prodigués à des personnes âgées lors de la prestation de services de santé et de programmes communautaires ou de l'élaboration de politiques.

Cet ouvrage a pour objectif d'intégrer de nouveaux renseignements dans les politiques, les soins de santé continus réguliers et les services communautaires destinés aux personnes âgées. Son contenu favorise une approche collaborative et met l'accent sur la capacité du lecteur d'établir une communication et des partenariats entre les personnes âgées, les aidants et les autres membres du secteur de la santé et de la collectivité. Cet ouvrage est le manuel requis pour l'atelier et le cours en ligne du Programme canadien de prévention des chutes.

INTRODUCTION

Cet ouvrage porte sur la conception, la mise en œuvre et l'évaluation d'un programme de prévention des chutes plurisectoriel fondé sur des données probantes et adapté aux besoins de personnes âgées en particulier ou de groupes de personnes âgées. Cette deuxième édition comprend de nouvelles données et des données probantes actuelles. Il convient de souligner tout particulièrement les révisions apportées au Chapitre 4 : Mise en œuvre du programme. Ce chapitre reflète le travail de la mise en œuvre durable et porteuse récemment effectué par des scientifiques. Les personnes qui ont acquis un exemplaire de cet ouvrage trouveront des ressources supplémentaires à : www.canadianfallprevention.ca.

OBJECTIFS D'APPRENTISSAGE

1. Vous permettre d'être mieux à même de définir la nature et la portée du problème des chutes des personnes âgées dans votre région et/ou votre environnement de travail.

2. Perfectionner vos connaissances de l'identification et de l'évaluation des risques de chute et améliorer l'application de ces connaissances pour sélectionner les interventions appropriées.

3. Perfectionner vos connaissances des interventions liées à la prévention des chutes pour pouvoir mettre en pratique les stratégies fondées sur des données probantes.

4. Être mieux à même de mettre en œuvre un programme durable et porteur et d'appliquer un modèle de planification de programme pour concevoir et mettre en œuvre un programme de prévention des chutes.

5. Améliorer votre capacité d'évaluer l'efficacité d'un programme de prévention des chutes.

CONTEXTE

Dans le cas des personnes âgées, le risque de chute et de blessure dépend, entre autres, de déterminants de la santé, dont des facteurs physiques, comportementaux, environnementaux, sociaux et économiques. Seule l'approche coordonnée et continue d'une équipe plurisectorielle composée de professionnels de la santé et de chefs de file communautaires au fait de pratiques fondées sur des données probantes dans le domaine de la prévention des chutes peut permettre de réduire ces innombrables facteurs. Cet ouvrage sert à mettre à profit les connaissances et les aptitudes existantes des personnes qui travaillent avec des personnes âgées en les aidant à intégrer les approches théoriques actuelles et les pratiques exemplaires à leurs activités quotidiennes.

L'intérêt vis-à-vis de la prévention des chutes chez les personnes âgées a cru de façon exponentielle durant les dernières années. En effet, les chutes sont la cause de blessures la plus coûteuse chez les personnes de tous âges, et, en 2010, les chutes des personnes de 65 ans et plus ont représenté plus de 30 % de l'ensemble des coûts liés aux blessures au Canada[1]. Les coûts médicaux des chutes sont également élevés en comparaison du coût d'autres problèmes de santé. Aux États-Unis, les dépenses engagées par Medicare en raison de chutes ont totalisé 31 milliards de dollars en 2015, alors que les dépenses liées à tous les types de cancers ont affiché un total de 36 milliards de dollars[2]. Et le coût que doivent supporter la société et les personnes victimes de chute est plus important encore : il s'agit, entre autres, de la crainte de chutes futures, de la douleur, du handicap, du fardeau financier de la victime et de sa famille, de la dépendance de tiers et du décès prématuré. En raison du vieillissement des babyboomers, la prévention des chutes et des blessures connexes est devenu un problème social et sanitaire encore plus critique.

PUBLICS

Cet ouvrage s'adresse à trois principaux publics :

1. **Les professionnels de la santé** : qui travaillent avec des personnes âgées dans les services de soins de longue durée, de courte de durée, à domicile et de santé public, les services d'urgence et de réadaptation ainsi que dans le cadre de programmes pour les personnes âgées. Il s'agit, entre autres, des infirmières, des aides-infirmières, des physiothérapeutes, des ergothérapeutes, des aides aux activités, des médecins, des pharmaciens, des ambulanciers, des agents de santé communautaires et des gestionnaires des programmes de santé institutionnels et communautaires pour les personnes âgées. Il n'est pas rare que les professionnels de la santé incluent déjà des activités de prévention des chutes aux services de soins de santé qu'ils offrent pour répondre aux besoins sociaux, mentaux et physiques des personnes âgées. Cependant, bon nombre d'entre eux ne se rendent pas pleinement compte de la relation entre leurs mesures et les données sur les stratégies éprouvées de prévention des chutes. Cet ouvrage permet de combler ces lacunes à l'aide de stratégies fondées sur des données probantes, d'aptitudes et de ressources visant à améliorer les pratiques actuelles.

2. **Les fournisseurs de services de soutien communautaires** : qui offrent des services, veillent à la sécurité des personnes âgées de la collectivité et mettent sur pied des programmes de promotion de la santé et/ou des cours de formation en prévention des chutes à l'intention des personnes âgées. Il s'agit, entre autres, des paraprofessionnels, des bénévoles, des pairs animateurs, des aidants et d'autres

personnes qui travaillent dans le cadre de programmes communautaires de prévention des chutes ainsi que du personnel d'organismes communautaires pour les personnes âgées, telles que la Société de l'arthrite et la Fondation des maladies du cœur. Les reponsables de la conception et de l'entretien des édifices publics et des espaces ouverts, tels que les centres d'activités et de loisirs communautaires, les parcs, les trottoirs et les rues, forment un autre groupe de la collectivité chargé de veiller à la sécurité des personnes âgées.

3. **Les responsables des programmes et des politiques** : qui développent, gèrent et évaluent les politiques et les programmes destinés aux personnes âgées. Bien que ces personnes ne soient pas directement responsables de la prestation des programmes de prévention des chutes, il est important qu'elles comprennent la nature et la portée du problème et soient en mesure de concevoir, de superviser et d'évaluer des programmes visant à réduire les chutes et les blessures connexes.

L'APPROCHE EN SANTÉ PUBLIQUE

Cette section contient les étapes de la mise en œuvre du modèle de prévention des chutes appliqué en santé publique. Fondé sur des données probantes, ce modèle repose sur une analyse minutieuse du problème et de ses causes en vue d'élaborer des solutions efficaces[3-5].

L'approche en santé publique présentée au graphique 1 comporte cinq étapes successives au sein d'un contexte social et politique qui va de l'identification du problème à l'évaluation d'une intervention. Ce processus dynamique se déroule simultanément à différents stades, dont certains peuvent devoir être révisés au fur et à mesure de la planification du programme.

GRAPHIQUE 1 : APPROCHE EN SANTÉ PUBLIQUE

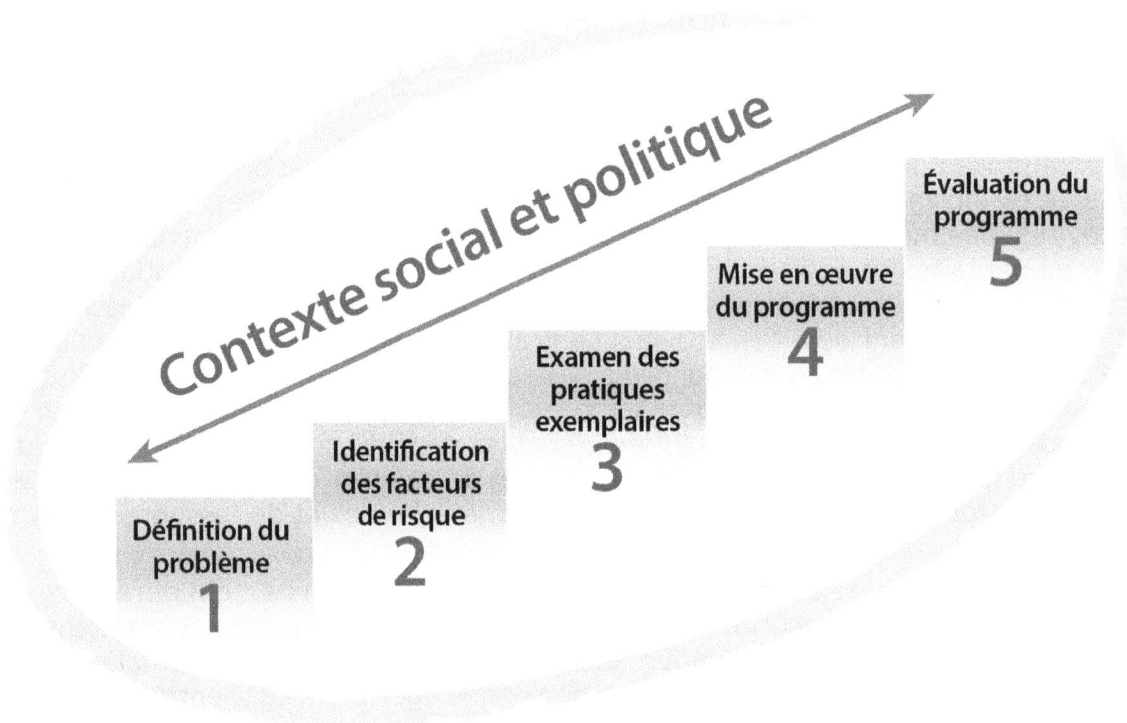

CONTEXTE SOCIAL ET POLITIQUE

L'approche en santé publique fait partie intégrante d'un contexte social et politique (graphique 2). Avant de concevoir un programme, il est important de commencer par évaluer le contexte social et politique de l'environnement dans lequel il sera offert. Pour ce faire, il faut, entre autres, examiner les éléments décrits dans le Modèle du contexte social et politique présenté ci-dessous, y compris ce que signifie une chute pour la personne âgée et sa famille, la perception qu'a la collectivité du problème, les caractéristiques de la collectivité qui favorisent ou empêchent la prévention des chutes et des blessures, les ressources disponibles et la mesure dans laquelle les politiques permettent d'assurer la durabilité des mesures de prévention des chutes et des blessures[6].

Il faut tenir compte de l'ensemble de ces éléments, car ils peuvent tous influer sur l'opportunité et la réussite d'un programme. Il s'agit, entre autres, de l'influence des champions et des adversaires, des demandes concurrentes de ressources, des politiques qui accordent la priorité à d'autres enjeux et du changement des attitudes sociales. C'est pourquoi un examen minitieux du contexte social et politique vous permettra de mieux modifier ou influencer le contexte. Vous trouverez à la fin de chaque chapitre une discussion sur le contexte social et politique pertinent.

GRAPHIQUE 2 : MODÈLE DU CONTEXTE SOCIAL ET POLITIQUE

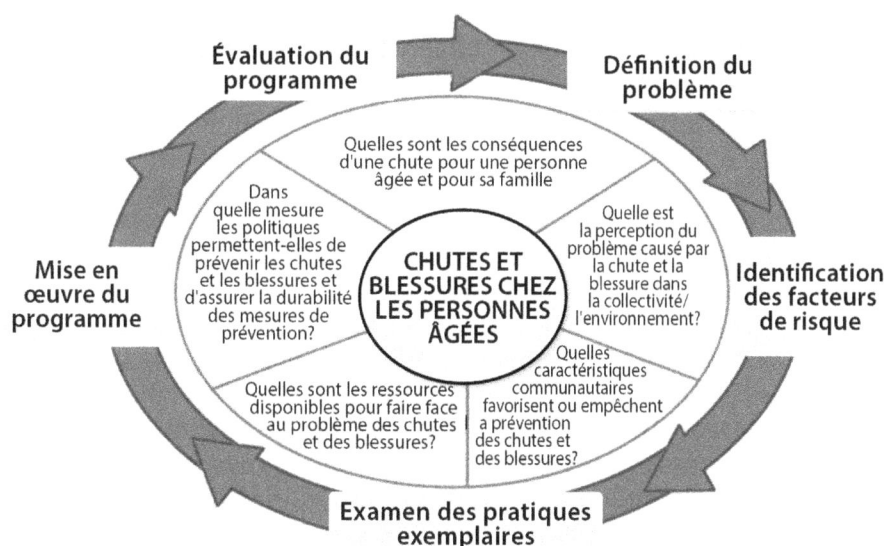

Adapté de Bjãrås, Haglund & Rifkin, 1991[6]

• **Selon la définition utilisée ici, la communauté peut être, soit un contexte géographique, par ex. une ville, un quartier ou une unité d'habitation, soit un contexte social/ professionnel au sein duquel des personnes ont un objectif commun, par ex. une communauté d'employés dans un environnement hospitalier**

ou une communauté d'infirmières.

LES DÉTERMINANTS DE LA SANTÉ

Les facteurs de risque des chutes sont les conditions qui, selon des études menées auprès de personnes âgées, différencient les personnes victimes de chutes de celles qui ne le sont pas, indifféremment des facteurs qui ne peuvent pas être modifiés, tels que l'âge, le sexe et la santé génétique. Il semblerait que les principaux facteurs de risque soient de nature biologique ou intrinsèque, car c'est principalement sur ces facteurs que porte la recherche effectuée à ce jour. Afin de modifier les facteurs qui provoquent une chute, il est important de comprendre le vaste éventail des déterminants interreliés de la santé qui influent sur ces facteurs. Personne n'ignore que la santé physique est influencée par les choix de vie que nous faisons ainsi que par l'environnement social, économique et bâti dans lequel nous vivons. C'est pourquoi, pour influer sur le risque de chute, il faut souvent prendre des mesures visant à modifier l'ensemble de ces facteurs. Par exemple, une nouvelle paire de lunettes peut améliorer la vue, mais ne permettra pas de diminuer le risque de chute si vous prenez des médicaments qui obscurcissent le jugement et gênent l'équilibre, ou si vous vivez dans une maison dont les escaliers sont mal éclairés et peu sécuritaires.

Les circonstances et les choix qui influent sur le risque de chute surviennent bien avant la vieillesse[7]. Le graphique 3 illustre la façon dont l'Organisation mondiale de la santé perçoit le maintien de la capacité fonctionnelle tout au long de la vie. La capacité augmente durant l'enfance, atteint son maximum au début de la vie adulte et, finalement, diminue durant la vieillesse. Le rythme du déclin est en grande partie déterminé par l'effet cumulatif de facteurs liés à des circonstances extérieures (sociales, environnementales et économiques) ainsi que par les choix personnels que nous faisons durant notre vie et qui influent sur notre capacité d'éviter un handicap jusqu'à la fin de nos jours — par exemple, les facteurs liés à notre environnement et à notre mode de vie, tels que le tabac, la sédentarité, une mauvaise alimentation, des services médicaux insuffisants et la pauvreté. Au-delà du seuil de handicap, il y a des mesures individuelles et des facteurs de soutien externes, tels que l'activité physique, une meilleure alimentation, des traitements médicaux, la réadaptation et l'utilisation d'appareils fonctionnels susceptibles d'améliorer la santé.

●

Pour pouvoir modifier les facteurs qui provoquent une chute, il est important de comprendre le vaste éventail de déterminants interreliés de la santé qui influent sur ces facteurs.

GRAPHIQUE 3 : MAINTIEN DE LA CAPACITÉ FONCTIONNELLE TOUT AU LONG DE LA VIE

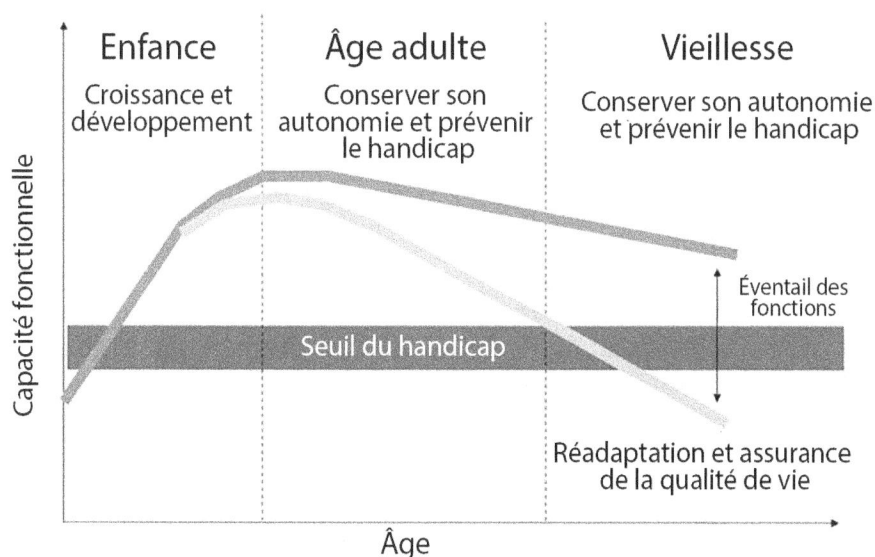

Source : Viellir en restant actif : cadre d'orientation, OMS, 2002[7]

Selon l'Organisation mondiale de la santé, pour conserver une capacité fonctionnelle optimale, mieux vaut être actif tout au long de sa vie.

> « **Le vieillissement actif** consiste à optimiser les facteurs qui permettent de demeurer en santé et en sécurité et de participer à la vie active de façon à améliorer la qualité de vie des personnes qui vieillissent; ces facteurs comprennent : l'accès à des soins de santé et à des services sociaux, l'environnement physique ainsi que les caractéristiques individuelles et les comportements de la personne. »[7, p. 12]

VALEURS ET HYPOTHÈSES

Finalement, et surtout, cet ouvrage se fonde sur des valeurs et des hypothèses clés qui servent à orienter le contenu et l'approche du programme de prévention des chutes. Il convient de les inclure dans tous les programmes destinés aux personnes âgées. Elles reflètent les croyances suivantes :

- Les chutes constituent un problème important qu'il est possible de prévenir
- Il convient d'associer les preuves scientifiques à l'expertise clinique et aux expériences vécues de la personne âgée
- Chaque communauté recèle des forces susceptibles de favoriser la prise des mesures adéquates
- La collaboration et les partenariats sont essentiels
- Les relations fondées sur le respect favorisent la réussite

LE CONTENU EN UN CLIN D'OEIL

Le contenu de cet ouvrage est réparti en cinq chapitres, qui représentent les cinq étapes de l'approche en santé publique et couvrent les sujets et les objectifs suivants :

CHAPITRE 1 : DÉFINITION DU PROBLÈME

Objectifs d'apprentissage :
1. Saisir l'importance de l'uniformité des définitions et de la normalisation des rapports
2. Être en mesure de définir correctement la portée et la nature du problème aux niveaux de la population et de la personne

CHAPITRE 2 : IDENTIFICATION DES FACTEURS DE RISQUE

Objectifs d'apprentissage :
1. Connaître les causes des chutes
2. Être mieux à même de cerner les facteurs de risque de chute qu'il est possible de modifier
3. Être mieux à même de cerner les personnes à risque de chute accru

CHAPITRE 3 : EXAMEN DES PRATIQUES EXEMPLAIRES

Objectifs d'apprentissage :
1. Être en mesure de sélectionner les meilleures sources de données probantes sur la prévention des chutes
2. Connaître les possibilités d'interventions fondées sur des données probantes pour les populations concernées
3. Connaître les astuces pratiques pour appliquer concrètement les interventions

CHAPITRE 4 : MISE EN ŒUVRE DU PROGRAMME

Objectifs d'apprentissage :
1. Comprendre pourquoi la mise en œuvre d'un programme se solde souvent par un échec
2. Comprendre l'importance d'une approche étape par étape lors de la mise en œuvre d'un programme de prévention des chutes
3. Être en mesure de réaliser, et de réussir, la mise en œuvre d'un programme

CHAPITRE 5 : ÉVALUATION DU PROGRAMME

Objectifs d'apprentissage :
1. Saisir la nécessité d'évaluer un programme de prévention des chutes
2. Connaître les différents types d'évaluation
3. Être en mesure de déterminer qui doit participer à l'évaluation
4. Acquérir les aptitudes nécessaires pour concevoir, réaliser et utiliser l'évaluation

RÉFÉRENCES

1. Parachute. (2015). *The cost of injury in Canada.* Toronto (ON): Parachute. Extrait le 12 avril 2017, de : http://www.parachutecanada.org/downloads/research/Cost_of_ Injury-2015.pdf

2. Burns E. R., J. A. Stevens et R. Lee. (2016). The direct costs of fatal and non-fatal falls among older adults – United States. *Journal of Safety Research, 58,* p. 99–103.

3. Scott V., B. Wagar, A. Sum, S. Metcalfe et L. Wagar. (2010). A public Health approach to Fall Prevention among older persons in Canada. *Clinics in Geriatric Medicine, 26,* p. 705–718.

4. Stevens J. A., G. T. Baldwin, M. F. Ballesteros, R. K. Noonan et D. A. Sleet. (2010). An older adult Falls research agenda from a public health perspective. *Clinics in geriatric medicine, 26*(4), p. 767–779.

5. Koo D., P. O'Carroll et M. LaVenture (2001). Public health 101 for informaticians. *Journal of the American Medical Informatica Association, 8*(6), p. 585–97.

6. Bjãrås G., B. J. A. Haglund et S. B. Rifkin. (1991). A new approach to community participation assessment. *Health Promotion International, 6*(3), p. 199–206.

7. Organisation mondiale de la santé. (2002). *Vieillir en restant actif : cadre d'orientation.* Contribution de l'Organisation mondiale de la Santé à la Deuxième Assemblée mondiale des Nations Unies sur le Vieillissement, Madrid, Espagne, avril 2002. Extrait le 7 mai 2017, de : http://apps.who.int/iris/bitstream/10665/67215/1/ WHO_NMH_NPH_02.8.pdf

① DÉFINITION DU PROBLÈME

ÉTAPE 1 DE L'APPROCHE EN SANTÉ PUBLIQUE

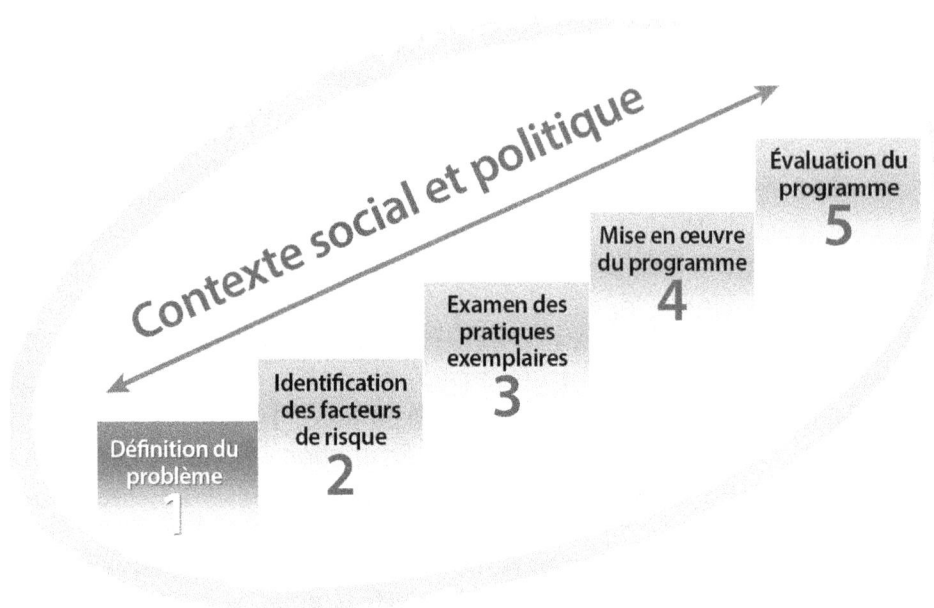

Contexte social et politique

Définition du problème
1

Identification des facteurs de risque
2

Examen des pratiques exemplaires
3

Mise en œuvre du programme
4

Évaluation du programme
5

OBJECTIFS D'APPRENTISSAGE

1. Saisir l'importance de l'uniformité des définitions et de la normalisation des rapports
2. Être en mesure de définir correctement la portée et la nature du problème aux niveaux de la population et de la personne

INTRODUCTION

Dans le cadre de l'approche en santé publique, la première étape du développement d'un programme de prévention des chutes efficace consiste à convenir de définitions uniformes et de méthodes normalisées d'établissement des rapports pour pouvoir saisir clairement la fréquence et la nature des chutes et des blessures connexes chez les personnes âgées de tous les milieux. Ce chapitre contient des faits essentiels, des recommandations pour les définitions ainsi que des exemples concernant la façon de trouver et de présenter des renseignements sur la portée et la nature d'un problème lié à une chute.

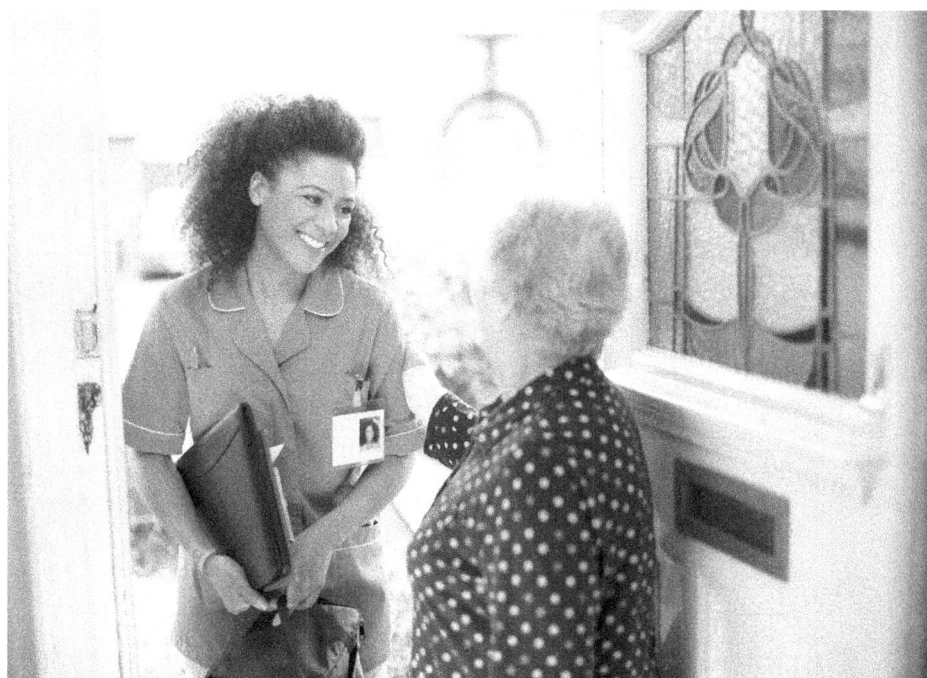

CHUTES : LES FAITS

Voici quelques exemples relevés au Canada et aux États-Unis sur la façon de présenter les données pour susciter l'intérêt vis-à-vis du problème des chutes chez les personnes âgées et favoriser l'octroi d'un soutien à cet égard. Les publics cibles comprennent les bailleurs de fonds potentiels, les personnes chargées de la mise en œuvre des programmes, les participants aux programmes ainsi qu'une série d'intervenants qui ont un intérêt direct vis-à-vis de la prévention des chutes et des blessures. Les faits et les données revêtent une importance cruciale pour assurer l'obtention du soutien nécessaire à un programme.

FRÉQUENCE

- En moyenne, 30 % des personnes âgées vivant dans la collectivité tombent une ou plusieurs fois par année, et ce chiffre passe à environ 50 % pour les personnes âgées en établissement de soins[1].
- Aux États-Unis, 29 % des personnes âgées ont indiqué avoir chuté durant la dernière année, et un tiers d'entre elles ont affirmé qu'au moins une chute s'était soldée par une blessure qui avait limité leur activité normale ou nécessité des soins médicaux[2].
- Les chutes sont la pricinpale cause des hospitalisations et des décès des personnes de 65 ans et plus[1, 3].
- Les chutes sont la cause de 85 % de toutes les hosptalisations liées à des blessures chez les personnes de 65 ans et plus[1, 4].
- Au Canada, le nombre de décès liés à une chute a augmenté de 65 % entre 2003 et 2008[1].

GRAVITÉ

- À part le décès, les fractures de la hanche et les traumatismes cérébraux sont les blessures les plus graves qu'une personne âgée peut devoir subir en raison d'une chute[4, 5].
- Les chutes causent plus de 95 % des fractures de la hanche chez les personnes de 65 ans plus, et 20 % d'entre elles décèdent durant l'année suivant la fracture[4, 6].
- Les personnes âgées hospitalisées suite à une chute demeurent à l'hôpital en moyenne neuf jours de plus que celles qui sont hospitalisées pour une autre raison[1].
- Le nombre de blessures liées à une chute est neuf fois plus élevé chez les personnes de 65 ans et plus que chez celles de moins de 65 ans[4].
- Aux États-Unis, le taux d'hospitalisation lié à une fracture et à d'autres blessures est de 51 pour 1 000 pour les personnes de 85 ans et plus, et de 9 pour 1 000 pour les personnes de 65 à 74 ans[6].

CONSÉQUENCES

- En 2010, le coût direct des blessures consécutives à une chute survenues au Canada chez les personnes de 65 ans et plus s'est élevé à 3,4 milliards de dollars canadiens[7] pour une population totale de 5,78 millions de personnes âgées[8]. Par comparaison, aux États-Unis, le coût des blessures consécutives à une chute s'est, en 2012, élevé à 30,3 milliards de dollars américains[9] pour 43,29 millions de personnes de 65 ans et plus[10].

- Plus d'un tiers des aînés hospitalisés en raison d'une chute sont transférés dans des établissements de soins de longue durée, soit plus du double du pourcentage des patients hospitalisés qui vivaient dans ce type d'établissement lorsqu'ils sont tombés[1, 4].

- Même lorsqu'elle ne se solde pas par une blessure, une chute peut avoir des conséquences mentales et physiques négatives, telles que la crainte de tomber, la perte d'autonomie, un plus grand isolement, de la confusion, de l'immobilisation et de la dépression[1].

L'UNIFORMITÉ DES DÉFINITIONS

Les études publiées et les sources de données sur les chutes ne contiennent ni définition uniforme d'une chute, ni rapport normalisé. En fait, un examen systématique des définitions utilisées dans le cadre de 90 études aléatoires contrôlées de prévention des chutes a révélé que 44 de ces études ne contenaient pas de définitions et que les autres comportaient toutes une série de définitions, mais aucune normalisation[11]. Une autre étude sur la comparaison des termes utilisés par les aînés, les fournisseurs de soins de santé et les auteurs des travaux de recherche a permis de constater une grande diversité d'opinion[12]. Les conclusions de ces deux études indiquent clairement la nécessité d'uniformiser les définitions.

Les dossiers d'hospitalisation sont un exemple de source de données normalisées sur les blessures consécutives à une chute. Ils sont établis en fonction du code CIM-10 de la Classification internationale des maladies (CIM). On demande à tous les patients admis en raison d'une blessure la cause de cette blessure. Si une chute est à l'origine de la blessure, la description est classée dans l'une des catégories suivantes :

W00 – Chute de plain-pied due à la glace et à la neige
W01 – Chute de plain-pied résultant de glissade, faux-pas et trébuchement
W02 – Chute impliquant des patins à glace, des skis, des patins à roulettes ou une planche à roulettes
W03 – Autre chute de plain-pied due à une collision avec, ou une poussée par un tiers
W04 – Chute, en étant porté ou soutenu par des tiers
W05 – Chute d'un fauteuil roulant à l'arrêt, d'un scooter non motorisé ou d'un scooter électrique motorisé
W06 – Chute d'un lit
W07 – Chute d'une chaise
W08 – Chute d'un autre meuble
W09 – Chute du haut d'agrès équipant un terrain de jeux
W10 – Chute dans et d'un escalier et de marches

W11 – Chute sur ou d'une échelle
W12 – Chute sur ou d'un échaffaudage
W13 – Chute du haut d'un bâtiment ou d'un autre ouvrage
W14 – Chute du haut d'un arbre
W15 – Chute d'une falaise
W16 – Plongée ou saut dans l'eau provoquant une lésion traumatique autre que noyade ou submersion
W17 – Autre chute d'un niveau à un autre
W18 – Autre chute de plain-pied
W19 – Chute, sans précision

(Tiré de : http://www.icd10data.com/ICD10CM/Codes/V00-Y99/W00-W19; et de : https://www.ncbi.nlm.nih.gov/pmc/articles/PMC1730542/pdf/v005p00247.pdf)

Une des limites de cette source de données est qu'elle ne contient aucune définition d'une chute. La personne chargée d'enregistrer les données a simplement pris note du rapport spontané de la victime de la blessure avant de classer la description de la chute dans l'une des catégories ci-dessus. Ce système est normalisé, mais chaque personne peut interpréter la chute différemment. L'uniformité du rapport dépend donc de la compétence de la personne chargée de consigner les données.

DÉFINITION DES CHUTES POUR LES PROGRAMMES DE PRÉVENTION

Pour le programme de prévention des chutes que vous développerez, il est recommandé d'utiliser des définitions conformes à celles appliquées dans le cadre de programmes similaires et utilisées au sein d'un système de rapport normalisé dans tous les milieux. De cette façon, tout le monde sera clairement au fait des objectifs du programme, et les résultats pourront être comparés en fonction de paramètres identiques. Une définition conçue à des fins de recherche diffère de celle conçue à des fins préventives. La définition d'une chute utilisée dans le cadre d'un programme de prévention doit être concise, facilement compréhensible par les fournisseurs de soins de santé et les personnes âgées et tenir compte de toutes les circonstances susceptibles de provoquer une chute.

Les critères recommandés pour choisir une définition utilisable dans le cadre d'un programme de prévention sont :

- Des termes conformes aux définitions communément acceptées dans les documents sur la prévention des chutes[13].
- Une définition brève dont se souviendront facilement, d'une part, les cliniciens qui travaillent dans des milieux où règne une activité intense et où l'uniformité est importante, et, d'autre part, les personnes âgées qui font rapport de leur chute.
- Une définition globale et non-exclusive; en d'autres termes, une définition qui n'omet aucun facteur qu'il est possible de prévenir (bon nombre de définitions omettent des facteurs, tels que « a été poussé », « en raison d'une syncope » ou d'autres facteurs qui, s'ils sont indiqués, peuvent être évités).
- Une définition qui ne se limite pas aux chutes à l'origine d'une blessure, car la majorité des chutes laissent généralement présager de futures chutes et blessures consécutives à une chute.
- Un langage qu'il est possible d'adapter pour répondre à la nécessité spécifique d'obtenir plus de détails, mais qui conserve une terminologie de base commune, cohérente et uniforme pour l'ensemble des programmes.

En plus d'appliquer la définition indiquée à droite, il est également important de poser des questions normalisées au sujet des chutes. On recommande, par exemple, de poser des questions telles que[13] :

Au cours du dernier mois [ou autre période], avez-vous fait une chute, ou avez-vous glissé ou trébuché, puis perdu l'équilibre pour ensuite tomber par terre, sur le plancher ou plus bas?

Mieux vaut rapporter le plus rapidement possible une chute et les circonstances qui l'ont provoquée lorsque les faits sont encore bien présents à l'esprit.

Voici une définition de chute qui remplit les critères recommandés :
*« **Se retrouver inintentionnellement, avec ou sans blessure, sur le sol, le plancher ou tout autre niveau inférieur.** »*

DÉFINITION D'UNE BLESSURE CONSÉCUTIVE À UNE CHUTE

La définition d'une blessure consécutive à une chute est également importante dans le cadre d'un programme de prévention des chutes. Ici également, l'uniformité de la définition permet d'établir des objectifs précis et de faire des comparaisons entre différents milieux. Afin de remédier à l'absence de méthodes normalisées pour définir et recueillir les blessures consécutives à une chute, ou en faire le rapport, on a, à l'issue d'un récent examen systématique de 41 études, émis une recommandation pour définir ces types de blessures, dont celles qui donnent lieu à l'utilisation de services de soins médicaux (par ex., lors d'une consultation aux urgences) ainsi que leurs symptômes connexes (par ex., l'enflure)[14].

Voici une définition d'une blessure grave consécutive à une chute que l'on recommande d'utiliser à des fins médicales afin d'assurer une normalisation dans l'ensemble des milieux :

Une blessure grave consécutive à une chute est une blessure causée par un impact imputable à une chute qui nécessite une attention médicale, soit, par exemple, une consultation chez un médecin ou aux urgences, une admission à l'hôpital, ou l'établissement du décès immédiat suite à la chute.

En ce qui concerne la définition des symptômes, utilisez les catégories suivantes pour consigner l'emplacement exact et le type de la blessure.

CATÉGORIES DE BLESSURES CONSÉCUTIVES À UNE CHUTE :

Emplacement de la blessure :

- Tête / Nuque / Yeux
- Épaule / Haut du bras
- Coude / Avant-bras
- Poignet / Main / Doigts
- Poitrine / Abdomen / Pelvis
- Haut / Bas du dos
- Hanche / Fémur
- Genoux / Mollet / Cheville / Pied

Type de blessure :

- Commotion / Blessure à la tête
- Fracture
- Dislocation
- Foulure / Entorse
- Lacération / Coupure / Déchirure cutanée

- Abrasion / Éraflure / Égratignure
- Hématome / Ecchymose
- Enflure
- Douleur
- Autre _____
_____

Il est possible de rendre la définition plus précise en incluant un diagramme, tel que celui présenté au Graphique 4 ci-dessous, qui illustre l'avant et l'arrière du corps humain. À l'aide du Formulaire de rapport de chute présenté au Graphique 5, insérez la ou les lettres appropriées avec une flèche qui pointe vers l'emplacement exact des blessures afin d'indiquer le nombre de blessures et l'emplacement de chacune d'elles. Dans l'exemple ci-dessous, la personne signale de la douleur (I) à l'arrière de l'épaule droite et de l'enflure (H) au poignet gauche. Accompagnez le diagramme d'une brève description de la blessure en fonction des indications données par la victime de la chute et des observations de la personne qui l'interroge ou l'examine. La confirmation d'une blessure doit être documentée à la suite d'un examen médical ou d'une radiographie (Voir le Formulaire de rapport de chute pour plus de détails).

GRAPHIQUE 4 : TYPE ET EMPLACEMENT DE LA BLESSURE

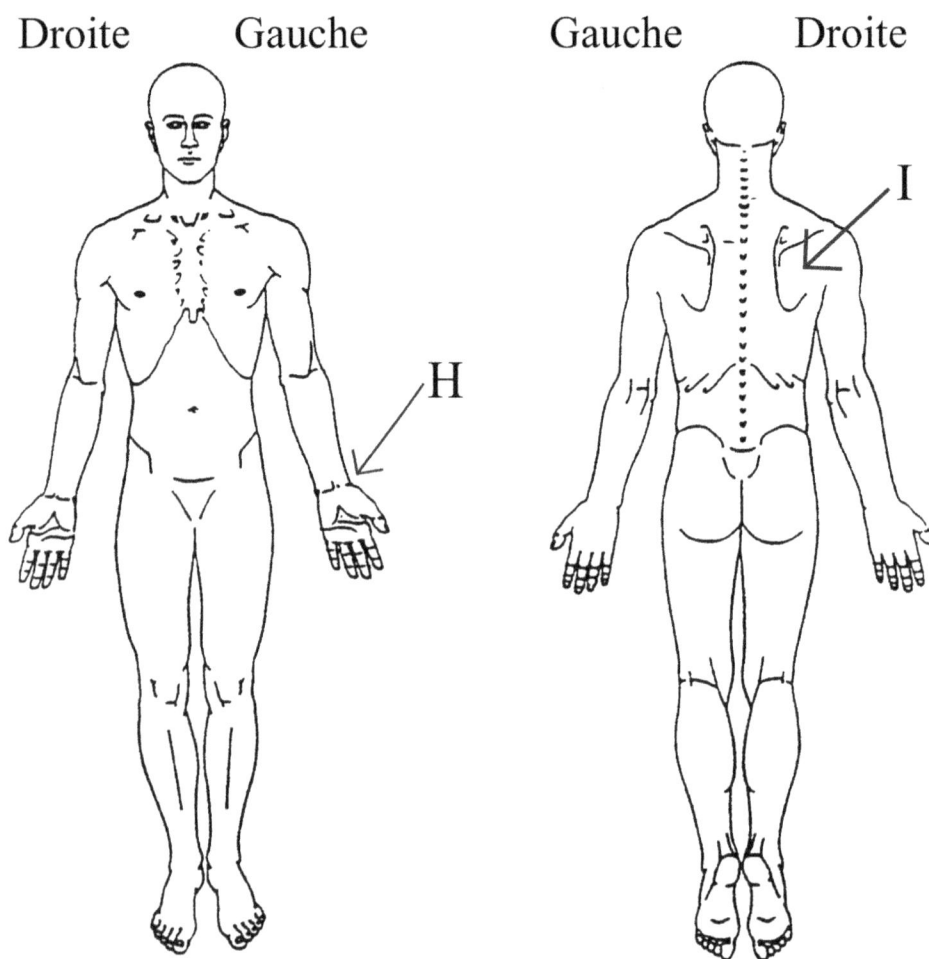

Graphique adapté à partir de : http://www.perintonhillschiropractic.com/content/pdfs/Pain-Assessment-Diagram.pdf

LES FRACTURES COMME MOYEN DE MESURER UNE BLESSURE CONSÉCUTIVE À UNE CHUTE

Une autre option pour définir une blessure consiste à considérer les fractures uniquement comme une conséquence. Les auteurs d'une déclaration consensuelle du Prevention of Falls Network Europe (ProFaNE) sur les définitions à utiliser dans le cadre de la recherche sur les chutes recommandent de définir les blessures consécutives à une chute de la façon suivante : « Nombre de fractures périphériques confirmées par radiographie par personne et par année »[13, p. 1620]. La raison pour laquelle on ne tient pas compte d'autres blessures vient, entre autres, du caractère variable des protocoles de classification et de traitement et de la plus grande précision d'une fracture confirmée à des fins de comparaison entre diverses études.

Cette mise en évidence des fractures permet d'attirer l'attention sur l'existence potentielle de causes sous-jacentes de fracture, plus particulièrement l'ostéoporose. Cependant, d'un point de vue clinique plus large, le fait de limiter les conséquences aux fractures confirmées présente le désavantage de restreindre la portée de la prévention potentielle. En tenant compte de toutes les blessures, on étend cette portée, ce qui peut aider à éviter des conséquences futures graves en décelant des indicateurs précoces, c'est-à-dire des chutes et des blessures mineures survenues antérieurement.

ÉVALUATIONS POSTÉRIEURES À UNE CHUTE

En sus de permettre la collecte d'information sur la nature de la blessure, les outils d'évaluation postérieure à une chute servent à recueillir des renseignements normalisés et détaillés sur les circonstances d'une chute[12]. Utiles pour cerner les risques spécifiques à une personne, de tels outils peuvent également servir à faire le suivi des chutes et des blessures connexes au sein d'un groupe ou d'un milieu spécifique. Le Formulaire de rapport de chute (Graphique 5) est un exemple d'outil d'évaluation consécutive à une chute que l'on peut utiliser dans n'importe quel contexte. Cet outil aide à adapter les stratégies de prévention aux personnes et peut servir à faire le suivi des schémas et des tendances au fil du temps pour tous les clients (Vous trouverez une version imprimable de ce formulaire à : www.canadianfallprevention).

GRAPHIQUE 5 : FORMULAIRE DE RAPPORT DE CHUTE

RAPPORT DE CHUTE©

Lieu du rapport
- ❏ Établissement de soins de longue durée
- ❏ Établissement avec services d'aide à l'autonomie
- ❏ Soins / Services de soutien à domicile
- ❏ Établissement de soins de courte durée
- ❏ Autre

Date d'entrée dans la base de données :
_____ jj/mm/aaaa

Coller l'étiquette du client ici ou remplir

Nom du client : _____

MRN/PHN: _____

Âge : _____   Sexe: M ❏ F ❏

Une chute est le fait de se retrouver **intentionnellement, avec ou sans blessure**, sur le sol, le plancher ou tout autre niveau inférieur. Veuillez remplir un formulaire distinct pour chaque chute.

Lieu de la chute : _____
Par ex. corridor, chambre à coucher (salle n°), endroit public, etc.

Date de la chute : _____
jj/mm/aaaa

Heure de la chute :
- ❏ Inconnue
- ❏ 7 h – 12 h 59   ❏ 1 h – 6 h 59
- ❏ 7 h – 12 h 59   ❏ 1 h – 6 h 59

A. Description de la chute et facteurs déterminants (le cas échéant) : Donnez brièvement votre avis sur la cause de la chute (par ex. : j'avais la grippe; j'ai couru aux toilettes), décrivez les mesures prises et l'état actuel de la victime.

B. La victime fait-elle état ou semble-t-elle souffrir de DOULEUR ou d'une BLESSURE en raison de sa chute?
❏ Non   ❏ Oui *Si oui, décrivez brièvement les blessures dans l'espace ci-dessous.* Indiquez les blessures soupçonnées ou confirmées, par ex. fracture **soupçonnée** au poignet gauche OU enflure confirmée à la cheville droite :

1		❏ Soupçonné ❏ Confirmé
2		❏ Soupçonné ❏ Confirmé
3		❏ Soupçonné ❏ Confirmé

Emplacement et type des blessures *(à l'aide des lettre A à K (voir ci-dessous), indiquez par une flèche l'emplacement exact de toutes les blessures soupçonnées ou confirmées)*

Mesures prises *(cochez toutes les mesures prises dans les 3 jours suivant la chute)*

EMPLACEMENT DE LA BLESSURE

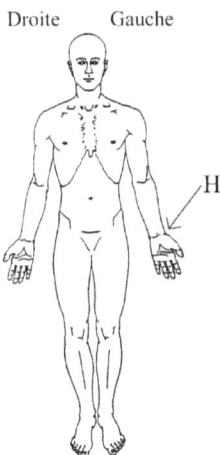

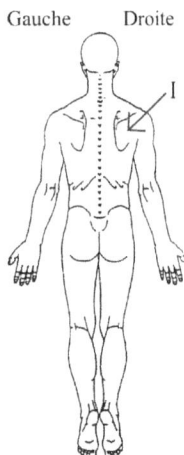

Droite   Gauche   Gauche   Droite

TYPE DE BLESSURE
A. Commotion / Blessure à la tête
B. Fracture
C. Dislocation
D. Foulure / Entorse
E. Lacération / Coupure / Déchirure cutanée
F. Abrasion / Éraflure / Égratignure
G. Hématome / Ecchymose
H. Enflure
I. Douleur
J. Autre : _____
_____

- ❏ Mesures de confort uniquement
- ❏ Réalisation d'un examen de santé, par ex., signes vitaux, amplitude de mouvements
- ❏ Premiers secours, par ex., sac de glace, pansement
- ❏ Gestionnaire / superviseur avisé
- ❏ Médecin avisé
- ❏ Autre professionnel de la santé avisé
- ❏ Membres de la famille / proches parents avisés
- ❏ Appel téléphonique à la ligne de soutien des professionnels de la santé
- ❏ Visite d'un professionnel de la santé
- ❏ Visite chez ou d'un médecin
- ❏ Visite d'une ambulance ou des pompiers sans transfert aux urgences
- ❏ Consultation aux urgences
- ❏ Mise à jour des activités quotidiennes (MJAQ)
- ❏ Révision du plan de soins pour assurer la prévention des chutes
- ❏ Autre *(spécifiez)* _____
- ❏ _____

RAPPORT DE CHUTE page 2 de 2

1. ACTIVITÉ au moment de la chute *(cochez les réponses les plus pertinentes)*

- ❏ Tendre le bras
- ❏ Se lever
- ❏ Marcher
- ❏ Déplacement en fauteuil roulant
- ❏ Se lever du lit, d'une chaise, du fauteuil roulant ou des toilettes
- ❏ En train de s'asseoir sur une chaise, un fauteuil roulant ou les toilettes
- ❏ Monter / Descendre (escaliers, échelle, etc.)
- ❏ Ne sait pas
- ❏ Autre (spécifiez) : _____

2. PRINCIPALE RAISON de la chute (cochez les réponses les plus pertinentes)

- ❏ Tendre le bras
- ❏ Collision avec un objet
- ❏ Glissade
- ❏ Trébuchement
- ❏ Perte de conscience
- ❏ Perte du soutien d'un objet externe
- ❏ Perte d'équilibre
- ❏ Étourdissement
- ❏ Fatigue
- ❏ Ne sait pas
- ❏ Autre (spécifiez) : _____

3A. APPAREIL(S) FONCTIONNEL(S) recommandé(s) avant la chute (cochez toutes les réponses qui s'appliquent)

- ❏ Canne
- ❏ Béquille
- ❏ Marchette
- ❏ Fauteuil roulant
- ❏ Lunettes sur ordonnance
- ❏ Aucun appareil recommandé
- ❏ Ne sais pas
- ❏ Autre : _____

3b. APPAREIL(S) FONCTIONNEL(S) utilisés au moment de la chute (cochez toutes les réponses qui s'appliquent)

- ❏ Canne
- ❏ Béquille
- ❏ Marchette
- ❏ Fauteuil roulant
- ❏ Lunettes sur ordonnance
- ❏ Aucun appareil recommandé
- ❏ Ne sais pas
- ❏ Autre : _____

Recommandations et mesures de suivi *(i.e., comment la chute aurait-elle pu être évitée et quelles mesures faut-il prendre pour diminuer le risque de chutes à l'avenir?).*
Exemples : (i) le moment de la chute peut permettre de déterminer les comportements qui favorisent le risque; par ex., si la chute se produit la nuit, informez-vous des habitudes du client concernant les toilettes, vérifiez l'éclairage/les lampes de chevet et les somnifères; (ii) dans le cas des victimes de chutes fréquentes, examinez les rapports de chute précédents ainsi que les schémas récurrents pour adapter les stratégies de prévention; (iii) inspectez le lieu de la chute pour y découvrir des facteurs déterminants, tels qu'un tapis mal placé, des fils électriques, du désordre, une sonnette d'alarme inaccessible, etc.; (iv) utilisez l'information recueillie pour suggérer des interventions, par ex., si le client est tombé pendant qu'il marchait, il peut avoir besoin d'un appareil fonctionnel, ou d'un cours de formation pour apprendre à bien utiliser son appareil, ou alors d'acquérir de la force musculaire ou un meilleur équilibre à l'aide d'exercices.

4. FACTEURS ENVIRONNEMENTAUX utilisés au moment de la chute (cochez toutes les réponses qui s'appliquent)

- ❏ Plancher glissant / humide
- ❏ Plancher irrégulier
- ❏ Mauvais éclairage
- ❏ Freins du fauteuil roulant débloqués
- ❏ Encombrement dans le corridor / la chambre
- ❏ Barrières de lit montées
- ❏ Objet hors d'atteinte
- ❏ Pas de barre d'appui / rampe
- ❏ Aucun
- ❏ Ne sait pas
- ❏ Autre : _____

5. ÉQUIPEMENT DE PROTECTION utilisé (cochez toutes les réponses qui s'appliquent)

- ❏ Tendre le bras
- ❏ Alarme de lit / chaise
- ❏ Système d'alarme personnel
- ❏ Lit en position abaissée
- ❏ Barrières de lit abaissées
- ❏ Chaussettes antidérapantes
- ❏ Tapis de protection à côté du lit
- ❏ Toilettes surélevées
- ❏ Ne sait pas
- ❏ Autre (spécifiez) : _____

6a. La victime a-t-elle des PROTECTEURS DE LA HANCHE?

❏ Oui ❏ Non ❏ Ne sait pas

6B. Si OUI, portait-elle cette protection au moment de la chute?

❏ Oui ❏ Non ❏ Ne sait pas
    ❏ Pourquoi pas?
        ❏ Non recommandé
        ❏ Refus du résident / client
        ❏ Au lavage
        ❏ Autre : _____

7. COMPORTEMENT antérieur à la chute

- ❏ Habituel
- ❏ Agité
- ❏ Confus
- ❏ Somnolent
- ❏ Ne sait pas
- ❏ Autre : _____

8. La chute a-t-elle été VUE / REMARQUÉE?

❏ Oui ❏ Non
Par : _____
    (par ex., membre de la famille, employé)

9. La victime a-t-elle fait une AUTRE CHUTE durant cette semaine?

❏ Oui ❏ Non ❏ Ne sait pas

_____
_____
_____

Rempli par (caractères d'imprimerie) :_____

Poste :   Date : jj/mm/aaaa   Heure : 22 h

INSTRUCTIONS POUR UTILISER ET REMPLIR LE FORMULAIRE DE RAPPORT DE CHUTE : (pour l'ensemble des instructions et un exemple d'étude de cas, voir : Le programme de prévention des chutes, V. Scott. 2017, Lulu Press) :

• Remplir un formulaire de rapport de chute pour chaque chute, quel que soit l'endroit de la chute, qu'il y ait un témoin ou non, une blessure ou pas. Remplir la section « B », p.1, pour toutes les blessures confirmées ultérieurement, i.e., après une radiographie.

• Remplir les rapports de chute à copier et inclure l'original au dossier du client.

• Dans le cadre des services de soins à domicile et communautaires, l'original est remis aux professionnels de la santé qui prennent soin du client/patient.

• Utilisez des protocoles régionaux concernant l'endroit où les exemplaires du Rapport de chute sont envoyés et répertoriés.

• Il faut utiliser un programme de saisie de données, tel que Excel, pour assurer le suivi des tendances/schémas au fil du temps ainsi que dans et entre les lieux.

• Discuter, lors de réunions du personnel, de la façon dont les résultats seront utilisés pour mettre en œuvre des stratégies de prévention des chutes individuelles et institutionnelles/régionales.

Rapport de chute 2017, V. Scott, Inf. a., Ph.D. L'utilisation du Rapport chute est autorisée avec un exemplaire du programme de prévention des chutes, 2017, de V. Scott.

PORTÉE ET NATURE DU PROBLÈME

La portée du problème indique l'envergure du problème. La nature du problème concerne les personnes touchées, le lieu où le problème s'est produit ainsi que le contexte social et politique. L'efficacité d'un programme de prévention des chutes dépend de la connaissance de la portée et de la nature du problème au niveau de la population et au niveau individuel. Le niveau de la population permet de définir le problème sur les plans national, provincial, territorial, étatique et régional. Le niveau individuel permet de définir le problème du point de vue des victimes de chute dans des milieux spécifiques. C'est pourquoi les planificateurs du programme gagneront à connaître les deux niveaux pour obtenir un soutien politique d'envergure ainsi qu'un soutien administratif au niveau local pour développer le programme et en assurer la mise en œuvre durable.

DONNÉES AU NIVEAU DE LA POPULATION

La présentation suivante des données nationales sur les blessures consécutives à une chute constitue un modèle pour définir la portée et la nature du problème au niveau de la population. Les données utilisées sont généralement disponibles au niveau national, provincial, étatique ou régional. Les rapports de données sont un outil de planification que les décideurs peuvent utiliser pour

- établir des situations et des taux de référence;
- fixer des objectifs de diminution de situations et de taux;
- faire des comparaisons entre et dans les provinces, les territoires, les États et les pays;
- aider les planificateurs de programmes à cibler les populations dont les risque sont les plus élevés;
- donner aux directeurs des programmes de prévention des chutes l'information dont ils ont besoin pour attirer l'attention sur le problème afin d'obtenir les ressources nécessaires à la mise en œuvre des interventions.

Note : les chutes et les blessures sont généralement déclarées comme des situations et des taux. Les situations représentent le nombre d'incidents et les taux sont le pourcentage ou la proportion des personnes victimes d'une blessure consécutive à une chute au sein d'une population définie. Un taux normalisé selon l'âge est un taux ajusté pour réaliser une comparaison entre différentes périodes ou différents emplacements géographiques concernant une population « standard » (par ex., au Canada, la population de 1991 est utilisée comme base pour les comparaisons). Les taux normalisés selon l'âge représentent les différences relatives à la pyramide des âges entre les populations comparées. Un taux selon l'âge est le nombre d'incidents (par ex., les décès) au sein d'une catégorie d'âge particulière durant une année particulière et dans une région donnée par rapport au nombre de personnes de la même catégorie d'âge au même moment et dans la même région.

La majorité des pays ont leurs propres sources de données sur les blessures consécutives à une chute, qui peuvent être utilisées à des fins d'analyse. Les données utilisées dans le présent rapport sont tirées des Statistiques de l'état civil de Satistique Canada sur les décès liés aux chutes[15] et de la Base de données sur les congés des patients (BDCP) hospitalisés suite à une chute de l'Institut canadien d'information sur la santé (ICIS)[16]. Bien que ces sources donnent une bonne idée des blessures graves, elles ne contiennent pas d'information sur les blessures moins graves, telles que celles traitées aux services d'urgence ou dans les cabinets médicaux, ni sur les chutes pour lesquelles les victimes n'ont pas cherché à obtenir de traitement. Dans de nombreux pays, les données des services d'urgence, des cabinets médicaux et des cliniques ne sont pas facilement accessibles, et la majorité des blessures sont traitées à domicile ou dans des maisons de soins, ou alors, elles ne sont tout simplement pas traitées ou répertoriées. La pyramide des blessures ci-dessous illustre les sources possibles de données sur les blessures consécutives à une chute; le sommet de la pyramide montre que les données actuellement disponibles pour les décès et les hospitalisations ne reflètent qu'une partie de la réalité (Graphique 6). Cependant, bon nombre de pays réalisent également des sondages nationaux sur les blessures autodéclarées, qui constituent une autre source de données témoignant d'un éventail plus vaste de niveaux de gravité des blessures, susceptibles de concerner toutes les sections de la pyramide des blessures. Les données indiquées dans la section « blessures consécutives à une chute autodéclarées » sous la section relative aux données sur les décès et les hospitalisations, contiennent deux exemples tirés de l'Enquête sur la santé dans les collectivités canadiennes (ESCC)[17] et de l'American Behavioral Risk Factor Surveillance System[2].

GRAPHIQUE 6 . PYRAMIDE DES BLESSURES : DONNÉES SUR LES CHUTES AU NIVEAU DE LA POPULATION

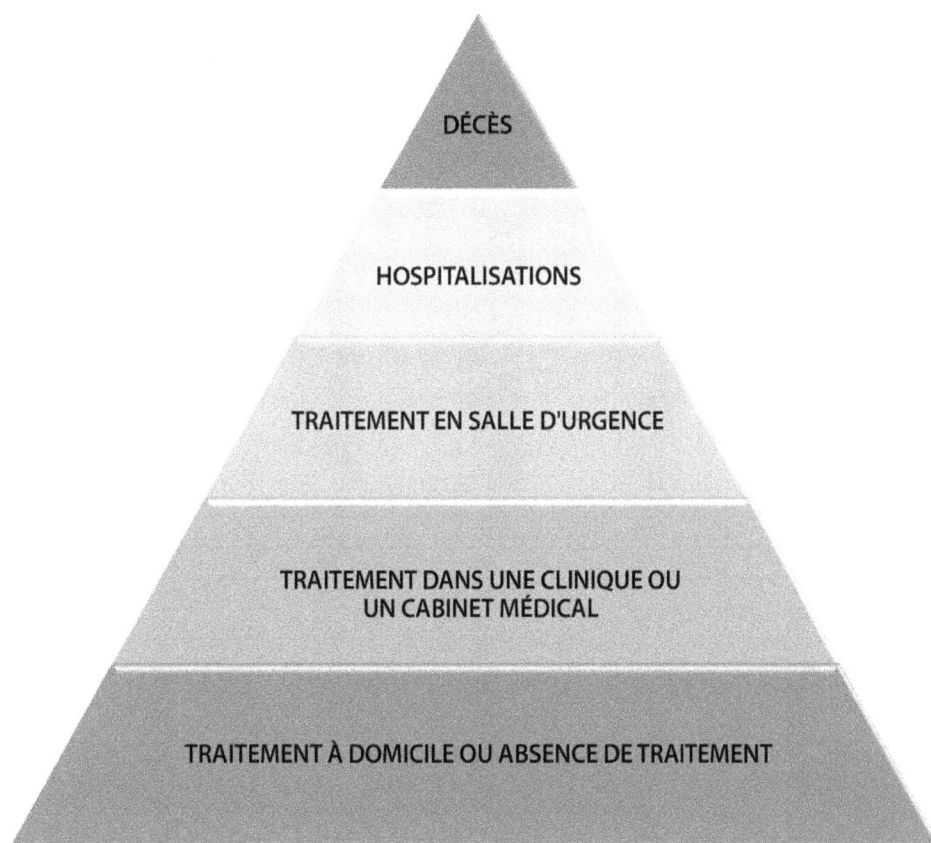

DÉCÈS

HOSPITALISATIONS

TRAITEMENT EN SALLE D'URGENCE

TRAITEMENT DANS UNE CLINIQUE OU UN CABINET MÉDICAL

TRAITEMENT À DOMICILE OU ABSENCE DE TRAITEMENT

Quel que soit votre pays ou votre région, les exemples illustrés ici montrent comment il est possible de présenter des données pour élaborer une étude de cas dans le cadre d'initiatives de prévention des chutes.

DÉCÈS LIÉS AUX CHUTES

Le Graphique 7 montre la portée du problème des décès liés aux chutes au Canada[18]. Entre 2003 et 2008, plus de 12 000 Canadiens de 65 ans et plus sont décédés des suites directes d'une chute. Ce nombre n'inclut pas les décès indirectement causés par une chute, tels que le cas d'une personne âgée décédée d'une pneumonie contractée en raison d'une blessure grave consécutive à une chute. Le Graphique 7 indique également une augmentation du nombre et du taux de décès normalisé selon l'âge entre 2003 et 2008 aussi bien pour les hommes que pour les femmes, le nombre des décès étant plus élevé chez les femmes, mais le taux plus élevé chez les hommes.

GRAPHIQUE 7 : DÉCÈS ET TAUX DE MORTALITÉ (POUR 10 000 HABITANTS) LIÉS À DES CHUTES CHEZ LES PERSONNES DE PLUS DE 65 ANS, PAR SEXE, AU CANADA, DE 2003 À 2008

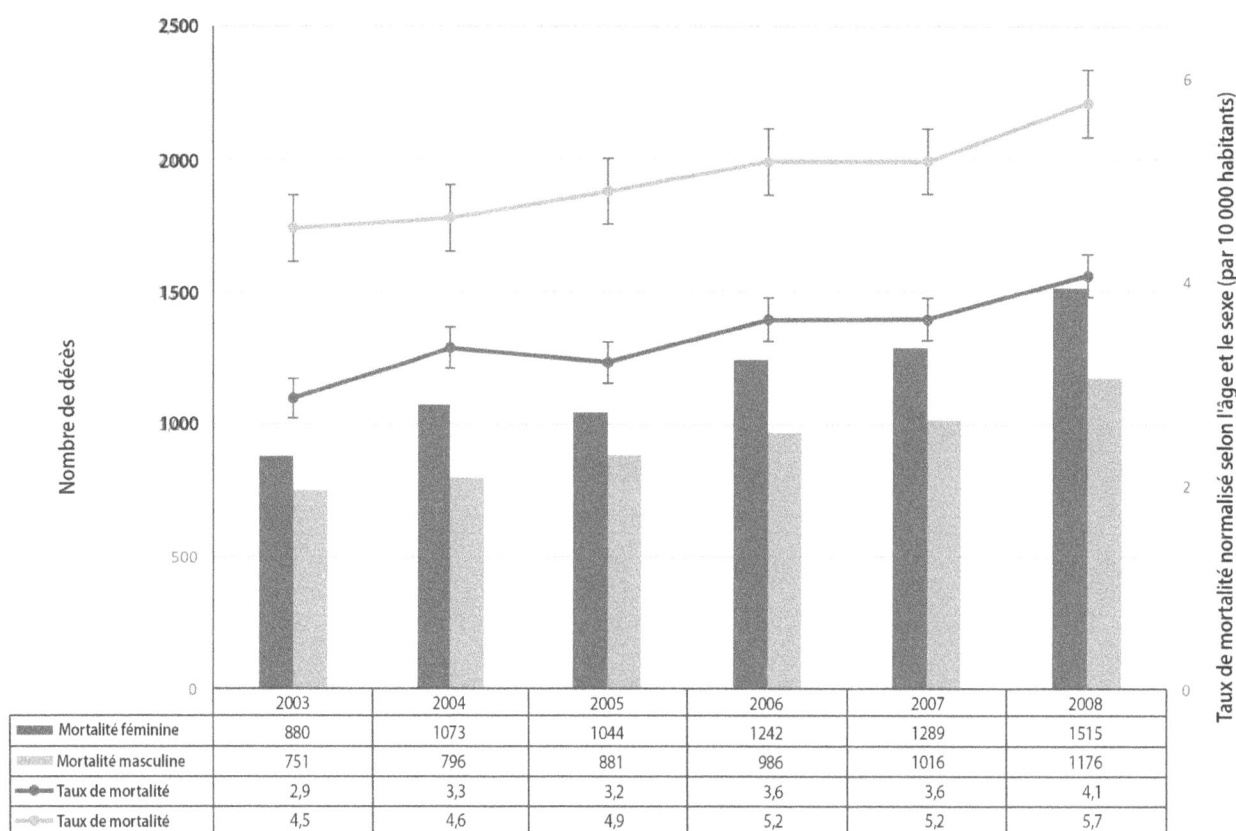

	2003	2004	2005	2006	2007	2008
Mortalité féminine	880	1073	1044	1242	1289	1515
Mortalité masculine	751	796	881	986	1016	1176
Taux de mortalité	2,9	3,3	3,2	3,6	3,6	4,1
Taux de mortalité	4,5	4,6	4,9	5,2	5,2	5,7

Normalisé selon la population canadienne de plus de 65 ans de 1991.
Source : Statistique Canada, Base de données sur les décès

HOSPITALISATIONS LIÉES AUX CHUTES

Les données sur les hospitalisations liées à une chute constituent un autre argument irréfutable pour justifier la mise en œuvre d'un programme de prévention des chutes. Comme le Graphique 8 en témoigne, en 2010 et 2011, un taux croissant d'hommes et de femmes ont été hospitalisés suite à une chute au Canada[19]. Le Graphique 8 montre également que le taux d'hospitalisations liées à une chute était plus élevé chez les femmes des six groupes d'âge, mais surtout chez les femmes très âgées. Et ces taux vont augmenter, car, entre 2013 et 2043, la proportion des Canadiens de 80 ans et plus devrait passer de 4,1 à 9,3 %[20].

GRAPHIQUE 8 : TAUX D'HOSPITALISATIONS LIÉES À UNE CHUTE (POUR 1 000 HABITANTS) PAR ÂGE ET PAR SEXE, AU CANADA, EN 2010 ET 2011

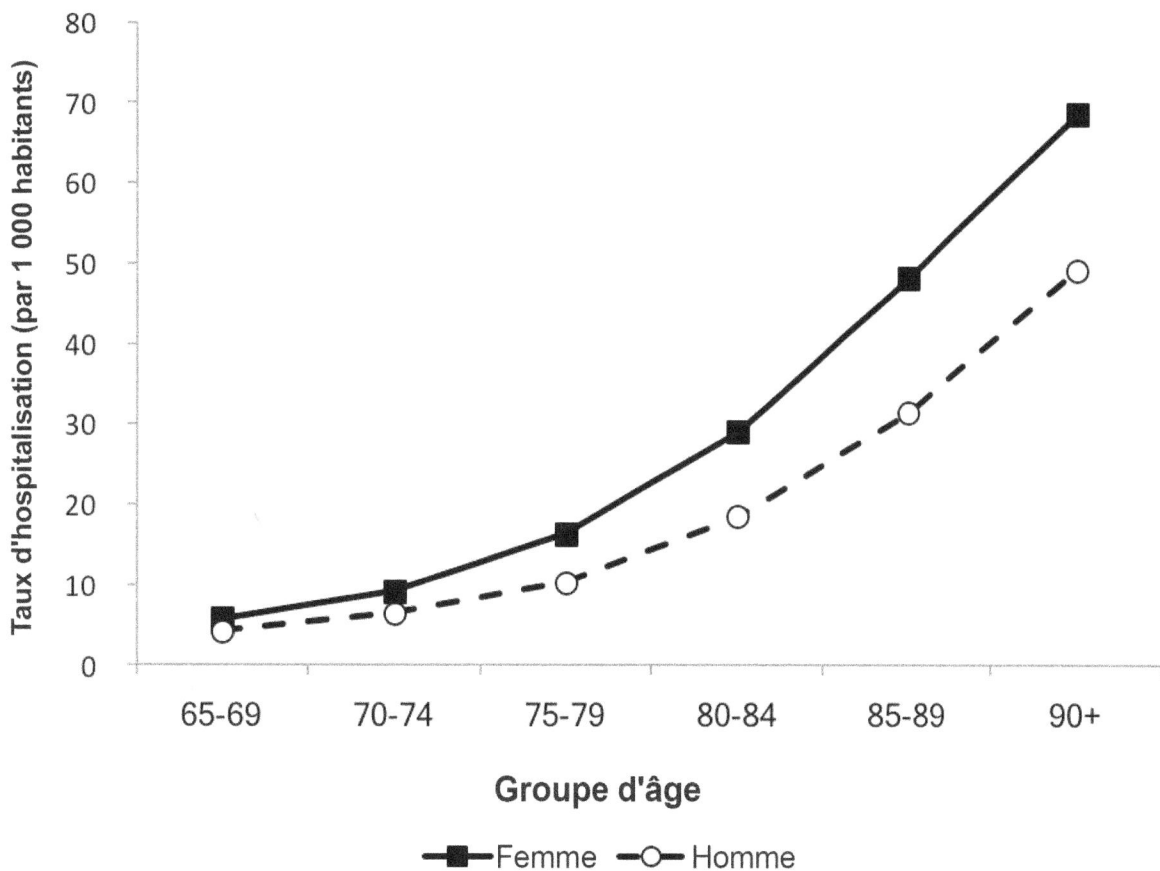

Le Graphique 9 contient de l'information sur la nature du problème sous la forme d'une comparaison entre la proportion des chutes qui ont donné lieu à une hospitalisation et le lieu de la chute[19]. Entre 2006-2007 et 2010-2011, la moitié (49,9 %) des chutes des personnes de 65 ans et plus se sont produites à domicile ou à proximité du lieu de résidence, et 16,6 % d'entre elles ont eu lieu dans des établissements de soins de longue durée.

En fonction de ce graphique, on pourrait, aux fins de la planification du programme de prévention des chutes, considérer le domicile comme le lieu le plus important pour un programme de prévention. Cependant, il est important de souligner que, comme 7,1 % des personnes de 65 ans et plus vivent dans un établissement de soins[21], les chutes qui surviennent dans ces établissements contribuent à une plus grande proportion des admissions dans les hôpitaux que celles qui se produisent dans d'autres milieux. Et il n'y a là rien de surprenant, étant donné que les personnes qui vivent dans un établissement de soins sont plus âgées et souffrent plus fréquemment de problèmes de santé chroniques, qui posent un risque de chute accru par rapport aux personnes vivant dans la collectivité.

GRAPHIQUE 9 : HOSPITALISATIONS LIÉES À UNE CHUTE, PAR LIEU, POUR LES PERSONNES DE PLUS DE 65 ANS, AU CANADA, ENTRE 2006–2007 ET 2010–2011

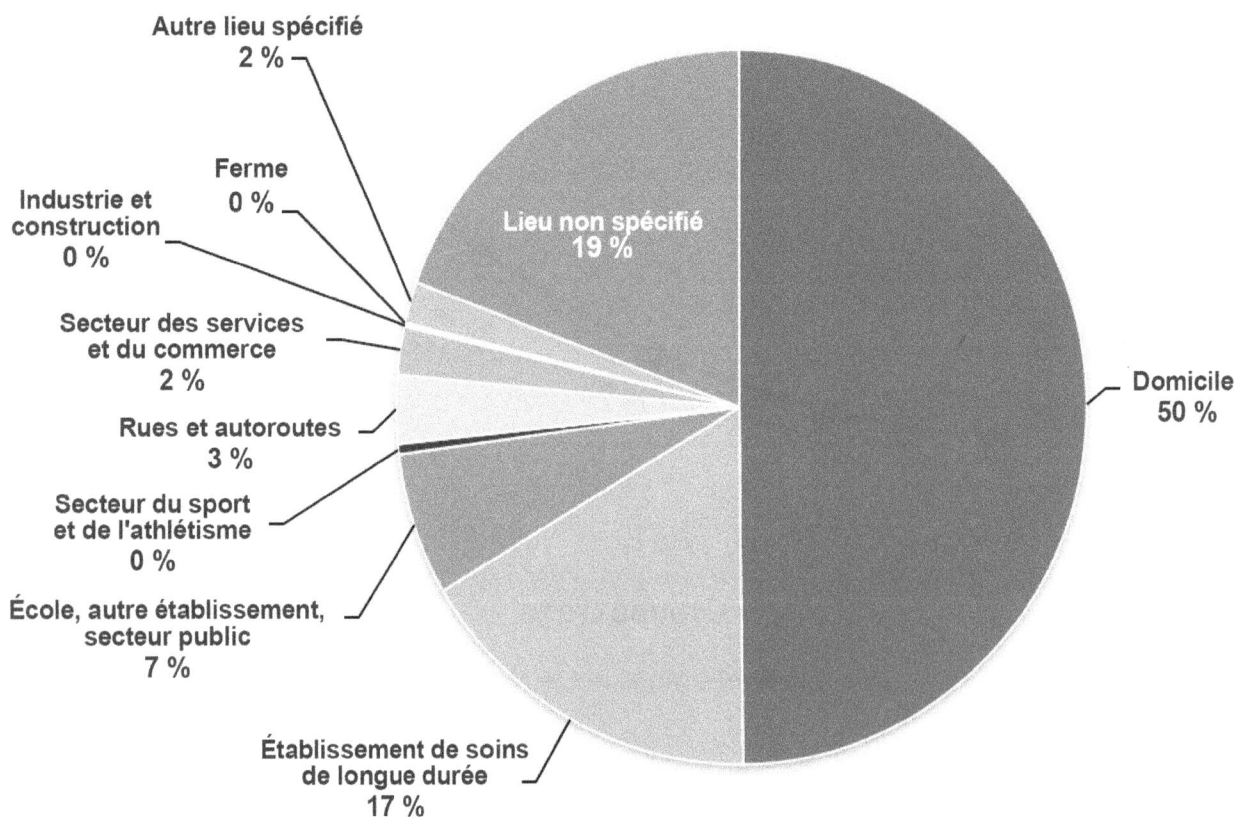

Le Graphique 10 illustre le nombre et le pourcentage d'hospitalisations liées à une chute à l'origine d'une fracture de la hanche chez les Canadiens de 65 ans et plus entre 2006–2007 et 2010–2011[19]. En 2010–2011, 33,8 % de l'ensemble des aînés canadiens (soit 26 495 personnes) hospitalisés à cause d'une chute avaient subi une fracture de la hanche. De plus, bien que le nombre de fractures de la hanche chez les Canadiens de 65 ans et plus ait augmenté entre 2006-2007 et 2010-2011, le pourcentage d'hospitalisations liées à une chute à l'origine d'une fracture de la hanche a légèrement diminué.

GRAPHIQUE 10 : NOMBRE ET POURCENTAGE D'HOSPITALISATIONS LIÉES À UNE CHUTE (HLC) AVEC FRACTURE DE LA HANCHE, CHEZ LES PERSONNES DE PLUS DE 65 ANS, AU CANADA, ENTRE 2006–2007 ET 2010–2011

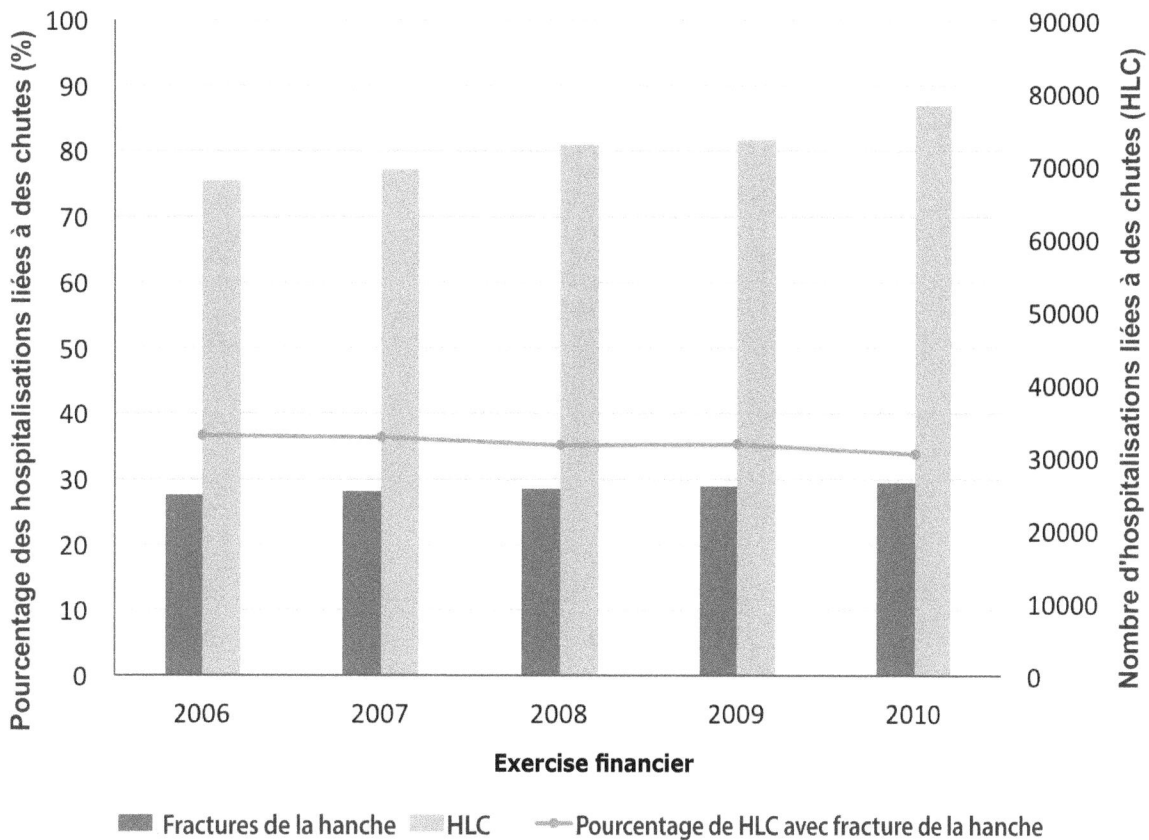

Le Graphique 11 concerne les hospitalisations liées à une chute par lieu géographique – dans ce cas, par province et territoires canadiens[22]. Il est ici souvent nécessaire de connaître le lieu pour interpréter de telles données. Dans ce cas, le Yukon (YUK), les Territoires-du-Nord-Ouest (T.-N.O.) et le Nunavut (NU) sont des territoires du Nord du Canada dont les populations sont peu nombreuses et les ressources de production de rapports limitées[18]. C'est pourquoi il serait approprié de comparer les taux provinciaux, dont l'un des plus bas est celui de l'Ontario. En effet, l'Ontario abrite la plus grande population de personnes âgées, et on y consacre des ressources considérables aux initiatives de prévention des chutes.

GRAPHIQUE 11 : TAUX D'HOSPITALISATIONS LIÉES À UNE CHUTE DANS LES PROVINCES ET LES TERRITOIRES CANADIENS, 2012–2013[22]

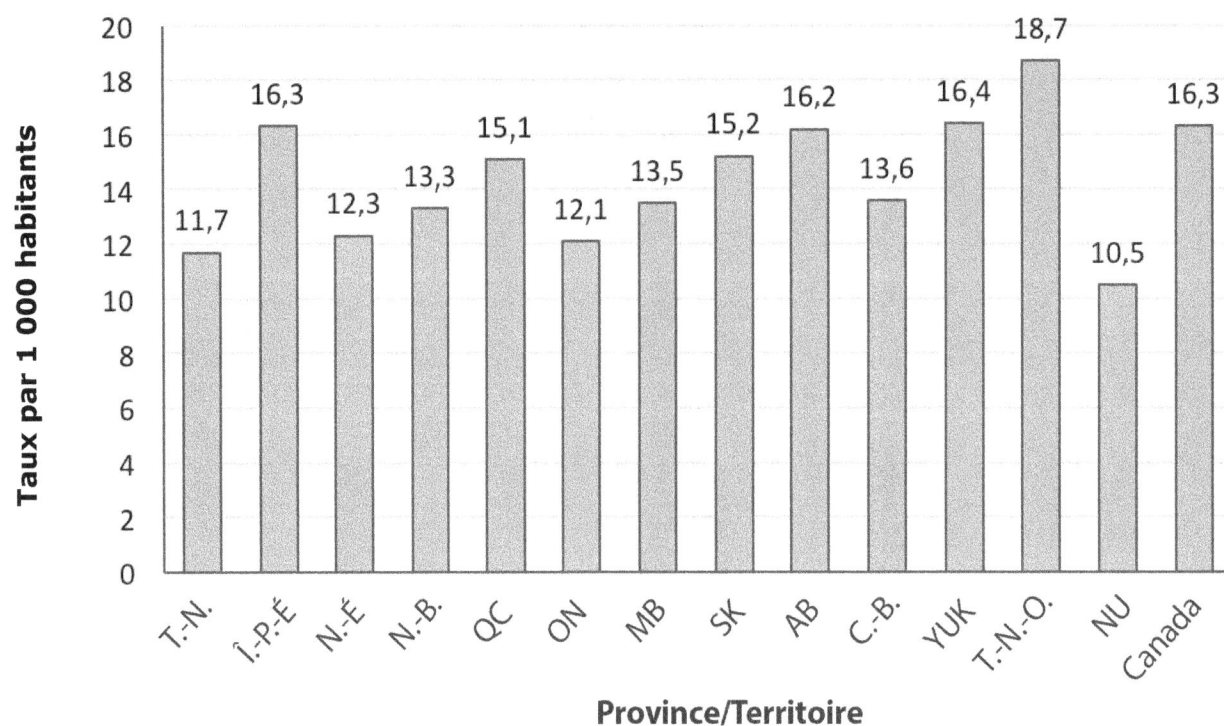

BLESSURES CONSÉCUTIVES À UNE CHUTE AUTODÉCLARÉES

Les données autodéclarées tirées de sondages nationaux, tels que l'Enquête sur la santé dans les collectivités canadiennes (ESCC)[17] et l' American Behavioral Risk Factor Surveillance System[2], de 2014 peuvent également servir à définir le problème des chutes et des blessures connexes. Par exemple, tel qu'indiqué au Graphique 12, les réponses données dans le cadre de l'ESCC montrent qu'en 2009-2010, plus de 256 000 Canadiens de 65 ans et plus avaient été, durant les 12 mois précédents, victimes d'une blessure consécutive à une chute suffisamment grave pour les limiter dans leurs activités normales[23]. Le taux correspondant de blessures consécutives à une chute s'élevait à 57,5 pour 1 000 personnes de plus de 65 ans. Le Graphique 13 indique aussi une augmentation générale du nombre et du taux de blessures consécutives à une chute entre 2003 et 2009–2010.

GRAPHIQUE 12 : NOMBRE ET TAUX (POUR 1 000 HABITANTS) DE BLESSURES CONSÉCUTIVES À UNE CHUTE, CHEZ LES PERSONNES DE PLUS DE 65 ANS, DE 2003 À 2009-2010, AU CANADA, SELON LE SONDAGE DE L'ESCC

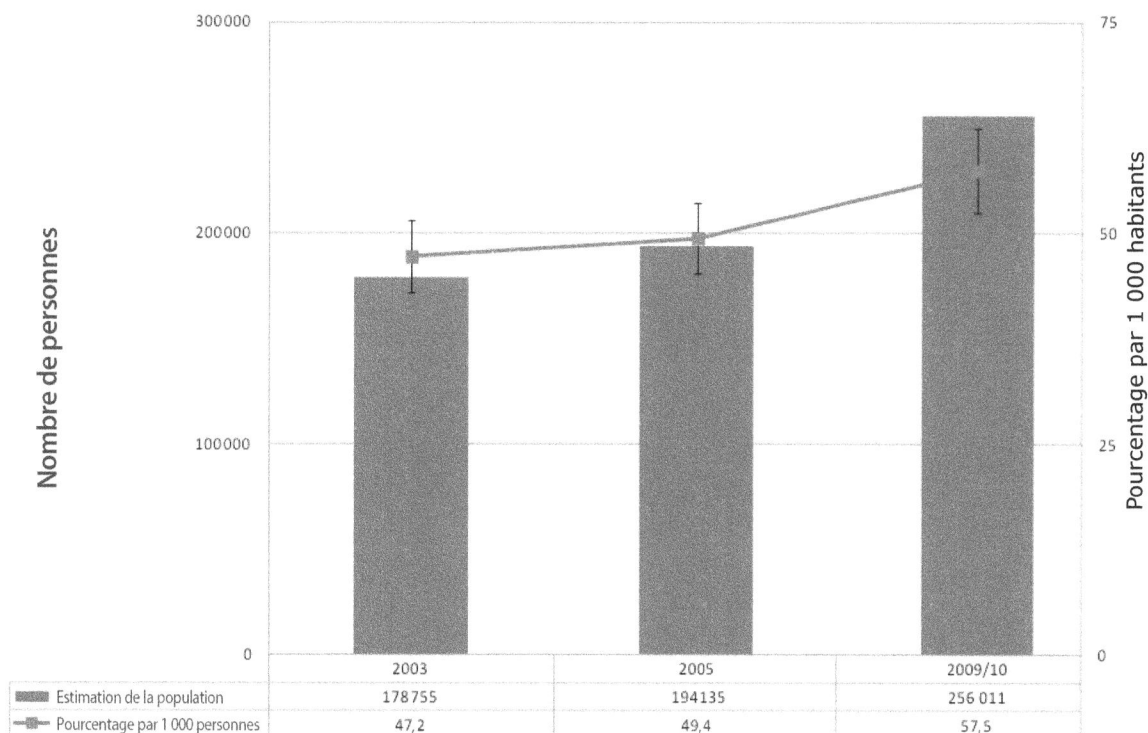

	2003	2005	2009/10
Estimation de la population	178 755	194 135	256 011
Pourcentage par 1 000 personnes	47,2	49,4	57,5

Source : Enquête sur la santé dans les collectivités canadiennes, fichiers partagés, Cycle 2,1 (2003), Cycle 3,1 (2005) et 2009-2010

Le Graphique 13 montre qu'en 2003, 2005 et 2009–2010, le taux par âge de blessures consécutives à une chute était considérablement plus élevé chez les Canadiens de 85 ans et plus que chez les Canadiens de 65 à 69 ans, et que ce taux augmente au fil du temps[23].

GRAPHIQUE 13 : TAUX (POUR 1 000 HABITANTS) DE BLESSURES CONSÉCUTIVES À UNE CHUTE PAR ÂGE, CHEZ LES PERSONNES DE PLUS DE 65 ANS, DE 2003 À 2009-2010, AU CANADA, SELON LE SONDAGE DE L'ESCC

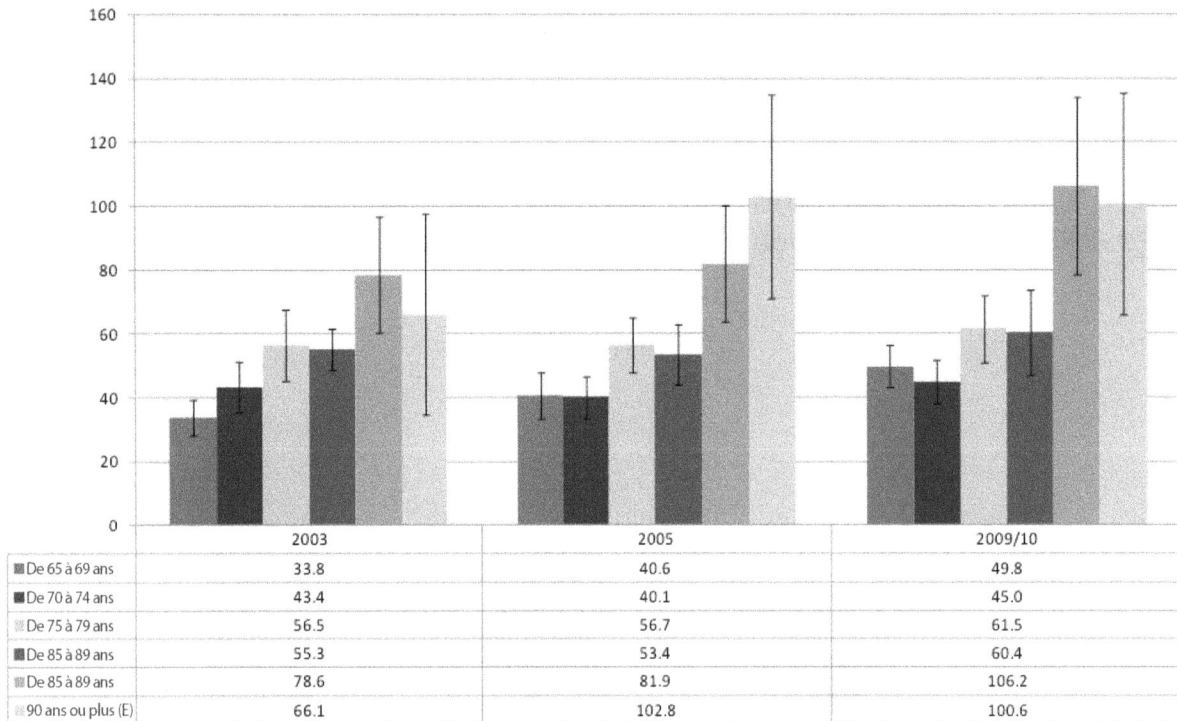

	2003	2005	2009/10
De 65 à 69 ans	33.8	40.6	49.8
De 70 à 74 ans	43.4	40.1	45.0
De 75 à 79 ans	56.5	56.7	61.5
De 85 à 89 ans	55.3	53.4	60.4
De 85 à 89 ans	78.6	81.9	106.2
90 ans ou plus (E)	66.1	102.8	100.6

Source : Enquête sur la santé dans les collectivités canadiennes, fichiers partagés, Cycle 2,1 (2003), Cycle 3,1 (2005) et 2009-2010
E : Pourcentage indiqué pour le groupe des 90 ans et plus pour 2003 et 2009-2010; respecte les normes minimales communicables de Statistique Canada en raison de la petite taille des échantillons, mais doit être interprété avec prudence.

L'American Behavioral Risk Factor Surveillance System[2] de 2014 a révélé qu'aux États-Unis, 28,7 % des personnes de 65 ans et plus avaient déclaré être tombées au moins une fois durant les 12 mois précédents, le nombre estimé de chutes étant de 29 millions. Sur les personnes victimes de chute, 37,5 % ont déclaré au moins une chute ayant nécessité un traitement médical ou limité leurs activités pendant au moins une journée, soit un nombre estimé de 10,9 millions de blessures.

Tel qu'indiqué au Tableau 1, les réponses au sondage montrent qu'aux États-Unis, pour 1 000 personnes de 65 ans et plus, le taux de blessures consécutives à une chute autodéclarées diffère en fonction du sexe, de la race / l'origine ethnique, l'état civil, le revenu annuel du ménage et l'état de santé.

TABLEAU 1 : NOMBRE ET TAUX DE BLESSURES CONSÉCUTIVES À UNE CHUTE SURVENUES DURANT LES 12 MOIS PRÉCÉDENTS DÉCLARÉES PAR DES ADULTES DE PLUS DE 65 ANS, PAR CARACTÉRISTIQUES SÉLECTIONNÉES, BEHAVIORAL RISK FACTOR SURVEILANCE SYSTEM, ÉTATS-UNIS, 2014

Caractéristique	Nbre de blessures consécutives à une chute déclarées (millions)	Taux par 1 000 adultes de plus de 65 ans (Intervalle de confiance de 95 %)
Sexe		
o Homme	2,4	127 (118–136)
o Femme	4,6	192 (181–203)
Race / Origine ethnique		
o Blanc	5,6	163 (156–170)
o Noir	0,4	115 (93–137)
o Amérindien / Autochtone de l'Alaska	0,1	441 (233–649)
État civil		
o Marié	3,3	140 (129–150)
o Divorcé	1,1	209 (190–229)
o Séparé	0,1	275 (172–378)
Revenu annuel du ménage		
o <15000	1,1	277 (243–312)
o >75000	0,8	119 (104–134)
Santé		
o Excellente	0,4	69 (60–77)
o Bon	2,0	138 (125–151)
o Médiocre	1,5	480 (430–530)

Source : Caractéristiques sélectionnées tirées du Tableau 1[2].

COÛTS LIÉS AUX CHUTES

Le financement de la prévention des chutes est souvent motivé par le potentiel d'économiser des coûts de soins de santé. Un rapport canadien sur le coût des blessures a révélé que les chutes étaient la principale cause des coûts globaux des blessures au Canada : en 2010, les chutes ont coûté 8,7 milliards de dollars (34 %) sur les 26,8 milliards consacrés aux blessures[7]. Sur ce montant, les chutes des personnes de 65 ans et plus se sont montées à 3,4 milliards de dollars canadiens (environ 4,5 milliards de dollars américains, ou 4,9 milliards d'euros), avec un coût par personne de 702 $ pour ce groupe d'âge.

Le Tableau 2 contient une répartition de ces coûts totaux (directs) par personne, par âge et par sexe[7], et montre le type d'information nécessaire pour élaborer une étude de cas à des fins de prévention. Par exemple, si un programme de prévention mené au Canada permettait de diminuer de 20 % les blessures consécutives à une chute entre 2010 et 2035 chez les personnes de 65 ans et plus, 4 4000 vies seraient sauvées et non moins de 10,8 milliards de dollars seraient économisés[7].

TABLEAU 2 : COÛTS TOTAUX, PAR PERSONNE, DES BLESSURES CONSÉCUTIVES À UNE CHUTE, PAR ÂGE ET PAR SEXE, CANADA, 2010

	Population de référence	Coût total (Millions de dollars canadiens)	Coût par personne* ($)
Femme			
De 65 à 74 ans	1 345 726	511	379,72
De 75 à 84 ans	906 514	814	898,94
Plus de 85 ans	421 113	902	2 141,94
Total des femmes	2 673 353	2 227	833,03
Hommes			
De 65 à 74 ans	1 233 815	369	298,07
De 75 à 84 ans	691 899	454	656,16
Plus de 85 ans	197 076	318	1 613,59
Total des hommes	2 122 790	1 141	537,50
TOTAL GÉNÉRAL	4 796 143	3 368	702,23

*Coût annuel moyen par personne au Canada par groupe d'âge et par sexe, et total général

Tableau adapté de The cost of Injury in Canada, 2015, Parachute Canada.

En 2012, on a répertorié aux États-Unis 24 190 blessures mortelles et 3,2 millions de blessures non mortelles traitées médicalement chez les personnes de 65 ans et plus[9]. En 2012, les coûts médicaux directs des chutes mortelles se sont montés à un total de 616,5 milliards de dollars, alors que ceux des blessures non mortelles ont atteint 30,3 milliards de dollars. En 2015, ces chiffres ont passé à 637,5 milliards de dollars et 31,3 milliards de dollars respectivement. Le coût moyen d'une hospitalisation liée à une chute était de 29 562 $ (environ 39 653 dollars canadiens ou 27 736 euros). Le coût moyen d'une consultation aux urgences s'élevait à 4 673 $ (environ 6 268 dollars canadiens ou 4 384 euros) et une consultation en cabinet médical coûtait 5 625 $ (environ 7 545 dollars canadiens ou 5 277 euros). Le nombre de chutes et le coût total augmentaient avec l'âge et étaient plus élevés chez les femmes.

La liste des faits et des données sur les chutes présentée dans les graphiques ci-dessus constitue un argument convaincant qui justifie le financement d'initiatives de prévention des chutes chez les personnes âgées. Au vu de l'augmentation du nombre et du taux de blessures et de décès consécutifs à une chute, le fardeau économique et la souffrance humaine provoquée par ce problème sont évidents. Les données indiquent également les groupes de la population auprès desquels il faut intervenir en priorité; il s'agit, entre autres, des personnes d'un âge très avancé, des personnes dont l'état de santé est médiocre, des résidents des établissements de soins de longue durée, des aînés autochtones, des personnes sans conjoint et des personnes dont le revenu est faible. Les chutes, plus particulièrement celles qui provoquent une fracture de la hanche et des lésions cérébrales traumatiques, et qui se soldent par une hospitalisation, constituent un enjeu prioritaire pour les femmes. La prévention des chutes à l'origine d'un décès constitue un enjeu prioritaire pour les hommes. La présentation de données similaires pour votre région vous aidera à élaborer une étude de cas pour soumettre des demandes de financement. De telles données servent également de référence pour faire le suivi des tendances au niveau de la population au fil du temps et après les interventions.

DONNÉES INDIVIDUELLES

Les données individuelles sont généralement recueillies pour les chutes qui se produisent dans un groupe ou un milieu défini. On a, par exemple, testé un programme de prévention des chutes dans cinq établissements de soins de longue durée[24]. Les membres du personnel ont été formés pour enregistrer les circontstances et les facteurs en cause de chaque chute à l'aide d'un formulaire de rapport normalisé. Les données recueillies sur 12 mois incluaient la santé et les données démographiques de la victime, les conséquences de la blessure, le lieu, l'heure et les facteurs en cause, tels que l'activité au moment de la chute et les facteurs environnementaux. L'information recueillie a été utilisée pour adapter des stratégies de préventions aux profils de risque individuels. Les résultats ont aussi été entrés dans une base de données de l'établissement de façon à faire le suivi des tendances et des schémas des chutes au fil du temps en vue d'améliorer les interventions de prévention des chutes dans l'ensemble de l'établissement.

Le Tableau 3 indique les chutes qui se sont produites dans les trois lieux les plus fréquemment en cause ainsi que l'heure à laquelle elles sont survenues. Chaque colonne comprend le nombre et le pourcentage des chutes qui se sont produites dans chaque lieu à des heures particulières. Les heures les plus fréquemment enregistrées pour chaque lieu sont indiquées en gras.

TABLEAU 3 : CHUTES PAR LIEU ET HEURE DE LA JOURNÉE, ÉTABLISSEMENTS DE SOINS DE LONGUE DURÉE[24]

Heure	Chambre à coucher du résident N=754	Salle à manger / cafétéria N=152	Salle de bain du résident N=138
1-3	74 (9,8 %)	1 (0,6 %)	8 (5,8 %)
4-6	90 (11 %)	5 (3,3 %)	**20 (14,5 %)**
7-9	98 (13 %)	22 (14,5 %)	28 (20,3 %)
10-12	66 (8,7 %)	**32 (21,1 %)**	17 (12,3 %)
13-15	96 (12,7 %)	34 (22,4 %)	12 (8,7 %)
16-18	**99 (13,1 %)**	24 (22,4 %)	**19 (13,8 %)**
19-21	112 (14,9 %)	21 (13,8 %)	15 (10,9 %)
22-24	**111 (14,7 %)**	1 (0,6 %)	**18 (13 %)**
Non indiquée	18 (2,4 %)	2 (1 %)	1 (0,7 %)

On peut ainsi constater que la majorité des chutes survenues dans la chambre à coucher se sont produites entre 19 h et minuit. La majorité des chutes enregistrées dans la salle à manger ont eu lieu entre 10 h et 18 h, et celles survenues dans la salle de bain entre 7 h et 9 h. Ces résultats sont un exemple d'information que l'on peut utiliser pour adapter les programmes de prévention des chutes à la nature spécifique du problème. Par exemple, si l'on sait quand la majorité des chutes se produisent dans la salle de bains, il est possible d'affecter plus de personnel à ce moment-là pour aider les personnes âgées à faire leur toilette. Le fait de savoir que la majorité des chutes surviennent dans la salle de bains des résidents permet de prendre la décision de poser un revêtement de plancher antidérapant pour éviter les chutes susceptibles de provoquer des blessures. Il est important de se souvenir qu'il ne s'agit là que d'échantillons d'information sélectionnés. Il convient, en effet, de tenir compte de toute une série d'éléments en cause tirés d'une évaluation globale postérieure aux chutes pour concevoir un plan de prévention adapté qui tienne compte de facteurs, tels que la prise de médicaments, les risques environnementaux et l'état de santé.

AUTRES EXEMPLES DE SOURCES DE DONNÉES

Il existe un certain nombre de sources de données sur les chutes et les blessures consécutives à une chute pertinentes pour les personnes chargées de développer des programmes de prévention des chutes au niveau individuel. Les sources suivantes peuvent être utilisées pour déterminer la portée du problème dans un contexte communautaire ou institutionnel, ainsi que pour faire le suivi de l'efficactié d'un programme de prévention des chutes dans ces milieux.

- **Les rapports d'incident :** Les autorités réglementaires et administratives exigent généralement des rapports d'incident pour les blessures et les autres incidents critiques. Certaines compagnies d'assurance offre du soutien pour l'analyse des données sur les incidents tels que les chutes.
- **Les systèmes de rapports internes :** Ces systèmes peuvent être développés à l'interne ou adaptés à partir d'autres sources. Les systèmes de rapports internes peuvent être utilisés pour un certain nombre d'objectifs différents, dont le suivi des chutes et des blessures consécutives à une chute, l'évaluation postérieure aux chutes et l'évaluation de l'efficacité d'un programme de prévention des chutes.
- **L'Inter-Résident Assessment Instrument (InteRAI) :** L'InteRAI a été conçu en collaboration par 20 pays dans le but d'améliorer les soins de santé prodigués aux personnes âgées à la santé fragile ou vivant avec un handicap (http://www.InteRAI.org). L'ensemble de données minimales (EDM) tiré de cet outil donne lieu à des évaluations supplémentaires à l'aide de l'un ou de plusieurs des protocoles d'évaluation clinique (PEC) inclus dans le programme. Les PEC servent à aider les cliniciens à mettre en œuvre des options de prévention ou de traitement et à décider si un patient doit être aiguillé vers un autre spécialiste afin d'obtenir une évaluation supplémentaire de son problème. Un PEC est prévu pour déterminer si une personne a subi une chute ainsi que pour donner lieu à l'établissement de protocoles susceptibles de diminuer le risque de chutes futures. En sus des variables à l'origine de l'établissement d'un PEC, il y a, dans ces séries de données, d'autres variables qui fournissent de précieux renseignements sur les facteurs de risque de chute, dont l'utilisation de médicaments, l'état de santé et la situation sociale.
- **Les histoires :** Les histoires sont une autre source importante d'information sur les chutes et les facteurs qui y contribuent. Dans la majorité des cas, les personnes les mieux placées pour nous dire pourquoi une chute s'est produite et comment il est possible de prévenir les chutes sont les victimes des chutes elles-mêmes. Lorsqu'on prend le temps d'écouter les histoires d'une personne âgée au sujet de ses expériences de chute, on prend souvent connaissance de facteurs dont ont aurait autrement pas tenu compte. En amorçant

avec elles une conversation sur leur chute, vous pouvez évaluer leurs attitudes et leurs croyances concernant la possibilité de prévenir une chute, leurs peurs de tomber ainsi que leurs craintes de perdre leur indépendance et d'être perçues comme des personnes fragiles. Le fait de connaître leurs idées sur la prévention favorisera la mise en place de mesures faisables et adaptées à leur situation particulière. Cependant, les histoires personnelles peuvent être biaisées par des distorsions susceptibles de refléter une peur des conséquences perçues à la suite d'une chute.

- **Surveillance vidéo et capteurs portables :** La surveillance vidéo et les capteurs constituent un moyen d'éliminer certaines des distorsions susceptibles de biaiser les récits personnels ainsi que les comptes rendus des témoins oculaires de chutes. Des études ont permis de constater que certaines personnes âgées et leurs aidants modifient intentionnellement leur histoire en raison d'un déni[25] ou pour éviter une perception ou des conséquences négatives[26]. De plus, les comptes rendus des témoins oculaires et les récits personnels manquent parfois de précision à cause de problèmes de mémoire[27], plus particulièrement lorsqu'une longue période s'est écoulée entre le moment de la chute et le récit des événements[28]. De plus, comme le temps total écoulé entre la chute elle-même (moment de la perturbation) et l'atterrissage dure moins d'une seconde[29], il se peut que la personne puisse ne pas se souvenir précisément de détails spécifiques, tels que ce qu'elle était en train de faire au moment de la chute.

Il est possible d'obtenir des données probantes objectives sur la nature et les circonstances d'une chute à l'aide d'une séquence vidéo de la chute et/ou de technologies de capteurs portables, tels que des accéléromètres. Dans le cadre du programme de recherche sur les technologies de prévention des blessures (TIPS), on a, par exemple, recueilli et analysé les séquences vidéos de 227 chutes de 130 personnes sur trois ans obtenues à l'aide de caméras situées dans les aires communes de deux établissements de soins de longue durée de la Colombie-Britannique, au Canada[27]. Les chercheurs ont ensuite développé et validé un questionnaire pour tirer des renseignements de ces vidéos, dont les causes du déséquilibre, les activités au moment de la chute, l'utilisation d'appareils fonctionnels et les points d'impact (main, hanche et tête)[30]. Ils ont ainsi découvert qu'un mauvais transfert du poids du corps était la cause la plus courante des chutes, soit de 41 % des chutes (93 chutes sur 227); venait ensuite le trébuchement, qui représentait la cause de 21 % des chutes (48 chutes sur 227). De plus, la majorité des chutes s'étaient produites lorsque les résidents avançaient en marchant (54 chutes sur 227, soit 24 %), étaient debout et immobiles (29 chutes sur 227, soit 13 %) ou en train de s'asseoir (28 chutes sur 226, soit 13 %)[27]. Dans une publication ultérieure[31], les chercheurs du TIPS ont indiqué que 37 % de ces chutes s'étaient accompagnées d'un impact à la tête, qui avait, le plus souvent, frappé le sol (54 chutes sur 227, soit 64 %), un mur (11 chutes, soit 13 %) ou un meuble (14 chutes, soit 16 %). Ces résultats montrent le potentiel de la technologie vidéo comme moyen valide et fiable d'obtenir des données probantes objectives concernant la cause et les circonstances d'une chute. De tels résultats peuvent aider les responsables des programmes de prévention à définir le problème des chutes et à concevoir des interventions afin de prévenir des chutes futures, et les blessures connexes.

CONTEXTE SOCIAL ET POLITIQUE

Pour définir le problème, il faut, entre autres, examiner le contexte social et politique afin de comprendre les atouts et les défis qui influent sur la façon dont il est possible de régler les enjeux liés à la prévention des chutes dans une communauté ou un milieu donné. Avec qui devez-vous travailler? Qui devez-vous convaincre que votre problème a vraiment besoin d'attention? Quelles données avez-vous en mains, ou devez-vous obtenir, pour faire valoir votre cause? Les sources de données sont des outils puissants pour influencer le contexte social et politique de la prévention des chutes. Le contexte social est fortement déterminé par la population vieillissante. D'ici à la moitié du siècle, dans de nombreux pays, plus de 25 % de la population aura 60 ans et plus[32]; les blessures consécutives aux chutes induiront alors une immense demande de services de santé et de services sociaux si aucune mesure corrective n'est mise en place maintenant. Pour attirer l'attention sur ce problème et obtenir les ressources appropriées, il est nécessaire d'utiliser des données démographiques pour modifier les attitudes et les croyances concernant l'ampleur du problème et éviter les conséquences d'un status quo.

Au niveau individuel, le contexte social des chutes concerne les attitudes et les croyances des personnes âgées et des personnes qui prennent soin d'elles concernant la possibilité d'éviter les chutes. En effet, bon nombre de personnes pensent que les chutes font inévitablement partie de la vieillesse. C'est pourquoi l'utilisation des données qui montrent la possibilité de les éviter influe sur le changement des comportements. Les données individuelles constituent aussi des arguments pour justifier des changements stratégiques communautaires et institutionnels qui ont un effet direct sur les risques, tels que l'affectation de plus de personnel pour prendre soin des résidents aux moments et aux endroits où les chutes sont plus fréquentes.

CONCLUSION

Dans ce chapitre, vous avez appris l'importance de l'uniformité des définitions et de la normalisation des rapports; vous avez aussi vu des exemples applicables aux programmes de prévention des chutes. Vous avez également appris à définir la portée et la nature du problème des chutes chez les personnes âgées aussi bien au niveau de la population qu'au niveau individuel. Grâce à ces connaissances, vous pouvez maintenant élaborer un dossier afin de développer un programme de prévention des chutes à l'aide d'un langage suffisamment clair pour définir le problème et de données pertinentes pour illustrer la portée et la nature du problème. Ce chapitre complète la première des cinq étapes de l'approche de la prévention des chutes en santé publique :

1. **Définition du problème**
2. Identification des facteurs de risque
3. Examen des pratiques exemplaires
4. Mise en œuvre du programme
5. Evaluation du programme

L'étape suivante, **Identification des facteurs de risque**, met à profit vos connaissances sur la façon de définir le problème en présentant un cadre fondé sur des données probantes afin de cerner les facteurs spécifiques connus pour être associés à un risque de chute plus élevé.

RÉFÉRENCES

1.   Agence de la santé publique du Canada. (2014). *Chutes chez les aînés au Canada : Deuxième rapport*. Ottawa, ON: Agence de la santé publique du Canada. Consulté le 4 janvier 2017, à http://www.phac-aspc.gc.ca/seniors-aines/publications/public/injury-blessure/seniors_falls-chutes_aines/assets/pdf/seniors_falls-chutes_aines-fra.pdf

2.   Bergen G., M. R. Stevens et E. R. Burns. (2016). Falls and fall injuries among adults aged ≥65 years – États-Unis, 2014. *MMWR. Morbidity and Mortality Weekly Report,* p. 65.

3.   Centers for Disease Control and Prevention, National Center for Injury Prevention and Control. Web-based Injury Statistics Query and Reporting System (WISQARS). Consulté le 12 avril 2017, à http://www.cdc.gov/injury/wisqars/

4.   Scott V., L. Wagar et S. Elliott. (2010). *Falls and related injuries among older Canadians: Fall-related hospitalizations and prevention initiatives.* Preparé pour l'Agence de la santé publique du Canada, Division du vieillissement et des aînés. Victoria, C.-B. : Victoria Scott Consulting.

5.   Haring R. S, K. Narang, J. K. Canner, A. O. Asemota, B. P. George, S. Selvarajah et E. B. Schneider. (2015). Traumatic brain injury in the elderly: Morbidity and mortality trends and risk factors. *Journal of Surgical Research, 195*(1), p. 1–9.

6.   Levant S., K. Chari et C. J. DeFrances. (2015). *Hospitalizations for patients aged 85 and over in the United States,* 2000–2010 (NCHS data brief no. 182). Hyattsville, MD: National Center for Health Statistics.

7.   Parachute. (2015). *The cost of injury in Canada.* Toronto (ON): Parachute. Consulté le 12 avril 2017, à : http://www.parachutecanada.org/downloads/research/Cost_of_Injury-2015.pdf

8.   Statistique Canada. (29 septembre 2015). Estimations de la population du Canada : âge et sexe, 1er juillet 2015. *Le Quotidien.* Consulté le 4 janvier 2017, à http://www.statcan.gc.ca/daily-quotidien/150929/dq150929b-fra.htm

9.   Burns E. R., J. A. Stevens et R. Lee. (2016). The direct costs of fatal and non-fatal falls among older adults – États-Unis. *Journal of safety research, 58,* p. 99–103.

10.   U. S. Census Bureau. (2013). Annual social and economic supplement of the current population survey. *United States Census Bureau.* Consulté le 4 janvier 2017, à https://www.census.gov/population/age/data/2013comp.html

11.   Hauer K., S. E. Lamb, E. C. Jorstad, C. Todd et C. Becker. (2006). Systematic review of definitions and methods of measuring falls in randomized controlled fall prevention trials. *Age and Ageing, 35,* p. 5–10.

12.   Zecevic A. A., A. W. Salmoni, M. Speechley et A. A. Vandervoort. (2006). Defining a fall and reasons for falling: Comparisons among the views of seniors, health care providers, and the research literature. *The Gerontologist, 46*(3), p. 367–376.

13.   Lamb S. E., E. C. Jørstad-Stein, K. Hauer et C. Becker. (2005). Development of a common outcome data set for fall injury prevention trials: The Prevention of Falls Network Europe consensus. *Journal of the American Geriatrics Society, 53*(9), p. 1618–1622.

14.   Schwenk M., A. Lauenroth, C. Stock, R. R. Moreno, P. Oster, G. McHugh et K. Hauer. (2012). Definitions and methods of measuring and reporting on injurious falls in randomised controlled fall prevention trials: A systematic review. *BMC Medical Research Methodology, 12*(1), 1.

15. Statistique Canada. (2012). *Vital statistics – death database: Detailed information for 2009* (Report No. 3233). Ottawa, ON: Statistique Canada.

16. Institut canadien d'information sur la santé. Base de données sur la morbidité hospitalière (BDMH) Ottawa, ON: Institut canadien d'information sur la santé. Consulté le 15 juin 2017, à http://www.cihi.ca/CIHI-ext-portal/internet/fr/document/ types+of+care/hospital+care/acute+care/hmdb_metadata

17. Statistique Canada. (2010). *Enquête sur la santé dans les collectivités canadiennes – Vieillissement en santé (ESCC) : Information détaillée pour 2008–2009 et 2010* (No d'enregistrement 5146). Ottawa, ON: Statistique Canada. Extrait le 8 juillet 2017, de http://www23.statcan.gc.ca/imdb/p2SV.pl?Function=getSurvey&SDDS=5146

18. Scott V., K. Neurnberger, P. McRae et L. Wagar. (2012). *Deaths due to falls among Canadians age 65 and over: An analysis of data from the Canadian Vital Statistics* (Rapport technique). Preparé pour l'Agence canadienne de la santé publique (ACSP). Victoria, C.-B. : Victoria Scott Consulting.

19. V. Scott et B. Wagar, B. (2012). *Fall-related hospitalizations in Canada* (Rapport technique). Preparé sous contrat pour l'Agence canadienne de la santé publique (ACSP). Victoria, C.-B.: Victoria Scott Consulting.

20. Statistique Canada. (2017). *Projections démographique pour le Canada, les provinces et les territoires* (Catalogue no 91-520-X). Ottawa, ON: Statistique Canada. Extrait le 1er mars 2017 de http://statcan.gc.ca/pub/91-520-x/2014001/tbl/tbl2.4-fra.htm

21. Statistique Canada. (2011). *La situation des personnes âgées dans les ménages* (Catalogue no 98-312- X2011003). Ottawa, ON: Statistique Canada. Extrait le 1er mars 2017 de : https://www12.statcan.gc.ca/census-recensement/2011/as-sa/98-312-x/98-312-x2011003_4-fra.cfm

22. Agrément Canada, Institut canadien d'information sur la santé et Institut canadien pour la sécurité des patients (2014). *Prévention des chutes : des données probantes à l'amélioration des soins de santé au Canada.* Ottawa, ON: ICIS.

23. Nuernberger K., V. Scott, P. McRae et L. Wagar, (2012). *Injuries resulting from falls among Canadians age 65 and over: An analysis of data from the 2003 (Cycle 2.1), 2005 (Cycle 3.1) and 2009/10 Canadian Community Health Survey* (Rapport technique). Victoria, C.-B. : Blue Thorn Research & Analysis.

24. Scott V., S. Johnson, J. F. Kozak et E. M. Gallagher (2008). A study of falls in long-term care and the role of physicians in multi-disciplinary evidence-based prevention. *Geriatrics and Aging, 11*(7), p. 394-400.

25. Cummings S. R., M. C. Nevitt et S. Kidd (1988). Forgetting falls: The limited accuracy of recall of falls in the elderly. *Journal of The American Geriatrics Society, 36*(7), p. 613-616.

26. Feldman F. et S. N. Robinovitch (2007). Reducing hip fracture risk during sideways falls: Evidence in young adults of the protective effects of impact to the hands and stepping. *Journal of Biomechanics, 40*(12), p. 2612–2618.

27. Robinovitch S. N., F. Feldman, Y. Yang, R. Schonnop, P. M. Leung, T. Sarraf, Sims-Gould, J et M. Loughin (2013). Video capture of the circumstances of falls in elderly people residing in long-term care: An observational study. *The Lancet, 381*(9860), p. 47–54.

28. Ganz D. A., T. Higashi et L. Z. Rubenstein (2005). Monitoring falls in cohort studies of community-dwelling older people: Effect of the recall interval. *Journal of the American Geriatrics Society, 53*(12), p. 2190–2194.

29. Hsiao E. T. et S. N. Robinovitch (1997). Common protective movements govern unexpected falls from standing height. *Journal of Biomechanics, 31*(1), p. 1–9.

30. Yang Y., R. Schonnop, F. Feldman et S. N. Robinovitch. (2013). Development and validation of a questionnaire for analyzing real-life falls in long-term care captured on video. *BMC Geriatrics, 13*(1), p. 40.

31. Schonnop R, Y. Yang, F. Feldman E. Robinson, M. Loughin et S. N. Robinovitch. (2013). Prevalence of and factors associated with head impact during falls in older adults in long-term care. *Journal de l'Association médicale canadienne, 185*(17),   p. E803–E810.

32. Organisation mondiale de la santé (2015). *Rapport mondial sur le vieillissement et la santé.* Genève, Suisse : Organisation mondiale de la santé.

② IDENTIFICATION DES FACTEURS DE RISQUE

ÉTAPE 2 DE L'APPROCHE EN SANTÉ PUBLIQUE

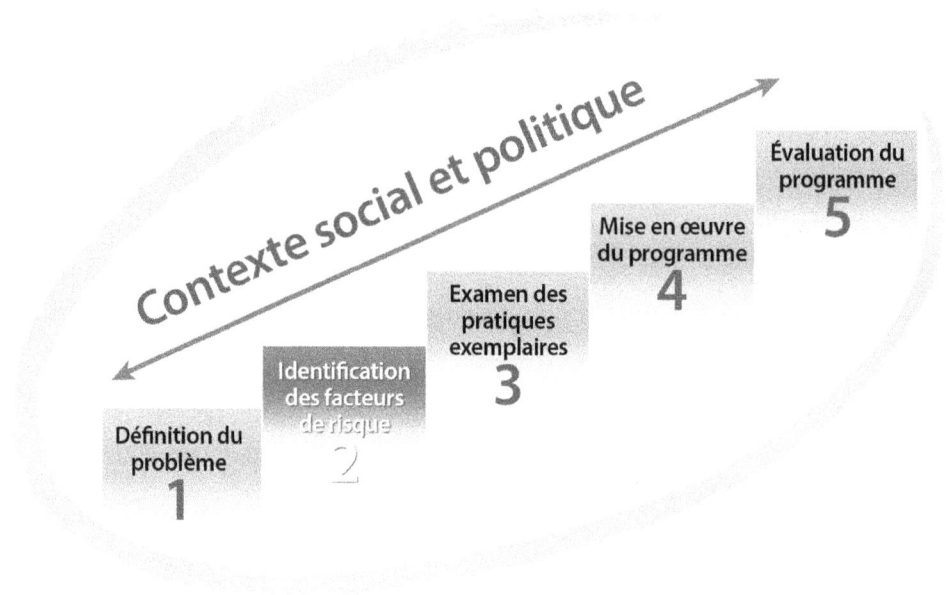

OBJECTIFS D'APPRENTISSAGE

1. Connaître les causes des chutes
2. Être mieux à même de cerner les facteurs de risque de chute qu'il est possible de modifier
3. Être mieux à même de cerner les personnes à risque de chute accru

INTRODUCTION

Ce chapitre porte sur la deuxième étape de l'approche en santé publique : **l'identification des facteurs de risque.** Il commence par une explication des raisons pour lesquelles les personnes âgées chutent; vient ensuite un examen de quatre catégories de facteurs de risque individuels : biologiques, comportementaux, sociaux /économiques et environnementaux. Le risque est examiné en fonction des chutes dans différents milieux (collectivité, établissements de soins de longue durée et établissements de soins de courte durée) et du risque de blessure consécutive à une chute. Ce chapitre se conclut par la présentation de données probantes concernant des outils validés d'évaluation des risques de chute.

> **Les chutes se produisent en raison d'une perte d'équilibre et d'une incapacité à recouvrer l'équilibre. L'équilibre humain est un processus complexe qui nécessite la collaboration de plusieurs systèmes corporels.**

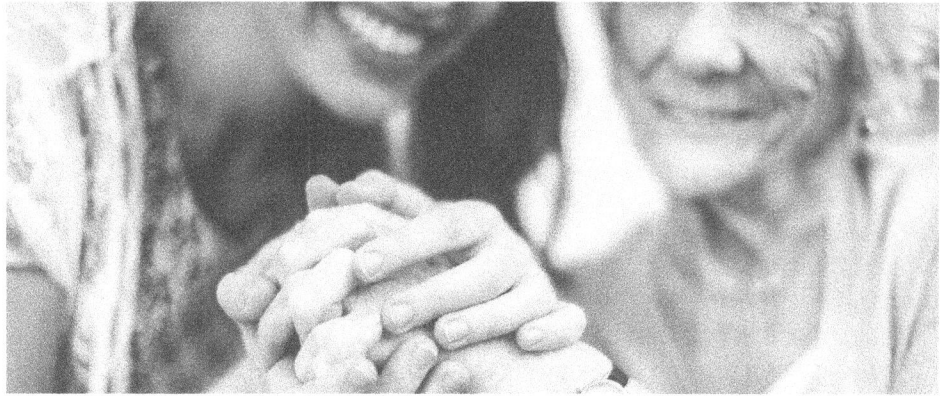

CONNAÎTRE LES CAUSES DES CHUTES

Si nous connaissons les facteurs qui influent sur ces systèmes d'équilibre, nous pouvons comprendre les causes des chutes et, dès lors, mieux cerner les facteurs de risque susceptibles d'être modifiés ainsi que les personnes à risque de chute accru.

Voici les quatre principaux systèmes qui entrent en jeu pour contrôler l'équilibre et prévenir les chutes[1-3] :

1. **La vue :** réaction à la lumière qui nous informe de l'aménagement de notre environnement et de la relation spatiale entre les objets.

2. **La fonction vestibulaire :** réaction au mouvement qui déclenche un capteur de l'oreille interne pour nous indiquer si notre corps est en mouvement ou non et en position debout ou non.

3. **La fonction somatosensorielle :** rétroaction sensorielle qui nous indique notre emplacement spatial ainsi que le mouvement coporel relativement à la surface de support et à chaque partie du corps.

4. **La fonction musculo-squelettique :** système complexe qui fait intervenir les muscles et le squelette, y compris les articulations, les ligaments, les tendons et les nerfs.

Chaque système corporel communique des renseignements au cerveau pour nous aider à demeurer debout. Par exemple, la vue permet au cerveau de savoir s'il fait clair ou sombre, où nous nous trouvons et où se trouvent les autres objets par rapport à nous. Le système vestibulaire utilise le liquide de l'oreille interne pour indiquer à notre cerveau si nous sommes penchés vers l'avant ou vers l'arrière, et si nous sommes en mouvement ou immobiles. Le système somatosensoriel utilise les capteurs musculaires et articulaires répartis dans le corps pour indiquer au cerveau si nous nous déplaçons sur une surface molle ou dure, plate ou en pente. Finalement, le système musculo-squelettique procure le cadre et la force qui permettent au corps de se tenir debout et de se mouvoir.

Chez les jeunes, ces systèmes possèdent une redondance intrinsèque et se chevauchent spontanément. Ainsi, si l'un d'entre eux ne fonctionne pas parfaitement bien, les autres peuvent prendre le relais. Cependant, les changements induits par le vieillissement provoquent une diminution progressive du chevauchement entre les systèmes. Des maladies, telles que la maladie de Parkinson, l'arthrite et la perte de la vue peuvent modifier le fonctionnement du système de l'équilibre et influer sur notre capacité de recouvrer l'équilibre. Le système de l'équilibre réagit alors automatiquement pour nous aider à retrouver l'équilibre en nous incitant à changer la jambe sur laquelle nous nous appuyons ou à saisir quelque chose pour nous retenir. Cependant, certains facteurs qui gênent les systèmes d'équilibre affectent la capacité de recouvrer l'équilibre, ce qui empêche de remédier au déséquilibre initial et provoque une chute.

On a découvert chez les personnes âgées de nombreux facteurs de risque de chute, qui ont tous un lien direct ou indirect avec la capacité de conserver et de recouvrer l'équilibre. En sus d'être directement touché par les maladies et les changements progressifs liés à l'âge, le système de l'équilibre peut également être affecté par des facteurs externes, tels que les médicaments, le manque d'activité physique ou des chaussures inappropriées. Les aléas sociaux/économiques et environnementaux n'affectent pas directement le système de l'équilibre, mais peuvent exacerber des faiblesses existantes et poser des problèmes majeurs pour le maintien et le retour de l'équilibre. Par exemple, un faible revenu peut être la cause d'une mauvaise alimentation, qui entraîne une perte musculaire et amoindrit la force nécessaire au maintien ou au recouvrement de l'équilibre. Les facteurs environnementaux qui contribuent à la perte de l'équilibre comprennent un éclairage de faible intensité qui gêne la vue, les objets susceptibles de provoquer un trébuchement ou l'absence de rampe qui aide à retrouver l'équilibre perdu. Certains facteurs de risque peuvent toucher principalement un seul système de l'équilibre, tandis que d'autres peuvent affecter l'ensemble des quatre systèmes. Le Tableau 4 (ci-dessous) contient une liste de facteurs de risque associés à un risque accru de chute.

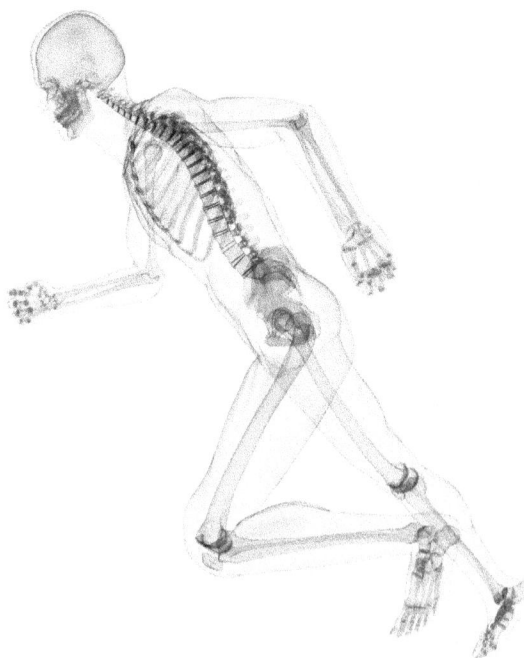

LE MODÈLE BCSE DES FACTEURS DE RISQUE INDIVIDUELS

Tel qu'indiqué au tableau 4, les facteurs de risque de chute peuvent être répartis en quatre catégories : **B**iologiques/intrinsèques, **C**omportementaux, **S**ociaux et économiques **E**nvironmentaux[4] – qui forment le modèle BCSE.

Ce modèle en quatre parties décrit une approche holistique de la vaste série de déterminants de la santé qui s'interrelient et s'accumulent pour accroître le risque de chute. Viennent ensuite une description de la façon dont chaque facteur contribue au risque de chute et un guide d'évaluation des personnes à haut risque de chute.

TABLEAU 4 : LE MODÈLE BCSE DES FACTEURS DE RISQUE DE CHUTE

BIOLOGIQUE / INTRINSÈQUE	COMPORTEMENTAL	SOCIAL/ ÉCONOMIQUE	ENVIRONNEMENTAL
Mobilité réduite : <ul><li>Problème d'équilibre</li><li>Problème de démarche</li><li>Faiblesse musculaire</li></ul> Âge avancé Sexe Maladie chronique/ handicap : <ul><li>Déficience cognitive</li><li>Dépression</li><li>Maladie de Parkinson</li><li>Accident vasculaire cérébral</li><li>Hypotension orthostatique</li><li>Problèmes vésicaux/ intestinaux</li><li>Arthrite</li><li>Problèmes de pied</li><li>Diabète</li><li>Trouble de la vue</li><li>Maladie aiguë</li></ul>	Antécédents de chutes Crainte de tomber Utilisation de multiples médicaments : <ul><li>Antipsychotiques</li><li>Sédatifs/ hypnotiques</li><li>Antidépresseurs</li></ul> Consommation excessive d'alcool Comportements à risque Manque d'activité physique Chaussures/vêtements inappropriés Utilisation inappropriée d'appareils fonctionnels Nutrition ou hydratation déficiente Manque de sommeil	Manque de réseaux de soutien et d'interaction sociale Vivre seul / pas de conjoint Manque de moyen de transport Anaphalbétisme/ obstacle linguistique Race/culture/origine ethnique Faible revenu Mauvaises conditions de vie Bas niveau d'éducation	Risques à domicile : <ul><li>Codes du bâtiment inadéquats</li><li>Obstacles</li><li>Risques de trébuchement</li></ul> Risques extérieurs : <ul><li>Pas de rampe d'accès</li><li>Absence d'aires de repos</li><li>Surfaces glissantes ou irrégulières</li></ul> Édifices publics : <ul><li>Mauvaise conception et/ou maintenance de l'édifice</li><li>Éclairage médiocre ou avec contrastes prononcés</li><li>Risques dans les hôpitaux et les établissements</li></ul> Escaliers : <ul><li>Pas de rampe</li><li>Irrégularités</li><li>Marches trop hautes ou trop étroites</li></ul>

Source pour les facteurs biologiques : références 1, 5, 7-13, 16-19, 21, 24, 25, 27, 29-31, 36, 40, 42-44, 58, 85

Source pour les facteurs comportementaux : références 5, 6, 11, 13, 19, 36, 40, 42-45, 47, 49, 50, 54-56, 58-63

Source pour les facteurs sociaux/économiques : références 8, 18, 19, 47, 58, 65-71

Source pour les facteurs environnementaux : références 8, 10, 44, 58, 72-78

1. FACTEURS DE RISQUE BIOLOGIQUES/INTRINSÈQUES

Les facteurs de risque biologiques ou intrinsèques comprennent ceux qui concernent le corps humain. Ces facteurs sont liés au processus naturel du vieillissement ainsi qu'aux effets des problèmes de santé chroniques, aigus ou nécessitant des soins palliatifs. Certains facteurs, tels que le sexe ou l'âge, ne peuvent pas être modifiés, tandis que d'autres, tels que la faiblesse musculaire ou les troubles de la vue, peuvent faire l'objet de mesures préventives ou correctives.

a) Les problèmes de mobilité

Des problèmes de mobilité surviennent lorsque des changements affectent le fonctionnement normal des systèmes visuel, vestibulaire, somatosensoriel ou musculosquelettique. Une faiblesse de l'un ou de plusieurs de ces systèmes peut provoquer une incapacité de se rendre compte de la présence d'un risque de trébuchement ou de réagir suffisamment rapidement pour recouvrer l'équilibre[5-9]. Ces faiblesses peuvent être dues à des changements liés à l'âge, à des problèmes de santé chroniques ou aigus, à des handicaps découlant de blessures antérieures ou à un ensemble de tous ces facteurs. Les trois symptômes les plus courants des changements associés à un risque de chute sont[10] :

- **Les problèmes d'équilibre :** L'équilibre est le processus qui permet de contrôler le centre de masse du corps, stationnaire ou en mouvement, vis-à-vis de sa base de soutien. Comme nous l'avons indiqué auparavant, les chutes sont provoquées par une perte de l'équilibre ou par une incapacité à le recouvrer.

- **Les problèmes de démarche :** La capacité de marcher normalement dépend de la souplesse des articulations, de l'opportunité du moment, de l'intensité du mouvement musculaire et de l'adéquation de l'information sensorielle. On estime que de 40 à 50 % des personnes de 85 ans et plus ont des problèmes de démarche identifiables, dont la moitié sont graves[10].

- **La faiblesse musculaire et la diminution de l'activité physique :** La diminution de la force musculaire, de l'endurance et de la puissance empêche une personne d'éviter de tomber en cas de glissade ou de trébuchement[11]. On a découvert que la faiblesse musculaire était le principal facteur de risque et qu'elle accroissait le risque de chute de quatre à cinq fois[5]. De plus, on a constaté que la faiblesse des membres inférieurs était un facteur de risque de fracture de la hanche consécutive à une chute[11, 12]. L'activité physique peut diminuer les effets de la perte musculaire associée au processus naturel du vieillissement et accroître la mobilité, la fonction physique, la densité osseuse et l'équilibre[11, 13, 14].

b) L'âge

Bien que l'âge ne contribue pas, en lui-même, à une chute, les problèmes associés au vieillissement constituent un facteur à cet égard. On estime que 30 % des personnes de plus de 65 ans tombent chaque année. En règle générale, 50 % de ces personnes ont plus de 80 ans, et la moitié d'entre elles chutent plusieurs fois[15]. Les troubles de la vue liés à l'âge provoquent, entre autres, une diminution de l'acuité visuelle, de la perception de la profondeur, de la sensibilité aux contrastes et du champ visuel. Les oscillations du corps et la perte de l'équilibre peuvent se produire en raison de modifications du système vestibulaire qui entraînent une diminution du nombre des récepteurs de l'oreille interne qui fournissent une rétroaction sur l'alignement du corps et influent sur le sens du mouvement [2, 16]. En outre, la capacité auditive de plus de 50 % des personnes âgées tend à diminuer, ce qui peut gêner la capacité de s'orienter dans l'espace; à cet égard, les personnes atteintes de surdité risquent deux fois plus de tomber que celles qui ont conservé une capacité auditive normale[17].

Les modifications du système somatosensoriel comprennent une diminution du sens du contact avec les surfaces sous les pieds et des modifications des systèmes moteurs, tels qu'une augmentation du temps nécessaire pour réagir, se déplacer et remédier à la situation.

Une personne âgée risque alors de ne pas sentir la présence d'un risque de trébuchement et de ne pas pouvoir changer suffisamment rapidement de position pour éviter une perte d'équilibre. Cette faiblesse est, de plus, accentuée par une diminution de la souplesse articulaire, de la masse musculaire et de la capacité d'anticiper des changements posturaux et environnementaux. Les changements normaux induits par le vieillissement entraînent une diminution de la masse musculaire d'environ 30 % entre 50 et 70 ans, et cette perte s'accentue durant les années suivantes.

Bon nombre de personnes âgées voient leurs fonctions cognitives diminuer, ce qui compromet encore davantage leur équilibre en amoindrissant leur capacité de réagir rapidement aux changements de leur environnement. De tels déclins, qui touchent environ 50 % des personnes de plus de 80 ans, diminuent la capacité d'une personne d'anticiper les stimuli environnementaux et de s'y adapter, plus particulièrement lorsqu'il faut remédier rapidement à une situation par un mouvement[2]. Ces déclins vont des déficiences cognitives légères à la démence[2].

Le taux de déclin et la capacité de pallier aux changements liés à la vieillesse varie d'une personne à l'autre. On constate l'effet le plus important chez les personnes dont plusieurs systèmes sont altérés, car chaque système dépend des autres systèmes pour fonctionner de manière optimale.

c) Le sexe
Les femmes risquent plus que les hommes d'être victimes d'une chute et d'une blessure consécutive à une chute[18-20]. Cependant, les hommes risquent plus de décéder des suites d'une chute[19]. (Voir également « risque de blessure consécutive à une chute » , p.64).

d) Problèmes chroniques, handicaps et maladies aiguës
Les effets des changements liés à l'âge sont aggravés par les problèmes de santé chroniques, les handicaps et les maladies aiguës, dont :

- **La déficience cognitive :** Les personnes atteintes de démence, ou d'autres problèmes cognitifs, ont deux à trois fois plus de risque de chuter et de subir une blessure consécutive à une chute que les personnes âgées qui ne souffrent pas de déficience cognitive[21, 22]. On a constaté que, même avec une déficience cognitive légère, l'incidence de chutes multiples et de chutes avec blessure était deux fois plus élevée qu'en l'absence de déficience cognitive[22]. Un nombre croissant de données probantes montre d'ailleurs une relation entre la fonction cognitive, la démarche et le risque de chute[23]. La capacité des personnes atteintes de déficience cognitive de changer rapidement de posture pour recouvrer l'équilibre est amoindrie[23-25]. De plus, les effets secondaires des médicaments administrés pour gérer les problèmes comportementaux qui accompagnent bon nombre de types de démence aggravent d'autant plus ces symptômes. Il est important de noter que les personnes atteintes de la maladie de Parkinson ou de la démence à corps de Lewy affichent un risque de chute plus élevé que les personnes aux prises avec la maladie d'Alzheimer ou la démence vasculaire. Et le risque de chute augmente avec la gravité de la démence, jusqu'à ce que la démence ait suffisamment progressé pour provoquer la perte de mobilité et, par conséquent, une diminution du risque de chute[26]. On sait également que les personnes atteintes de déficience cognitive et de démence ont un plus mauvais pronostic à la suite d'une chute.

- **La dépression :** Quinze pourcent des aînés vivant dans la collectivité font état d'importants symptômes de dépression, et ce taux est encore plus élevé chez les personnes qui vivent dans des établissements de soins de longue durée[27, 28]. Les facteurs liés à la dépression qui augmentent le risque de chute comprennent : l'insomnie, les carences alimentaires dues à un manque d'appétit ainsi que la déficience cognitive qui affecte l'attention, la fonction exécutive et la rapidité de traitement[27]. La limitation des activités peut également entraîner une faiblesse musculaire et des problèmes au niveau de l'équilibre.

- **La maladie de Parkinson (MP) :** Un examen de 22 études[29] a montré que plus de 60 % des personnes atteintes de la MP tombaient au moins une fois par année. Trente-neuf pourcent d'entre elles étaient victimes de multiples chutes, pour une moyenne globale de 20,8 chutes par année. Chez les personnes atteintes de la MP, les facteurs de chute comprenaient des symptômes de rigidité ou de « gel », l'instabilité posturale, le manque d'activité physique, des problèmes de mobilité, la crainte de chuter, des antécédents de chutes, une gravité et une durée accrues des maladies, la prise d'agonistes domaninergiques, une augmentation de la posologie de lovodopa et une déficience cognitive. Une personne atteinte de la MP présente un risque de fracture consécutive à une chute près de deux fois supérieur à celui des autres personnes âgées victimes d'une chute[30].

- **Les accidents vasculaires cérébraux :** Un accident vasculaire cérébral peut se produire soit à la suite d'une interruption de l'approvisionnement sanguin au cerveau en raison de la rupture d'une artère (hémorragie intracérébrale ou sous-arachnoïdienne)[31]. Les signes et les symptômes d'un accident vasculaire cérébral sont l'apparition soudaine de faiblesse, des problèmes d'élocution, des troubles de la vue, des maux de tête intenses et des étourdissements accompagnés d'une perte d'équilibre. Tous ces symptômes augmentent le risque de chute au moment de l'accident vasculaire cérébral[31]. Durant la première année suivant un accident vasculaire cérébral, environ 40 % des personnes chutent une ou plusieurs fois et ont quatre fois plus de risque d'être victimes d'une fracture de la hanche. Des études réalisées suite à un accident vasculaire cérébral ont montré que, par rapport aux personnes qui n'avaient pas subi de chute, les victimes de chute se rétablissaient plus lentement, limitaient leur participation aux activités communautaires et bénéficiaient de moins de séances de physiothérapie[32]. À la suite d'un accident vasculaire cérébral, l'un des plus importants indicateurs d'une chute est l'évaluation positive d'une crainte de tomber mesurée en fonction de la Fall Efficacy Scale (FES)[32].

- **L'hypotension orthostatique :** Définie comme une diminution de plus de 20 mm Hg de la tension artérielle systolique ou de plus de 10 mm Hg de la tension artérielle diastolique lors du passage de la position couché à la position debout, après une minute en position debout, l'hypotension orthostatique est associée à un risque accru de chutes récurrentes chez les personnes âgées et les personnes atteintes de démence[33]. L'hypotension orthostatique affecte environ 30 % de toutes les personnes âgées et 70 % de celles qui vivent dans des établissements de soins de longue durée[19]. Elle est également un facteur de risque pour les accidents vasculaires cérébraux, les maladies coronariennes, les défaillances cardiaques et l'arhythmie, qui, à leur tour, accroissent le risque de chute[33]. On a découvert que l'hypertension est associée à une instabilité de la démarche et à des changements dans le contrôle postural. Les médicaments prescrits contre l'hypertension sont aussi associés à une augmentation du risque de blessure grave consécutive à une chute[34]. De plus, la fibrillation auriculaire (FA) fait partie des indicateurs des chutes non accidentelles liées à un problème cardiovasculaire[19]. Les facteurs qui contribuent à la chute des personnes atteintes de FA comprennent des antécédents d'hypertension, des problèmes neurologiques et la polypharmacie. Les personnes qui tombent en raison d'une maladie cardiovasculaire ont tendance à afficher un taux de mortalité plus élevé que celles qui chutent en raison d'une autre cause.

- **Les problèmes vésicaux et intestinaux :** Les problèmes vésicaux sont souvent associés au vieillissement normal[19]. Les facteurs de risque de chute liés aux problèmes vésicaux et intestinaux comprennent l'incontinence, l'urgence mictionnelle, la fréquence urinaire, la nycturie et les infections, telles que les infections urinaires[35]. Ce risque est accru si la personne est déshydratée ou victime d'un déséquilibre électrolytique. Ces deux complications peuvent entraîner une faiblesse qui contribue à des problèmes d'équilibre et à un affaiblissement de la prise de décisions. L'incontinence et l'urgence urinaire peuvent également provoquer la précipitation, de fréquents déplacements à la salle de bain et des risques de glissades causés par de l'urine sur le plancher. Le lien entre les problèmes intestinaux et les chutes a été établi lors d'une méta-analyse sur les médicaments et les chutes, à l'issue de laquelle on a constaté que les patients qui prenaient des laxatifs avaient deux fois plus de risques de tomber que ceux qui n'en prenaient pas[36].

- **L'arthrite :** L'arthrite rhumatoïde (AR) et l'ostéoarthrite (OA) concernent l'inflammation des articulations et nécessitent des traitements similaires. L'AR est une maladie auto-immune (le corps attaque ses propres tissus) et l'OA est une maladie dégénérative des cartilages (le genou étant l'articulation la plus fréquemment atteinte). Les deux affections s'accompagnent d'un risque accru de chutes et de fractures[37, 38]. Le mécanisme exact du risque n'est pas clairement connu, mais des thèmes communs à différentes études permettent de constater qu'une dynamique et un équilibre statique défaillants, une faiblesse des membres inférieurs, la polypharmacie et des antécédents de chute sont en cause[37, 38]. On a relevé que le test chronométré du lever de chaise était un bon indicateur du risque de chute pour cette population[38].

- **Les problèmes de pieds :** Les déformations du pied et le manque de souplesse des chevilles contribuent au risque de chute, car ils gênent la démarche et l'équilibre et influencent la douleur. Dans le cadre d'une étude, on a constaté, après avoir pris en considération d'autres facteurs en cause, qu'un affaiblissement du fléchisseur plantaire de l'orteil (la capacité du pied ou des orteils de fléchir vers l'avant) et la douleur au pied étaient intimement liés à des chutes[39].

- **Le diabète :** Les problèmes liés au diabète, tels que la neuropathie (atteinte aux nerfs périphériques), la rétinopathie (trouble de la vue), la nephropathie (maladie rénale) et les complications associées aux phases terminales des maladies rénales contribuent à une augmentation du risque de chute[40, 41]. On a également découvert que les médicaments prescrits pour le diabète sont associés à un risque plus important de chutes et de blessures connexes. Il s'agit, notamment, des effets secondaires du metformine, qui peut provoquer de la neuropathie en raison d'une moins bonne assimilation de la vitamine B12, et d'un risque de fracture accru chez les personnes qui prennent de la thiazolidinédione pour traiter le diabète de type 2[19, 41].

- **Les troubles de la vue :** En sus des changements normaux liés à l'âge, les personnes âgées ont plus tendance à contracter des affections oculaires, telles que la cataracte, le glaucome et la dégénération maculaire[42]. De telles maladies augmentent le risque de trébucher, de percuter des objets ou de ne pas remarquer des changements de dénivellation, tels que des marches ou des courbes. D'autres troubles de la vue susceptibles d'accroître le risque de chutes comprennent les changements liés à l'acuité et au champ visuels, à la sensibilité aux contrastes et à la stéréopsie (perception de la profondeur), tous nécessaires pour évaluer précisément les distances et les relations spatiales[19, 42]. Le risque de chute augmente également lorsque la personne porte des verres à foyer progressif, car les lentilles de vision rapprochée gênent la sensibilité à la distance et aux contrastes et amoindrissent la perception de la profondeur, ce qui empêche la personne de détecter les dangers de son environnement[43]. La cécité est également associée à une diminution de l'activité physique , qui induit une faiblesse musculaire et des problèmes d'équilibre[43].

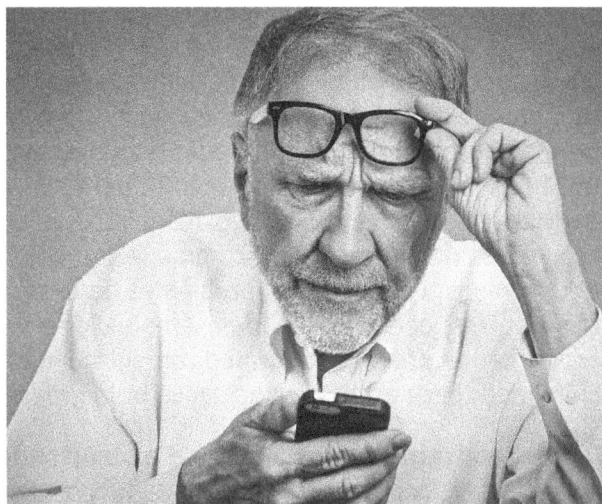

- **Les maladies aiguës :** On a constaté que les maladies aiguës augmentaient le risque de chute en raison de la faiblesse, de la douleur, de la fièvre, de la nausée, des étourdissements et des autres symptômes aigus qu'elles provoquent ainsi qu'à cause des effets secondaires de certains médicaments administrés pour traiter ces maladies ou leurs symptômes[8, 44, 45]. À cet égard, une étude a permis de découvrir que les infections, et plus particulièrement les infections urinaires, étaient un facteur déterminant de 8 % des chutes dans les établissements de soins de longue durée[44].

2. FACTEURS DE RISQUE COMPORTEMENTAUX

Les facteurs de risque comportementaux comprennent les actions, les émotions ou les choix de la personne.

a) Les antécédents de chute : Les chutes antérieures font partie des principaux indicateurs de chutes futures[5, 6, 46]. En sus de la présence de facteurs de risque, la composante comportementale d'un antécédent de chute susceptible d'augmenter le potentiel de chute consiste à ne pas tenter de diminuer ce risque en prenant des mesures éprouvées ou en cherchant l'information pertinente à cette fin. Des recherches ont d'ailleurs montré que, par rapport aux personnes âgées qui n'étaient jamais tombées, celles qui chutaient à plusieurs reprises avaient trois fois plus de risque de tomber à nouveau durant l'année suivante[47].

b) La crainte d'une chute : La crainte de tomber est un facteur de risque prépondérant, soit parce qu'une chute antérieure tend à provoquer une réaction émotive, dont un souci suscité par la crainte de chuter à nouveau, soit parce que la personne craint une première chute[48]. En effet, jusqu'à 40 % des personnes qui craignent de chuter diminuent leur activité physique, ce qui entraîne une faiblesse musculaire, des problèmes d'équilibre, un isolement social et de la dépression et accroît d'autant plus le risque de chute[19, 48]. La crainte d'une chute peut également concerner les membres de la famille, qui pourraient conseiller une diminution de l'activité, ce qui donnerait lieu à une augmentation, et non pas à une diminution, du risque de chute.

c) Les médicaments : Des examens de données probantes ont permis de constater un lien marqué entre une augmentation de l'incidence des chutes et des fractures chez les personnes âgées et l'utilisation de médicaments susceptibles d'accroître le risque de chute (FRID), plus particulièrement les substances qui agissent sur le système nerveux central (SNC), tels que les benzodiazépines, les sédatifs, les hypnotiques, les antidépresseurs et les antipsychotiques[36, 49, 50]. Grâce à des données probantes, on a, par exemple, découvert que les patients qui prenaient des substances agissant sur le SNC ont dix fois plus de risque d'être victimes d'une chute[51]. La prise de cinq médicaments ou plus est également associée à un risque accru de chute, cette augmentation étant de 14 % pour chaque médicament supplémentaire au-delà de quatre[51]. La posologie, la durée d'utilisation et la demi-vie (le temps durant lequel le médicament reste dans le corps) ainsi que la régularité de la prise du médicament sont également d'importants facteurs déterminants du risque de chute et de blessure[51]. Tel qu'indiqué au Tableau 5, pour certain FRIDs, ce sont les effets secondaires médicamenteux, comme la somnolence, les étourdissements, l'hypotension, les effets parkinsoniens, l'ataxie et les problèmes de démarche ou de vue qui induisent ce risque[50], alors que, pour d'autres, ce sont plus un ensemble d'effets secondaires associés au problème sous-jacent qui sont en cause. De plus, tout médicament qui diminue la densité osseuse ou augmente le risque de saignement peut accroître l'incidence et la gravité d'une blessure consécutive à une chute[50].

d) Médicaments susceptibles d'accroître le risque de chute (FRIDs)[50, 52] :
(http://bit.ly/2v7Jseq)

Tout médicament assorti de l'un des effets secondaires suivants peut augmenter le risque de chute :

- Somnolence
- Étourdissements
- Hypoglycémie
- Hypotension, plus particulièrement l'hypotension orthostatique
- Effets parkinsoniens
- Ataxie/problème de démarche
- Trouble de la vue

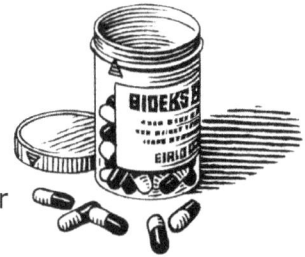

En outre, *tout* médicament qui cause les effets suivants peut augmenter le risque de blessure grave suite à une chute:

- Ostéoporose ou diminution de la densité minérale osseuse – risque accru de fracture en cas de chute
- Risque de saignement – risque accru d'hémorragie cérébrale en cas de chute

ÉVALUATION DU MÉDICAMENT : LE PATIENT PRÉSENTE-T-IL UN RISQUE ÉLEVÉ?

- Le patient a-t-il glissé, trébuché, presque chuté ou chuté durant les six mois précédents?
- Le patient **prend-il un médicament susceptible de provoquer les effets indiqués ci-dessus? (voir Tableau 5 ci-dessous.)**
- Le patient prend-il **une dose importante du médicament?**
- Est-ce **la première fois** que le patient prend ce médicament?
- Le patient **semble-t-il subir l'un des effets indésirables indiqués ci-dessus**, comme la somnolence?
- Le patient est-il **âgé?** Les patients d'un certain âge risquent plus de tomber et pourraient être plus sensibles aux effets indésirables d'un médicament en raison d'altérations dans la façon dont leur corps assimile, répartit ou élimine le médicament.
- Le patient **prend-il un ou plusieurs médicaments susceptibles d'accroître le risque de chute?**
- Le patient **présente-t-il un risque élevé de chute pour des raisons non médicamenteuses?**
- Est-il **difficile de vérifier** si le patient subit un effet indésirable?

INTERVENTION : POUR LES PERSONNES ÉVALUÉES COMME ÉTANT À RISQUE

- Évaluez le rapport risques-bienfaits : est-ce que les bienfaits du médicament sont supérieurs à une possibilité de chute?
- Est-il possible de remplacer ce médicament par un autre médicament plus sécuritaire?
- Est-il possible de réduire au maximum la posologie tout en conservant les bienfaits du médicament?

Personnalisez le traitement. Les médicaments sont seulement l'un des nombreux facteurs susceptibles d'accroître le risque de chute. Recommandez des mesures supplémentaires, telles que l'activité physique, la vitamine D et les contrôles ophtalmologiques, pour diminuer ce risque.

Le Tableau 5 contient une liste des médicaments qui peuvent accroître le risque de chute ou de conséquence grave en cas de chute. Lorsque vous prescrivez ou examinez des médicaments destinés à une personne âgée, il est important d'évaluer le risque de chute en posant des questions et en cherchant des produits de remplacement, si nécessaire.

TABLEAU 5 : EXEMPLES DE MÉDICAMENTS POUVANT ACCROÎTRE LE RISQUE DE CHUTE OU DE CONSÉQUENCE GRAVE EN CAS DE CHUTE (ET EFFETS SECONDAIRES POSSIBLES)

Les chutes sont souvent causées par de multiples facteurs. Il faut utiliser cette liste parallèlement à d'autres stratégies de prévention des chutes. Il ne faut pas refuser à un patient un traitement médicamenteux jugé nécessaire ou bénéfique en fonction de cette liste.

Inhibiteurs de l'ECA (3)
Benazépril
Captopril
Cilazapril
Énalapril
Fosinopril
Lisinopril
Périndopril
Quinapril
Ramipril
Trandolapril

Alcool (1, 5)

Bloqueurs des récepteurs alpha (2, 3, 13, surtout aux doses initiales)
Alfuzosine
Doxazosine
Prazosine
Silodosine
Tamsulosine
Térazosine

Anticoagulants (8)
Acénocoumarol (nicoumalone)
Apixaban
Dabigatran
Daltéparine
Enoxaparine
Fondaparinux
Héparine
Rivaroxaban
Tinzaparine
Warfarine

Médicaments antiplaquettaires
Acide acétylsalicylique
Clopidogrel
Prasugrel
Ticagrelor
Toclopidine

Anticonvulsifs (1, 2, 5, 6, 7)
Brivaracétam (1, 2, 5)
Carbamazépine (1, 2, 6)
Clonazépam (1, 2, 5)
Ethosuximide (1, 2, 5)
Gabapentine (1, 2, 5, 6)
Lacosamide (1, 2, 5, 6)
Lamotrigine (1, 2, 6)
Lévétiracétam (1, 2, 5)
Oxcarbazépine (1, 2, 5, 6)
Phénobarbital (1, 2)
Phénytoïne (1, 2, 5, 7)
Prégabaline (1, 2, 6)
Primidone (1, 2)
Rufinamide (1, 2, 5)
Topiramate (1, 2)
Acide valproïque (1, 2, 5)
Vigabatrine (1, 2)

Antidépresseurs
(1, 2, 3, 5, 6, 7)
Amitriptyine Bupropione
Citaloprame (1, 2, 3, 6, 7)
Clomipramine
Désipramine
Desvenlafaxine
Doxépine
Duloxétine
Escitaloprame (1, 2, 3, 6, 7)
Fluoxétine (1, 2, 3, 6, 7)

Fluvoxamine (1, 2, 3, 6, 7)
Imipramine
Lithium
Maprotiline
Mirtazapine
Moclobémide
Nortriptyline
Paroxétine (1, 2, 3, 6, 7)
Sertraline (1, 2, 3, 6, 7)
Tranylcypromine (2, 3)
Trazodone
Trimipramine V
enlafaxine
Vortioxétine

Antidiabétiques oraux
Albiglutide (11)
Canagliflozine (3, 7)
Chlorpropamide (11)
Dapagliflozine (3, 7)
Delaglutide (11)
Empagliflozine (3, 7)
Exénatide (11)
Gliclazide (11)
Glimépiride (11)
Glyburide (11)
Insuline (10) Liraglutide (AHFS) Répaglinide (11)
Pioglitazone (7)
Tolbutamide (11)

Antiémétiques
Aprépitant (2, 5)
Diménhydrinate (1)
Fosaprépitant (2, 5)
Nabilone (1, 2, 3, 6)
Scopolamine (1, 6)

Suite...

TABLEAU 5 : EXEMPLES DE MÉDICAMENTS SUSCEPTIBLES D'ACCROÎTRE LE RISQUE DE CHUTE OU DE CONSÉQUENCE GRAVE EN CAS DE CHUTE (ET EFFETS SECONAIRES POSSIBLES), *SUITE*

Antihistaminiques, sédatifs (1)
Médicaments contre le rhume qui contiennent des antihistaminiques sédatifs (1)
Bromphéniramine
Cétirizine
Chlorphéniramine
Diphénhydramine
Hydroxyzine
Triméprazine

Médicaments antihypertenseurs, autre (voir 12)
Bêta-bloquants
Inhibiteurs calciques

Médicaments antiparkinsoniens (1, 3, 5)
Bromocriptine (1, 3)
Entacapone (1, 3, 5)
Lévodopa (1, 3, 5)
Pramipéxole (1, 3, 5)
Rasagiline (1, 3, 5)
Ropinirole (1, 3, 5)
Rotigotine (1, 3, 5)
Sélégiline (3, 5)

Antipsychotiques et médicaments connexes (1, 3, 4)
Aripiprazole
Asénapine
Chlorpromazine
Clozapine
Dropéridol
Flupenthixol
Fluphénazine
Halopéridol
Loxapine
Lurasidone
Méthotriméprazine
Olanzapine
Palipéridone
Périciazine
Pérphénazine

Pimozide
Prochlorpérazine
Quétiapine
Rispéridone
Thiothixèe
Trifluopéazine
Ziprasidone
Zuclopenthixol

Caféine, grandes quantités (7)
Cannabinoïdes (1, 2, 3)
Cannabidiol
Marijuana

Chimiothérapie (7)
Anastrozole
Bicalutamide
Buséréline
Exémestane
Goséréline
Histréline
Létrozole
Leuprolide
Méthotexate
Triptoréline

Inhibiteurs de cholinestérase (13)
Donépézil Galantamine
Rivastigmine

Corticostéroïdes, oraux (7) **Corticostéroïdes, par inhalation, dose élevée** (7)
Béclométhasone
Bétaméthasone
Budésonide
Ciclésonide
Cortisone
Dexaméthasone
Fludrocortisone
Fluticasone
Hydrocortisone
Méthylprédnisolone
Mométasone
Prédnisolone
Prédnisone
Triamcinolone

Digoxine (mécanisme inconnu)

Diurétiques diurétiques de l'anse et diurétiques thiazidiques
Bumétanide
Chlorthalidone
Furosémide
Hydrochlorothiazide
Indapamide
Métolazone

Gouttes oculaires (6)

Produits à base de plantes Produits de santé naturels Aides au sommeil naturels Produits naturels pour performance sexuelle (adultération possible avec des médicaments non déclarés)

Métoclopramide (1, 2, 4)

Relaxants musculaires (1,2) Baclofen
Chlorzoxazone
Cyclobenzaprine Dantrolène
Méthocarbamol Orphénadrine
Tizanidine

Nitrates (2, 3, 13)
Isosorbide dinitrate
Isosorbide mononitrate
Nitroglycérine

Anti-inflammatoires non stéroïdiens (AINS)
AAS/ acide acétylsalicylique (8)

Suite ...

TABLEAU 5 : EXEMPLES DE MÉDICAMENTS SUSCEPTIBLES D'ACCROÎTRE LE RISQUE DE CHUTE OU DE CONSÉQUENCE GRAVE EN CAS DE CHUTE (ET EFFETS SECONDAIRES POSSIBLES), *SUITE*...

Opiacées/narcotiques
(1, 2, 3)
Buprénorphine
Butorphanol
Codéine
Fentanyl
Hydromorphone
Mépéridine
Méthadone
Morphine
Oxycodone
Sufentanil

Inhibiteurs de la pompe à protons (9)
Dexlansoprazole
Esoméprazole

Lansoprazole
Oméprazole
Pantoprazole
Rabeprazole

Sédatifs/hypnotiques
Benzodiazépines
Barbiturates (1, 2, 5)
Alprazolame
Bromazépame
Buspirone
Hydrate de chloral
Chordiazépoxide
Clobazame
Clonazépame
Clorazépate
Diazépame

Diphénhydramine
Doxylamine
Flurazépame
Lorazépame
Midazolame
Nitrazépame
Oxazépame
Phenobarbital
Temazépame
Triazolame
Zopiclone

Effets secondaires possibles (souvent imprécis) : (1) somnolence; (2) étourdissements; (3) hypotension / hypotension orthostatique; (4) effets parkinsoniens; (5) ataxie/problème de démarche; (6) trouble de la vue; (7) ostéoporose ou diminution de la densité minérale osseuse (risque de fracture accru en cas de chute); (8) risque de saignement grave en cas de chute (traitement individualisé); (9) risque de fracture (effet imprécis); (10) hypoglycémie; (11) théorique en raison d'une hypoglycémie potentielle; (12) données probantes contradictoires (bon nombre d'études ne permettent pas d'établir de lien entre les médicaments contre l'hypertension, les chutes ou les fractures lors de l'administration de bêta-bloquants, d'ARA, d'inhibiteurs des canaux calciques ou de diurétiques; faites preuve de prudence en cas de posologie élevée ainsi qu'au début d'un traitement); (13) syncope.

Les médicaments sont classés en fonction de leur nom générique (chimique) sous chaque groupe. Pour les noms de marque (du fabriquant), veuillez consulter la monographie des produits génériques du Compendium des produits et spécialités pharmaceutiques (CPS). Cette liste comprend uniquement les médicaments pour lesquels il existe des données probantes concernant un risque accru de chute, des risques connexes ou un risque potentiel logique. Il peut y avoir d'autres médicaments qui augmentent ce risque chez certains patients.

e) Consommation excessive d'alcool : Le lien entre une consommation excessive d'alcool, les chutes, les fractures, les handicaps et la mortalité accrue est bien établi[53]. Une étude a révélé que les résultats du test d'alcoolémie de 22 % des patients reçus aux urgences en raison d'une chute étaient positifs[54]. Ce risque est particulièrement élevé chez les personnes âgées qui prennent des médicaments susceptibles d'interagir avec l'alcool et celles qui souffrent de problèmes de santé chroniques, tels que le diabète, l'hypertension, la dépression et la démence. Cependant, on a également découvert que les personnes âgées dont la consommation d'alcool est modérée (pas plus d'une boisson standard par jour) sont moins souvent victimes de chutes et bénéficient d'une meilleure mobilité et de meilleures fonctions physiques que les personnes qui ne boivent pas du tout[53].

f) Comportements à risque : Les personnes âgées qui ne tiennent pas compte du déclin de leurs capacités physiques risquent d'être victimes d'une chute. On considère que le comportement est risqué lorsque la personne prend un risque que ses capacités ne lui permettent pas de gérer. Pour la majorité des personnes âgées, déblayer de la neige et de la glace, grimper sur une échelle, se tenir debout sur une chaise instable au lieu d'utiliser un marchepied sécuritaire, marcher sans appareil fonctionnel lorsque cela est nécessaire et ne pas utiliser les aides disponibles, telles que les rampes, sont des comportements à risque susceptibles de provoquer des chutes et des blessures. Chez les personnes âgées, ce sont surtout les hommes qui adoptent des comportements à risque à l'origine de blessures consécutives à une chute[55].

g) Activité physique insuffisante : L'activité phyisque insuffisante est associée à une diminution de la mobilité, à un déclin des fonctions physiques, à une réduction de la densité osseuse, à une faiblesse musculaire et à des problèmes d'équilibre[11, 13, 14]. Le manque de motivation en est souvent la cause; cependant, certains problèmes, tels que le vertige, l'arthrite, la démence et la dépression, ainsi que des enjeux liés à la culture, à l'accès et à l'adaptabilité limitent aussi la possibilité de participer à des programmes d'exercices. Mieux vaut donc évaluer les facteurs sous-jacents qui pourraient contribuer à une activité physique insuffisante avant de supposer qu'il s'agit simplement d'un manque de motivation.

h) Les chaussures : Bon nombre de chutes sont causées par des chaussures inadéquates, notamment des semelles trop épaisses, une sculpture trop lisse et des talons trop élevés et/ou trop étroits. Les chaussures à talons hauts et étroits sont moins stables et offrent une base de soutien plus restreinte[19]. Le fait de porter fréquemment des chaussures dont les talons sont de hauteurs différentes est un danger en soi; mieux vaut donc porter toujours le même type de chaussure. Un autre problème vient du fait que lorsque les personnes âgées font de la rétention d'eau dans les chevilles et les pieds, elles portent des chaussures trop serrées ou plus grandes en raison de l'enflure. Ainsi, si l'œdème finit par se résorber, elles risquent alors de continuer à porter des chaussures trop grandes.

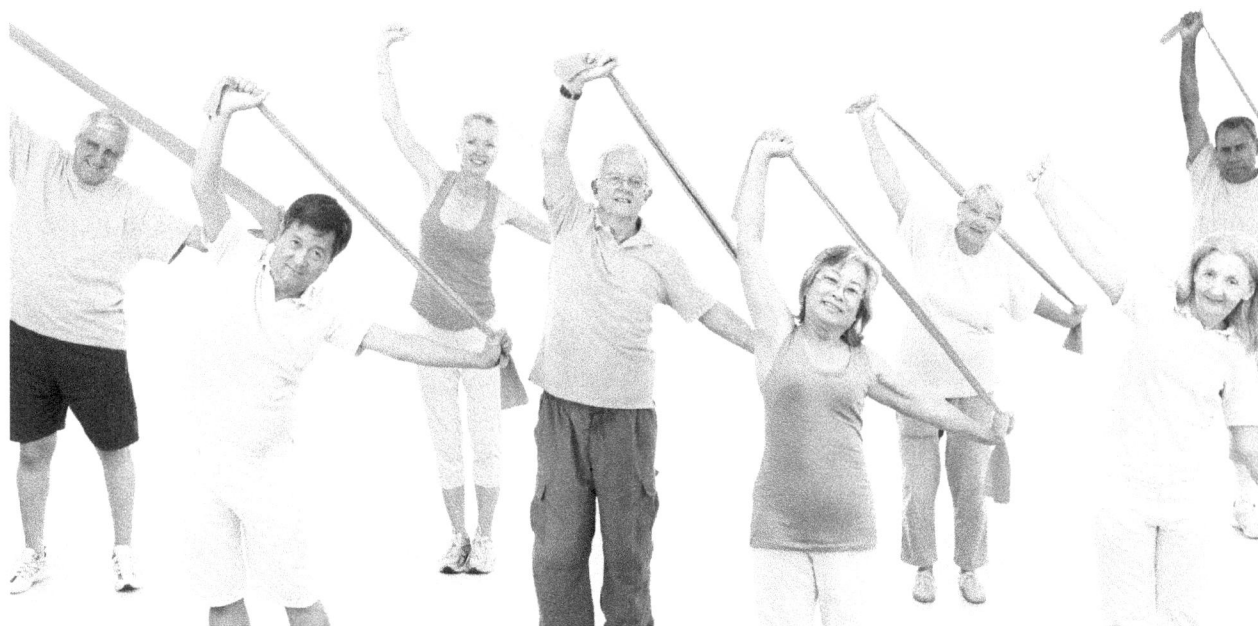

Une semelle plus mince assortie d'une bonne sculpture est préférable, car, lorsqu'une personne vieillit, la plante de ses pieds devient moins sensible à la surface sur laquelle elle marche. En effet, une personne âgée qui porte une chaussure à la semelle épaisse et à la sculpture dense est moins à même de détecter les surfaces irrégulières et les obstacles susceptibles de provoquer une chute, et une personne qui marche pieds nus ou avec des chaussettes peut augmenter son risque de chute de 11 fois par rapport à une personne qui porte des chaussures au support adéquat[19].

i) Les vêtements : Les personnes âgées portent parfois des vêtements inadaptés à leurs capacités fonctionnelles et à leur mode de vie, qui risquent d'accroître leur risque de chute[56-58]. Les pantalons, les robes ou les jupes trop longues peuvent les empêcher de marcher correctement. Lorsque les gens vieillissent, ils ont tendance à se voûter et à voir leur stature se rétrécir. Des vêtements qui étaient auparavant de la bonne longueur peuvent, par exemple, traîner sur le sol et poser un risque de chute. Ce type de scénario se produit souvent chez les femmes d'un certain âge qui portent des chemises de nuit et des robes de chambre qui touchent le sol autour de leurs pieds. Les vêtements faits de tissus lisses, tels que le satin, la soie et la rayonne, peuvent faire en sorte qu'une personne âgée glisse de sa chaise ou de son lit. Les draps de lit fait du même genre de tissu peuvent aggraver le problème. Les boutons et les fermetures-éclairs mal situés, les vêtements serrés qu'il faut passer par-dessus la tête ou le long de la jambe et tout autre vêtement serré difficile à enfiler peut faire qu'une personne à la mobilité réduite risque de perdre l'équilibre en s'habillant ou en se déshabillant.

j) L'utilisation d'appareils fonctionnels : Les appareils fonctionnels peuvent favoriser l'indépendance et la mobilité et protéger des chutes, pour autant qu'ils soient utilisés correctement et maintenus sécuritairement. En effet, un mauvais entretien, une défaillance ou une utilisation inappropriée peut transformer un appareil fonctionnel en un risque de chute : la pointe d'une canne peut s'user et devenir dangereuse, les roues des marchettes et des fauteuils roulants peuvent se dévisser et certains équipements peuvent être trop lourds ou de la mauvaise taille[59]. Le refus d'utiliser ce type d'aides lorsque cela est nécessaire peut venir du fait que de nombreuses personnes âgées ont une perception négative de ces appareils qui, selon elles, symbolisent leur âge et leur fragilité[60]. De plus, un manque d'attention ou de confiance lors de leur utilisation augmente la probabilité d'une chute[61].

k) Nutrition ou hydratation insuffisante : On soupçonne depuis longtemps une relation entre l'alimentation et les chutes, mais ce n'est que récemment que l'on a commencé à étudier cet aspect. La déshydratation et la malnutrition causées par une mauvaise alimentation et une consommation insuffisante de liquides peuvent provoquer une faiblesse, une fatigue et une fragilité généralisées[62, 63]. La déshydratation peut également entraîner un déséquilibre électrolytique susceptible de provoquer un délire aigu et une augmentation du risque de chute. Une étude a d'ailleurs permis de constater que les personnes âgées souffrant de malnutrition qui se présentaient aux urgences avaient plus souvent été victimes d'une chute au cours des six mois précédents[63].

l) Le manque de sommeil : Lors d'une étude sur les facteurs de risque portant sur 971 femmes et 555 hommes de 64 à 99 ans, 284 personnes ont dit avoir chuté durant les 12 mois précédents. Dans le cadre d'une analyse multifactorielle, on a relevé, après avoir vérifié d'autres facteurs de risque, que les problèmes liés au sommeil nocturne étaient des indicateurs de chute indépendants[64].

3. FACTEURS DE RISQUE SOCIAUX ET ÉCONOMIQUES

L'étude des déterminants sociaux de la santé a constamment montré que le revenu, l'éducation, le logement et les relations sociales sont des éléments qui entretiennent tous une relation étroite avec la santé, le degré de handicap, la longévité et la fonction cognitive d'une personne[65, 66]. Les personnes dont le revenu et le niveau d'éducation sont faibles et le logement inadéquat et qui ne bénéficient pas de réseaux de soutien ni d'un accès approprié aux services sociaux et aux services de santé ont toutes un risque accru de souffrir de problèmes de santé chroniques intimement liés à une augmentation du risque de chute ou de blessure consécutive à une chute[8].

a) Facteurs sociaux : Bien que la majorité des donnés probantes soient indirectement liées à des études sur les problèmes de santé, la dépression et les handicaps, on constate de plus en plus souvent un lien direct entre les facteurs sociaux et le risque de chute[18, 47]. Une étude menée sur plus de 6 500 femmes caucasiennes de 70 ans et plus a permis de découvrir un lien direct entre **la solidité du réseau familial** et une diminution des taux de chute[67]. Une étude sur la population américaine a révélé que les personnes âgées mariées affichaient le taux de chute et de blessure le plus bas, tandis que les personnes **divorcées ou séparées** affichaient le taux de chute le plus élevé[18].

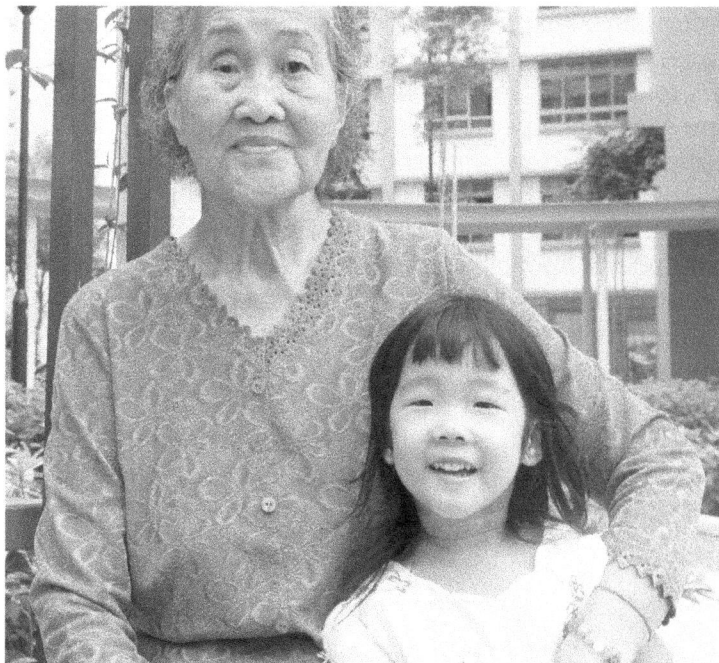

Un manque de soutien social, plus particulièrement au niveau de la famille, est aussi un déterminant clé d'une santé physique et mentale défaillante, elle-même associée à une augmentation du risque de chute. De plus, on a découvert que le fait d'être marié protège des chutes[36, 68]. Le manque de transport contribue à l'isolement social et tend à empêcher les personnes âgées qui vivent dans la collectivité de participer à des activités de prévention des chutes. De plus, les problèmes liés au transport peuvent obliger une personne à marcher sur une surface dangereuse ou à transporter des articles lourds, comme des produits alimentaires, ce qui risque d'accroître le risque de chute.

L'incapacité de parler ou de comprendre la langue prédominante peut gêner, voire empêcher, l'établissement d'un réseau de soutien ou de relations d'amitié. **La barrière linguistique** peut également faire qu'un patient aura de la difficulté à comprendre du matériel d'information, tel que des documents sur la prévention des chutes, des instructions concernant les médicaments et l'information générale sur la santé.

Les personnes socialement démunies sont plus fréquemment victimes de chutes, et on a constaté que **la culture et l'origine ethnique** influent aussi sur le risque de chute. Une vaste étude auprès de populations de diverses origines ethniques aux contextes sociaux différents a permis de découvrir que les chutes étaient plus courantes chez les populations socialement défavorisées ainsi que chez les groupes de personnes noires ou d'origine ethnique mixte[69]. Il est également intéressant de relever que le taux de chute des personnes âgées asiatiques est à peu près deux fois inférieur à celui de la population caucasienne[18].

b) Facteurs économiques : À l'instar des facteurs sociaux, on commence à mieux comprendre dans quelle mesure les facteurs économiques contribuent aux chutes. Un sondage mené auprès de personnes âgées américaines a montré que les personnes dont le revenu annuel du ménage était inférieur à 15 000 $ affichaient le plus important risque de chute et de blessure et que ce risque diminuait progressivement pour les fourchettes de revenu supérieures[18]. Les explications présentées à cet égard comprennent un accès limité aux services de santé pour les personnes dont le revenu est faible, un environnement non sécuritaire, l'exposition aux maladies et aux comportements malsains, la faiblesse musculaire ou les problèmes de santé dus à l'absence des fonds nécessaires à une alimentation nutritive[70]. Les personnes âgées ayant un faible revenu sont souvent moins en mesure d'acheter des chaussures adéquates et des appareils fonctionnels et de faire faire les réparations domiciliaires nécessaires pour diminuer leur risque de chute. Les facteurs économiques qui contribuent aux chutes peuvent également être liés à des éléments tels que l'analphabétisme et **un bas niveau d'éducation,** qui empêchent les personnes de bénéficier de documents imprimés sur les stratégies de prévention des chutes. On estime que de 23 à 34 % des personnes de 65 ans et plus sont incapables de comprendre des documents de base électroniques ou sur papier[71].

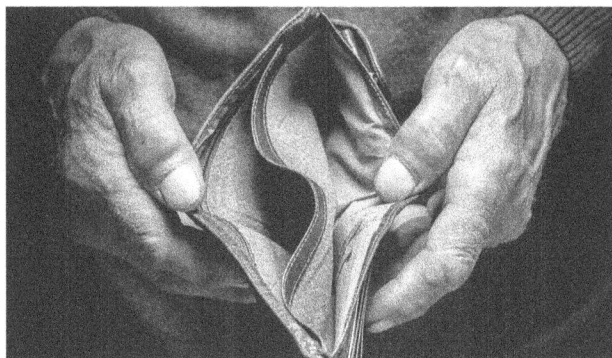

4. FACTEURS DE RISQUE ENVIRONNEMENTAUX

Les facteurs de risque environnementaux sont les facteurs associés à l'environnement physique, tels que la conception d'un bâtiment, les entrées et les espaces extérieurs ainsi que les meubles et les autres objets intérieurs et extérieurs. La majorité des chutes se produisent à domicile (55 %), et 20 % d'entre elles ont lieu à l'extérieur, mais à proximité du domicile[47]. On estime qu'au moins 80 % des foyers pour personnes âgées renferment au moins un risque et que près de 40 % d'entre eux comportent au moins cinq risques de chute[47]. Il s'agit, par exemple, d'un désordre excessif, de fils électriques qui traînent par terre, de carpettes et de tapis amovibles, d'un éclairage insuffisant, de changements de niveau du sol ou de surfaces glissantes, de l'absence de rampe d'escalier, de chaises ou d'armoires à la hauteur inappropriée et d'animaux de compagnie ou d'objets servant à ces animaux.

Un nombre croissant des personnes âgées qui vivent dans la collectivité souffrent de problèmes de santé chroniques et de handicaps qui les prédisposent à un mauvais équilibre. Malheureusement, la conception des bâtiments, des trottoirs et des meubles n'est pas adaptée à l'évolution des personnes âgées qui vivent dans des foyers et se déplacent en marchant dans leur quartier. Dans la majorité des cas, le risque de chute résulte d'une interaction entre la mobilité, les capacités physiques, le comportement à risque et l'exposition aux dangers environnementaux d'une personne âgée[72, 73].

a) Les dangers à domicile : Les facteurs environnementaux diffèrent en fonction du milieu de vie des personnes âgées.

Par exemple, aux États-Unis, environ 38 000 personnes âgées sont traitées chaque année aux urgences pour des blessures consécutives à une chute provoquée par un tapis amovible ou une carpette; 73 % de ces chutes se produisent à domicile[74].

Les dangers à domicile sont le facteur de risque environnemental qui provoque le plus couramment la chute d'une personne âgée; il s'agit, notamment [10, 19, 58, 74-77] :

- Des codes du bâtiment inadéquats pour une population vieillissante
- D'une moquette ou de tapis mal ajustés, usés ou très épais
- Des transitions entre les espaces recouverts de moquette/tapis et ceux non recouverts de moquette/tapis
- Des fils électriques dans les couloirs
- Des seuils de porte surélevés
- D'un plancher encombré
- D'escaliers mal éclairés ou mal conçus
- De planchers glissants
- De baignoires, de toilettes et de dispositifs mal conçus dans la salle de bain
- De l'absence de dispositifs fonctionnels, tels que des rampes ou des barres d'appui
- D'animaux domestiques qui se jettent dans les jambes des personnes.

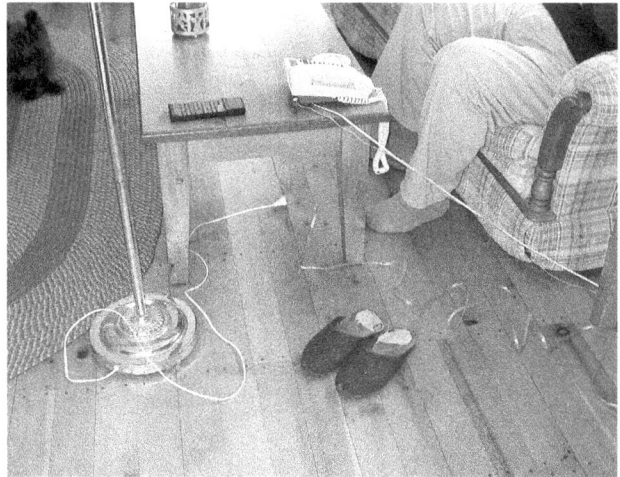

b) Les dangers inhérents à la collectivité : Les dangers inhérents à la collectivité susceptibles de provoquer des glissades, des trébuchements et des chutes comprennent[8, 58, 78] :

- Les codes et les normes de conception des bâtiments communautaires qui ne tiennent pas compte des besoins des personnes âgées
- Les fissures et les racines qui rendent les surfaces ou les trottoirs irréguliers
- La neige ou la glace sur les allées ou les marches
- Les entrées de bâtiments avec des tapis non fixés ou des seuils surélevés
- Des escaliers conçus de façon non sécuritaire, plus particulièrement les marches inégales
- Des allées et des cages d'escaliers mal éclairées ou assorties de vifs contrastes de luminosité
- Des surfaces glissantes
- Une absence de mains courantes, de barres d'appui, de rampe et d'aires de repos
- Des obstacles, tels que des bacs à fleurs, sur les allées piétonnes
- Des supports à vélos, des abris d'autobus, des poubelles, des bacs à fleurs
- Des feuilles qui masquent les irrégularités des trottoirs ou deviennent glissantes une fois mouillées.

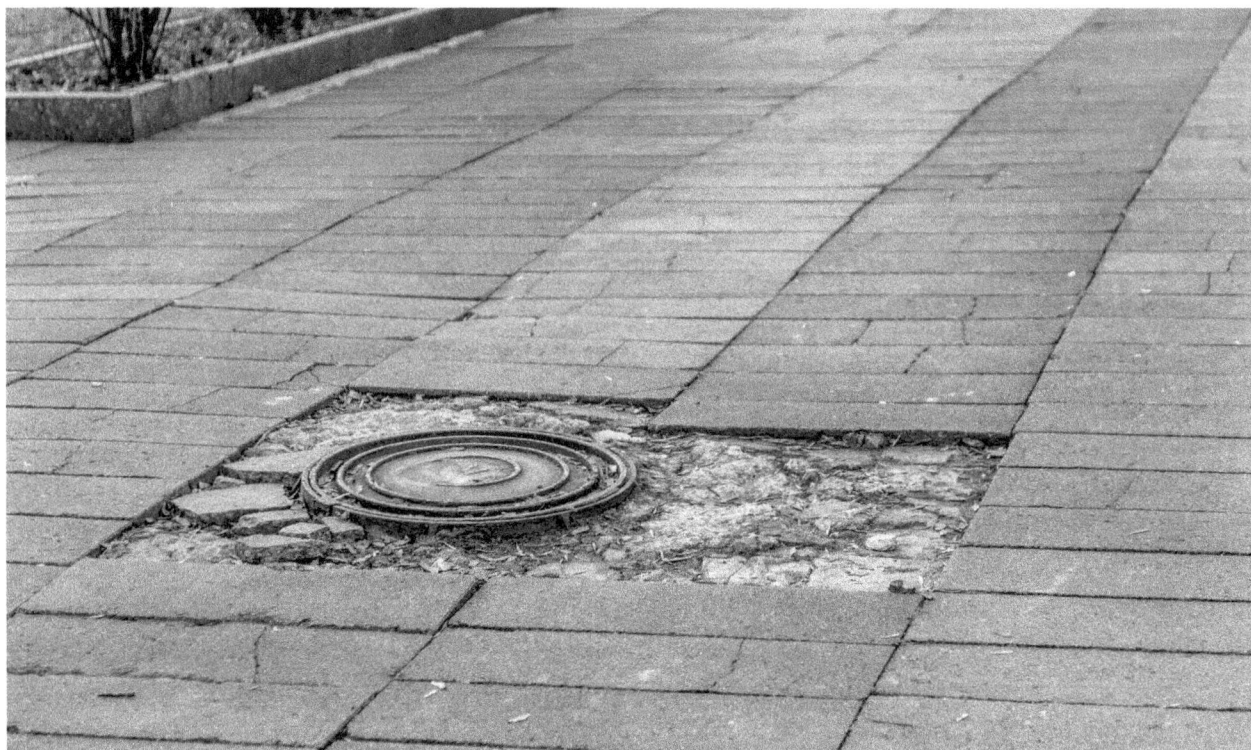

c) Les dangers dans les bâtiments publics : Dans les établissements, les dangers qui posent un risque de chute accru aux personnesâgées aux prises avec des problèmes d'équilibre comprennent[8, 44, 58] :

- Les bâtiments mal conçus ou mal entretenus
- Les codes du bâtiment inadéquats
- La mauvaise application des codes et des règlements sur la sécurité
- L'absence de mains courantes ou de rampes
- Les surfaces glissantes
- Un mauvais éclairage ou un éclairage éblouissant
- L'absence d'aires de repos.

Hôpitaux :
- Les lits trop élevés
- Les côtés de lit sans retrait
- Le manque d'espace d'entreposage qui crée des amoncellements d'objets dans les chambres et les couloirs.

d) Les escaliers : Les chutes dans les escaliers contribuent aux blessures consécutives à une chute les plus graves; pour les personnes âgées, les escaliers sont l'endroit le plus dangereux de la maison[79, 80]. Les facteurs en cause à cet égard comprennent : l'absence de main courante ou une main courante trop élevée ou trop large pour être utilisée correctement, les irrégularités et les marches trop hautes ou trop étroite[80].

L'APPLICATION DU MODÈLE BCSE

Pour tous les facteurs de risque, et dans tous les milieux, il est important de garder présent à l'esprit que des chevauchements sont toujours présents dans un contexte de risques. Il arrive souvent que l'on se concentre sur un seul des aspects qui nécessitent un changement et que l'on oublie de prendre en compte l'ensemble du contexte. Le Graphique 14 montre le lien entre les différents facteurs de risque de chute du modèle **CBSE**.

GRAPHIQUE 14 : LIEN ENTRE LES FACTEURS DE RISQUE DE CHUTE

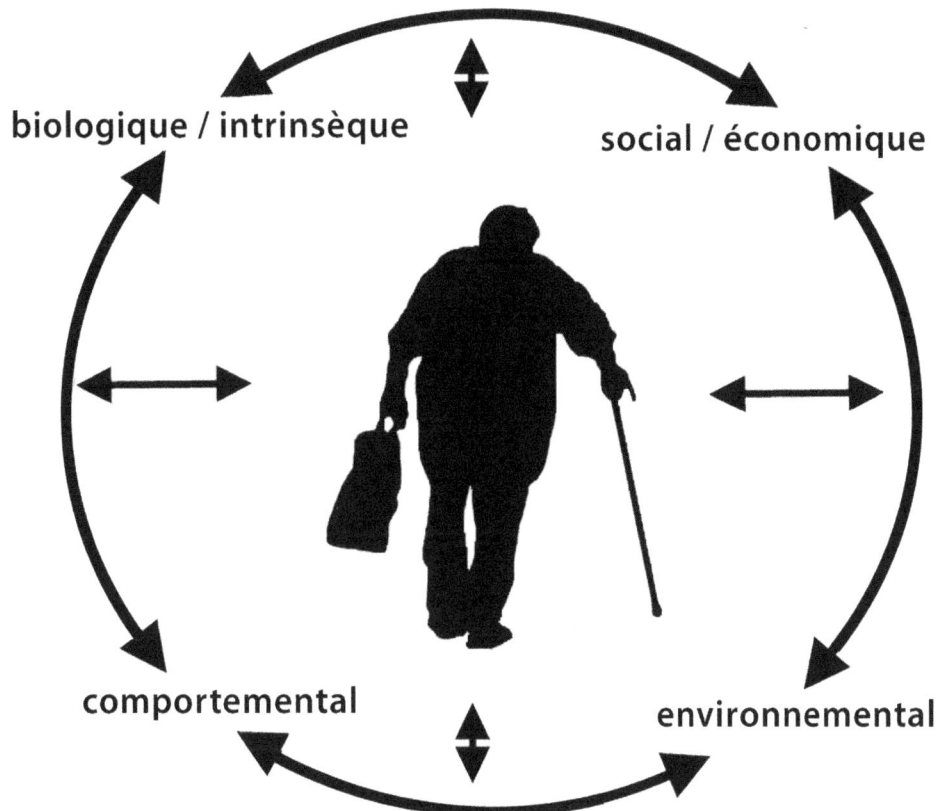

FACTEURS DE RISQUE PAR MILIEU

Bon nombre de facteurs de risque s'appliquent aux personnes âgées de tous les milieux, mais il existe également certaines distinctions claires. La majorité des études sur les facteurs de risque sont réalisées auprès de personnes âgées vivant dans la collectivité. Dans la section suivante, nous mettons en lumière les différences entre les établissements de soins de longue durée et les établissements de soins de courte durée, et nous y présentons un aperçu des facteurs de risque liés aux chutes qui provoquent des blessures. Vient ensuite un guide pour sélectionner l'outil d'évaluation des risques le plus approprié pour chaque milieu.

FACTEURS DE RISQUE DANS LES ÉTABLISSEMENTS DE SOINS DE LONGUE DURÉE

Les établissements de soins de longue durée sont des établissements qui offrent des soins de longue durée aux personnes atteintes de problèmes de santé chroniques ou évolutifs liés au vieillissement. Ces établissements sont également connus sous le nom de maisons de soins infirmiers et d'établissements de soins complexes ou de soins prolongés[81].
Les incidences de chute de personnes âgées sont approximativement trois fois plus élevées dans les établissements de soins de longue durée que dans la collectivité[81-83].

Par rapport à celles qui vivent dans la collectivité, les personnes âgées des établissements de soins de longue durée ont davantage tendance à souffrir de multiples problèmes de santé, à prendre plus de médicaments et à être victimes de problèmes de mobilité, ce qui accroît d'autant plus les effets du risque de chute. Des études menées sur le risque de chute dans des établissements de soins de longue durée ont permis de découvrir les principaux facteurs de risque de chute suivants[51, 81-86] :

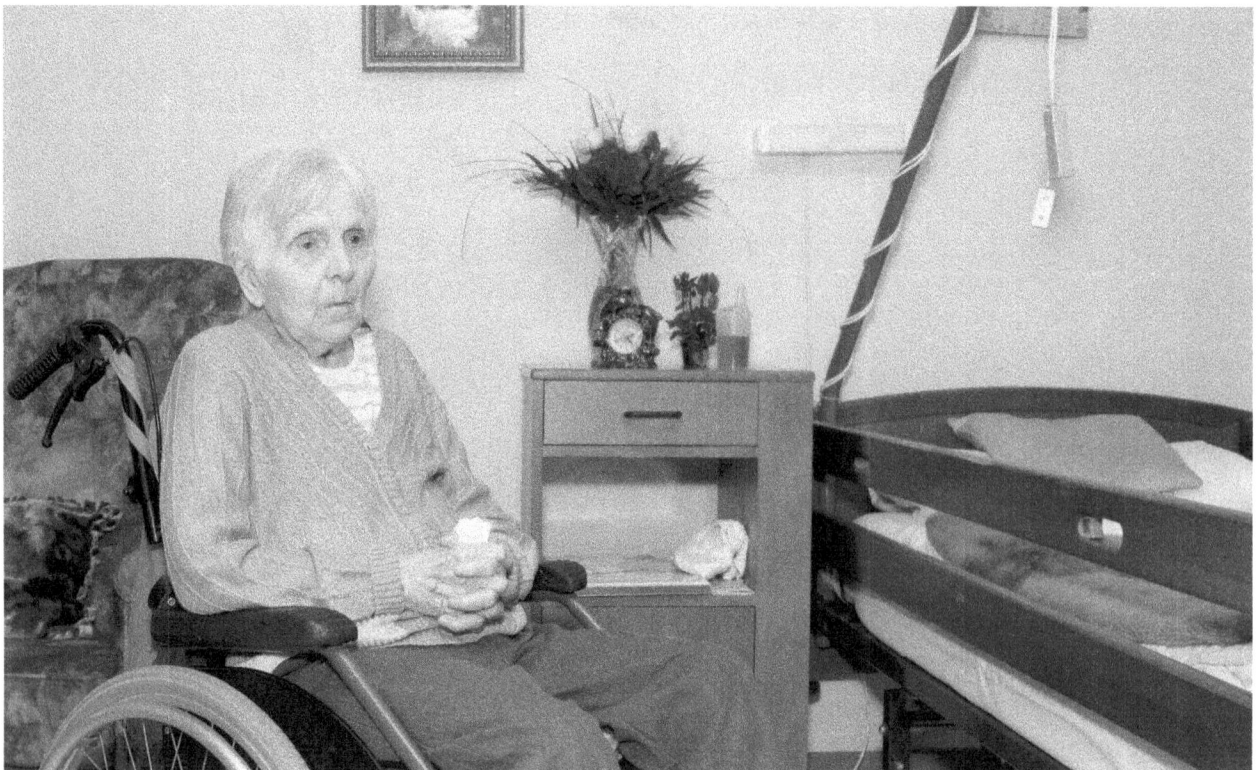

- Faiblesse musculaire
- Problème de démarche et d'équilibre
- Troubles cognitifs
- Délire
- Incontinence, urgence mictionnelle et nycturie
- Troubles de la vue
- Manque d'activité physique
- Usage de marchettes
- Bas niveaux de personnel

- Égarement ou impulsivité
- Maladie de Parkinson
- Chutes antérieures
- Hypotension orthostatique
- Étourdissements
- Médicaments multiples
- Médicaments psychotropes
- Dépression
- Environnements non sécuritaires

Une étude réalisée à l'aide d'une vidéo de surveillance dans les aires publiques d'établissements de soins de longue durée a permis de constater que la majorité des chutes se produisaient lors d'un mauvais transfert du poids du corps (41 %), d'un trébuchement (21 %), d'une collision (11 %), d'une perte de support (11 %) et d'un effondrement (11 %), l'équipement et l'environnement étant des facteurs en cause lors de bon nombre des chutes[86].

RISQUES DE CHUTE DANS LES ÉTABLISSEMENT DE SOINS DE COURTE DURÉE

Selon les rapports, l'incidence des chutes dans les établissements de soins de courte durée est trois fois supérieure à celle des chutes qui surviennent dans la collectivité[83], et de 30 à 50 % des chutes des patients hospitalisés se soldent par une blessure[87]. Chez les personnes âgées hospitalisées, le risque chute est grandement influencé par l'environnement non familier et les maladies aiguës qui influent sur les fonctions cognitives et pysiques[65]. Certaines maladies spécifiques sont aussi associées à des risques supplémentaires; c'est notamment le cas du cancer, dont les victimes souffrent souvent de déficiences neurologiques et de carences nutritionnelles, provoquées par le traitement connexe, ainsi que des effets secondaires des médicaments, de déconditionnement et de fatigue[88]. Dans les services de soins hospitaliers de courte durée, on a constaté que les éléments suivants étaient les facteurs de risque les plus fréqumment associés aux chutes[65, 87, 89, 90-92] :

- Antécédents de chute
- Comorbidités, par ex., les fractures de la hanche, les accidents vasculaires cérébraux, la pneumonie, le cancer
- Problèmes de mobilité, démarche instable
- Agitation ou confusion
- Déficience cognitive
- Incontinence urinaire / mictions fréquentes (ou besoin d'aide pour aller aux toilettes)
- Faiblesse musculaire
- Prescription de médicaments connus pour être associés à des chutes, plus particulièrement les hypnotiques sédatifs qui agissent sur le système nerveux central, les médicaments psychotropes, les opioïdes analgésiques et les médicaments antiparkinsoniens
- Hypotension posturale ou syncope
- Dangers environnementaux : mavais éclairage, plancher irréguliers, éléments susceptibles de provoquer un trébuchement, hauteur de chaise inappropriée

- Disponibilité et compétences du personnel
- Dangers environnementaux : mavais éclairage, plancher irréguliers, éléments susceptibles de provoquer un trébuchement, hauteur de chaise inappropriée
- Disponibilité et compétences du personnel

RISQUE DE BLESSURE CONSÉCUTIVE À UNE CHUTE

Approximativement la moitié des chutes dont sont victimes les personnes âgées provoquent une certaine forme de blessure, et 10 % d'entre elles sont graves [93]. Les chutes sont la cause de 90 % des fractures de la hanche, et environ 20 % des chutes provoquent des blessures modérément graves ou graves[56]. Les facteurs de risque de chute susceptibles de provoquer une blessure comprennent :

a) L'ostéoporose : Les personnes atteintes d'ostéoporose ont un risque accru de fracture consécutive à une chute. Malheureusement, dans bon nombre de cas, l'ostéoporose n'est pas diagnostiquée à temps pour éviter une fracture. Dans le cadre d'une étude canadienne, on a découvert qu'une année après une fracture faiblement traumatique, moins de 20 % des victimes étaient évaluées ou traitées pour ostéoporose[94].

b) La faiblesse des quadriceps et l'équilibre postural : Une étude comparant les personnes âgées vivant dans la collectivité qui n'avaient pas subi de chute et celles qui étaient tombées et s'étaient fracturé la hanche a permis de découvrir qu'une faiblesse des quadriceps et la présence d'une oscillation posturale étaient des indicateurs importants de chutes donnant lieu à une fracture de la hanche[12].

c) Les maladies chroniques : Certaines maladies chroniques, dont l'anémie, les problèmes rhumatismaux, le cancer, les symptômes d'un accident vasculaire cérébral, l'épilepsie, le diabète (plus parculièrement en cas d'insulinodépendance), la faiblesse musculaire, les problèmes de démarche et d'équilibre, un faible indice de masse corporelle et une mauvaise santé générale, sont associées à des taux plus élevés de blessure consécutive à une chute[18, 88, 95-97].

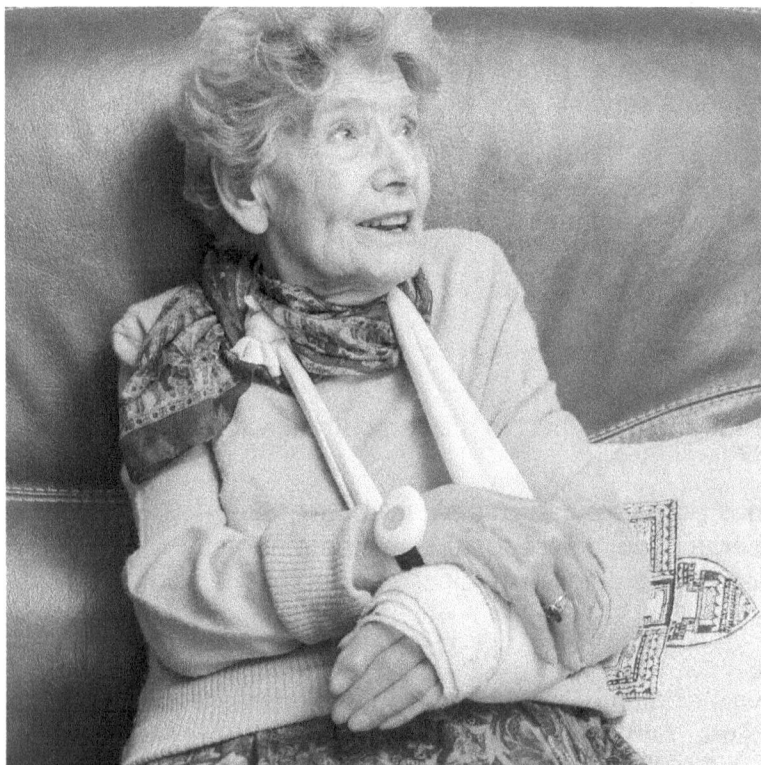

d) La déficience cognitive : La démence et les handicaps intellectuels sont connus pour augmenter le risque de blessures consécutives à une chute. Les personnes atteintes d'un handicap intellectuel ont un risque 3,5 fois plus élevé que la population en général de subir une fracture suite à une chute[96]. Les personnes victimes de problèmes comportementaux et émotionnels ont 2,5 fois plus de risque de blessure consécutive à une chute que la population en général[96].

e) Le sexe : On a découvert que les femmes avaient plus de risque d'être victimes d'une blessure consécutive à une chute que les hommes[10, 18, 19], ce qui est principalement dû au taux d'ostéoporose plus élevé chez les femmes. Cependant, les hommes ont davantage tendance, à hauteur de 46 %, à être victimes d'une blessure mortelle à la suite d'une chute[19], probablement parce qu'ils prennent plus de risques et tombent généralement de haut, d'une échelle, par exemple.

f) L'origine ethnique : Un certain nombre d'études ont permis de constater que l'origine ethnique était associée à un risque plus élevé de blessures consécutives à une chute. Au Canada, les personnes âgées d'origine autochtone ont deux fois plus tendance que les personnes âgées non autochtones d'être victimes d'une blessure consécutive à une chute[98]. Aux États-Unis, le taux de blessures consécutives à une chute des Amérindiens et des Autochtones de l'Alaska est deux à trois fois plus élevé que celui des autres races[18]. De plus, le taux de fractures de la hanche des personnes âgées asiatiques est inférieur à celui des personnes âgées caucasiennes; certaines personnes attribuent ce résultat à l'axe de la hanche plus court des personnes asiatiques[99]. On a également constaté que les femmes blanches affichent un taux de fracture de la hanche considérablement plus élevé que les femmes noires[19].

g) Les médicaments : On a découvert que, quels que soient l'âge, le sexe et les soins de santé antérieurs, les benzodiazépines augmentent l'incidence de blessures consécutives à une chute[49, 51, 56]. Plus particulièrement, on a constaté que les benzodiazépines à courte durée d'action augmentaient de 50 % le risque de fracture de la hanche chez les personnes âgées[51]. Les formules standards de bêta-bloquants (prazosine, doxazosine, térazosine, alfuzosine et tamsulosine) sont aussi associées à une augmentation du risque de fracture du fémur et de la hanche suite à une chute, surtout durant le premier mois du traitement[51]. Parmi les personnes âgées ayant un antécédent de blessure consécutive à une chute, on a relevé que celles qui prenaient des médicaments contre l'hypertension avaient plus de deux fois plus de risque d'être victimes d'une blessure consécutive à une chute, telle qu'une fracture de la hanche ou une blessure à la tête[34].

h) Le revêtement du sol : Une étude menée auprès de patients hospitalisés a permis de découvrir que 17 % des chutes sur des surfaces recouvertes de tapis et 46 % des chutes sur des surfaces recouvertes de vinyl se soldaient par une blessure[100].

i) Un nouveau lieu : On a constaté que, dans les établissements de soins de longue durée, les fractures consécutives à une chute se produisaient le plus souvent durant le premier mois suivant l'admission, quels que soient le sexe, les besoins au niveau des soins ou l'emplacement de la fracture[82].

En ce qui concerne les risques de chute et de blessure consécutive à une chute, il est important de noter que, dans tous les milieux, certains facteurs, comme les problèmes d'équilibre ou les étourdissements, sont occasionnels, tandis que d'autres, comme les antécédents de chute, sont plus utiles pour déterminer les personnes à risque. Savoir comment évaluer un risque est une importante aptitude clinique pour mieux identifier qui est à risque et pourquoi, ainsi que pour utiliser cette information en vue d'adapter les stratégies de prévention aux profils de risque individuels.

OUTILS D'ÉVALUATION DU RISQUE DE CHUTE

La réalisation d'un dépistage et d'une évaluation du risque de chute a deux principaux objectifs[47, 101] :

1. Identifier les personnes à risque et les causes du risque et, si nécessaire, aiguiller ces personnes pour leur permettre de passer des évaluations supplémentaires afin de diminuer leurs risques.
2. Adapter les interventions aux profils de risque individuels en fonction de cibles de prévention spécifiques.

On recommande des outils d'évaluation du risque de chute (FRAT) et des plans de soins individualisés pour diminuer l'incidence et la gravité des chutes. Un FRAT est généralement composé d'un test de démarche et d'équilibre, ou d'une série de questions servant à déterminer des facteurs de risque spécifiques et est souvent assorti d'un système de pointage conçu pour refléter l'effet cumulatif des facteurs de risque connus[81, 101].

La sélection d'un outil d'évaluation du risque de chute doit se faire en fonction :

- des données probantes témoignant des facteurs de risque qui constituent les éléments de l'évaluation;
- des données probantes selon lesquelles l'outil permet de prévoir le risque au sein de la population/dans le milieu concerné;
- de l'application pratique de l'outil;
- des données probantes fiables et valides selon lesquelles l'outil permet de réaliser ce pour quoi il est conçu.

L'évaluation doit être réalisée par une personne qui possède les compétences et la formation appropriées et porter, entre autres, sur [82, 83] :

1. **Le risque de chute,** dont la fréquence des chutes et une description détaillée des circonstances, des symptômes et des conséquences de la chute; un examen de tous les médicaments prescrits et en vente libre et des posologies connexes, et un examen détaillé de tous les problèmes médicaux aigus ou chroniques, tels que l'ostéoporose, l'incontinence et les maladies cardiovasculaires.

2. **L'examen physique,** dont une évaluation détaillée de la démarche, de l'équilibre, de la mobilité, de la fonction des articulations des extrémités inférieures, de la fonction neurologique, de la force musculaire (extrémités inférieures), de la capacité cardiovasculaire et de l'acuité visuelle ainsi qu'un examen des pieds et des chaussures.

3. **L'évaluation fonctionnelle** des aptitudes nécessaires aux activités de la vie quotidienne (AVQ), dont l'équipement adapté et les appareils fonctionnels utilisés ainsi que la capacité fonctionnelle perçue et la peur de chuter de la personne.

4. **L'évaluation environnementale** des dangers contextuels et des meubles. Mieux vaut réaliser cette évaluation au domicile de la personne, qui pourra ainsi montrer la façon dont elle utilise son environnement, c'est-à-dire où elle passe la majorité de sa journée, quelle chaise elle utilise le plus souvent, ce sur quoi elle s'appuie lorsqu'elle sort de la douche ou de la baignoire, etc. En ce qui concerne l'évaluation extérieure, demandez à la personne de décrire sa routine et si elle a des craintes concernant un risque de trébucher ou de glisser.

DONNÉES PROBANTES NÉCESSAIRES À L'ÉVALUATION DU RISQUE DE CHUTE

Il existe des données probantes qui appuient l'établissement de liens entre des centaines de facteurs de risque et les chutes chez les personnes âgées et, chaque année, on en découvre de nouveaux au fur et à mesure que le nombre d'études sur le sujet augmente. Parmi ces facteurs, seule une série restreinte, et relativement uniforme, de facteurs de risque affichant le lien le plus fort avec les chutes, tend à être incluse dans les outils de dépistage et d'évaluation du risque de chute[102]. Or, il est important de noter que chaque chute est unique dans le sens où elle est causée par une série de facteurs spécifiques à la personne qui chute à ce moment-là. Étant donné qu'il existe de nombreuses combinaisons de facteurs de risque, aucun outil ne peut permettre de prévoir avec précision toutes les chutes. Cependant, des outils de dépistage peuvent être utiles pour répartir les personnes entre différents niveaux de risques, qui peuvent ensuite être utilisés pour prioriser des évaluations et des traitements plus détaillés. Un outil utile pour prévoir le « niveau de risque » est un outil qui permet de prévoir précisément qui tombera (sensibilité) et qui ne tombera pas (spécificité). Un outil qui permet prévoir uniquement qui tombera n'est pas aussi bon qu'un outil capable de prévoir qui tombera et qui ne tombera pas.

Un facteur que l'on retrouve dans de nombreux outils d'évaluation du risque de chute est un antécédent de chute (généralement enregistré au cours des 6 à 24 mois précédents). Il faut toujours partir du principe que toute personne qui a été victime d'une chute

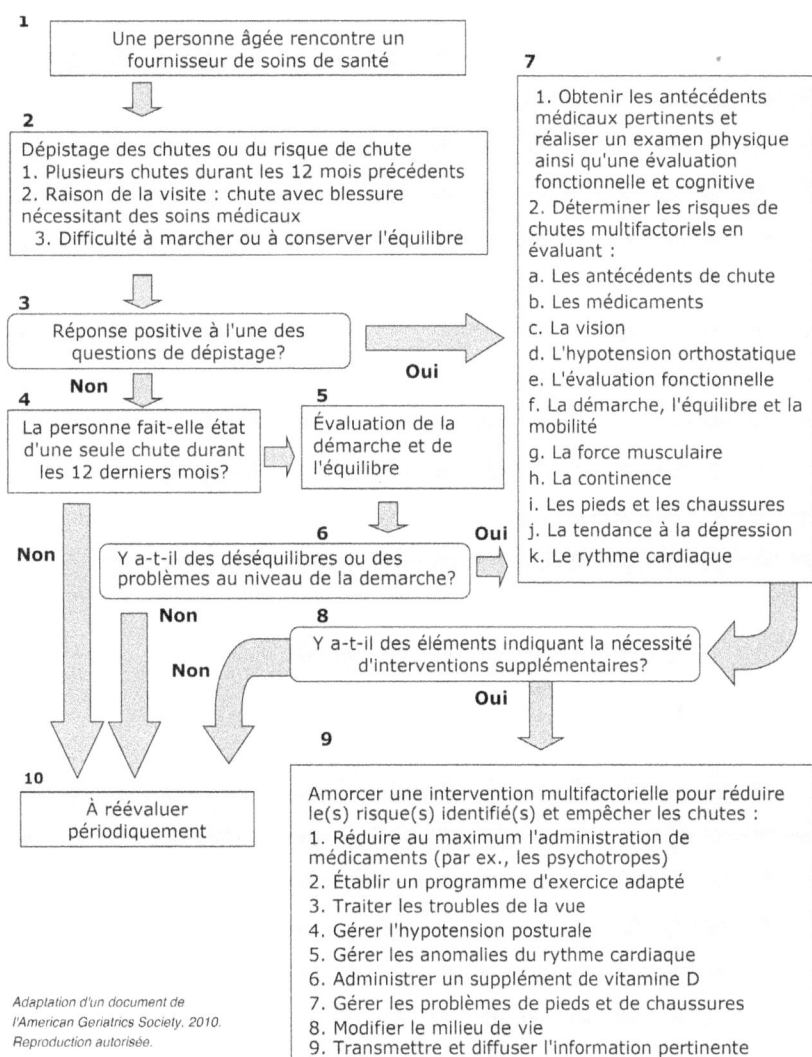

GRAPHIQUE 15: ALGORITHME RÉSUMANT L'ÉVALUATION CLINIQUE ET LA GESTION DES CHUTES*

1 Une personne âgée rencontre un fournisseur de soins de santé

2 Dépistage des chutes ou du risque de chute
1. Plusieurs chutes durant les 12 mois précédents
2. Raison de la visite : chute avec blessure nécessitant des soins médicaux
3. Difficulté à marcher ou à conserver l'équilibre

3 Réponse positive à l'une des questions de dépistage?

4 La personne fait-elle état d'une seule chute durant les 12 derniers mois?

5 Évaluation de la démarche et de l'équilibre

6 Y a-t-il des déséquilibres ou des problèmes au niveau de la demarche?

8 Y a-t-il des éléments indiquant la nécessité d'interventions supplémentaires?

Non

Oui

10 À réévaluer périodiquement

7
1. Obtenir les antécédents médicaux pertinents et réaliser un examen physique ainsi qu'une évaluation fonctionnelle et cognitive
2. Déterminer les risques de chutes multifactoriels en évaluant :
a. Les antécédents de chute
b. Les médicaments
c. La vision
d. L'hypotension orthostatique
e. L'évaluation fonctionnelle
f. La démarche, l'équilibre et la mobilité
g. La force musculaire
h. La continence
i. Les pieds et les chaussures
j. La tendance à la dépression
k. Le rythme cardiaque

9 Amorcer une intervention multifactorielle pour réduire le(s) risque(s) identifié(s) et empêcher les chutes :
1. Réduire au maximum l'administration de médicaments (par ex., les psychotropes)
2. Établir un programme d'exercice adapté
3. Traiter les troubles de la vue
4. Gérer l'hypotension posturale
5. Gérer les anomalies du rythme cardiaque
6. Administrer un supplément de vitamine D
7. Gérer les problèmes de pieds et de chaussures
8. Modifier le milieu de vie
9. Transmettre et diffuser l'information pertinente

Adaptation d'un document de l'American Geriatrics Society. 2010. Reproduction autorisée.

dans un passé proche court un risque accru. Cet indicateur est si puissant qu'il constitue une étape initiale clé de l'algorithme sur l'évaluation clinique et la gestion des chutes des sociétés américaines et britanniques de gériatrie (AGS/BGS)[83] (Voir Graphique 15). Cet algorithme décrit un processus clinique de gestion, de prise de décisions et d'interventions pour les personnes âgées sujettes à des chutes récurrentes, qui ont de la difficulté à marcher ou qui ont été victimes d'une chute aiguë (i.e. qui a provoqué une blessure).

Les outils d'évaluation des risques ciblent des facteurs de risque différents, mais la majorité d'entre eux incluent les facteurs indiqués ci-dessous; on a constaté que ces facteurs étaient ceux qui étaient le plus souvent associés à une chute chez les personnes âgées en général[19, 85]. Cependant, il est important de choisir des outils d'évaluation des risques dont les facteurs de risque ciblés correspondent à ceux de la population et du milieu dans lesquels vous travaillez – voir plus haut les données probantes des facteurs de risque par problème de santé et par milieu ainsi que les facteurs associés à un risque de blessure consécutive à une chute.

- Antécédents de chute
- Vertiges
- Maladie de Parkinson
- Problème d'équilibre
- Problème de démarche
- faiblesse musculaire
- Médicaments anti-épileptiques
- Troubles de la vue
- Maladie cardiovasculaire
- Déficience cognitive
- Crainte de chuter
- Dangers environnementaux
- Utilisation d'un appareil fonctionnel
- Arthrite
- Dépression
- Diabète
- Gêne dans la réalisation des activités de la vie quotidienne*
- Incontinence urinaire
- Prise de multiples médicaments
- Médicaments psychotropes
- Médicaments anti-arhythmiques
- Âge >80 ans
- Sexe

*La mesure des activités de la vie quotidienne (AVQ) porte sur la capacité d'une personne de réaliser des activités courantes, telles que se déplacer à pied sur une certaine distance, monter les escaliers, lire le journal, écouter une voix au téléphone et couper des aliments. La mesure des activités instrumentales de la vie quotidienne (AIVQ) concerne des activités liées aux activités courantes, telles que le magasinage, la préparation des repas et le ménage, qui contribuent également à la qualité de vie. L'établissement des limitations à la réalisation de telles activités est une approche couramment acceptée pour mesurer l'état de santé.

L'APPLICATION PRATIQUE D'UN OUTIL

Du point de vue pratique, lorsque l'on sélectionne un outil d'évaluation des risques de chute, il faut, entre autres, veiller à choisir le bon outil pour le type d'évaluation et la population à évaluer. Il existe de nombreux outils d'évaluation des risques susceptibles d'être appropriés pour découvrir des facteurs en cause, tels que des échelles de mesure de la dépression. Pour plus d'information sur ces mesures, nous vous recommandons de consulter des professionnels de la santé ayant de l'expérience dans ces domaines. Nous mettons ici l'accent sur les outils conçus pour mesurer directement le risque de chute d'une personne âgée. Voici les trois catégories de base d'outils d'évaluation du risque de chute :

Les outils multifactoriels qui comprennent généralement une série de questions visant à découvrir un vaste éventail de facteurs de risque afin de prévoir les chutes futures ou d'établir des profils de risque détaillés[101].

Les outils de mobilité fonctionnelle servent généralement à évaluer les risques de chute en évaluant l'activité physique du point de vue de la démarche, de la force et/ou de l'équilibre[101].

Les listes de contrôle des dangers environnementaux servent généralement à dresser une liste des dangers potentiels que l'on trouve au domicile de la personne ou dans les lieux publics et extérieurs et qui sont associés à des glissades, à des trébuchements et à des chutes.

On peut ensuite classer les outils d'évaluation dans deux sous-catégories : les outils de dépistage rapide et les évaluations en profondeur. Les outils de dépistage rapide servent généralement à répartir les personnes dans des groupes à risque élevé et faible de façon à pouvoir appliquer plus efficacement les ressources aux personnes le plus à risque. Des exemples d'outils de dépistage rapide sont le test chronométré du lever de chaise (Timed-Up-and-Go) (TUG), le test d'atteinte fonctionnelle (Functional Reach test) et l'outil d'auto-évaluation du risque de chute[103].

Les outils de dépistage qui donnent un résultat en fonction du nombre de facteurs de risque partent du principe éprouvé que le risque est cumulatif. Par exemple, dans le cas des patients d'un certain âge qui ont été victimes d'une chute, ceux qui souffrent de six handicaps chroniques affichent un risque de récidive de chute de 31 %, mais ce risque passe à 100 % pour les personnes atteintes de sept maladies chroniques ou plus[104].

Les évaluations en profondeur sont généralement conçues pour mettre au jour des profils de risque spécifiques en vue d'adapter les stratégies de prévention aux risques identifiés. Relevons, par exemple, l'évaluation du profil physiologique et l'Échelle d'évaluation de l'équilibre de Berg[105, 106]. Lors de la sélection d'un outil, il est important de déterminer les avantages et les désavantages de chaque outil, notamment :

- Son coût
- Sa facilité d'utilisation
- Ses exigences en matière de formation
- Son acceptation potentielle par les employés et les clients
- Les preuves de sa validité et de sa fiabilité auprès d'une population similaire ou identique
- La cohérence de son contenu avec les données probantes de facteurs de risque connus

Il est parfois difficile d'inciter les personnes âgées à participer à l'évaluation de leur risque de chute et de faire les changements appropriés en fonction des résultats obtenus à cet égard. Voici quelques suggestions pour solliciter leur participation ainsi que des stratégies à mettre ensuite en œuvre pour diminuer leurs risques[101] :

- Expliquez pourquoi chaque aspect de l'évaluation est important.
- Discutez des résultats de l'évaluation et demandez aux personnes âgées quels aspects sont, selon elles, les plus importants.
- Développez avec la personne âgée un plan de réduction des risques qui sollicite sa participation (ou celle de son aidant) à titre de principal « agent de changement ».
- Une fois la personne informée de ses risques, respectez son droit de vivre avec ce risque et son désir de maintenir le contrôle de sa vie.
- Encouragez l'auto-identification des stratégies de résolution des problèmes et des changements à effectuer pour réduire les risques.
- Établissez des relations collaboratives avec des ressources ou des établissements communautaires locaux.

LES PREUVES DE FIABILITÉ ET DE VALIDITÉ

Le meilleur terme pour décrire la **fiabilité** est l'uniformité, soit la mesure dans laquelle l'information demeure uniforme au fil des tests. Il s'agit, entre autres, de la fiabilité du test-retest (le même test sur le même sujet produit le même résultat en deux occasions différentes) et de la fiabilité inter-évaluateur (le même test réalisé par deux évaluateurs différents sur le même sujet produit les mêmes résultats).

Le principal facteur de la **validité** est la précision, soit la mesure dans laquelle l'outil permet de mesurer ce qu'il prétend mesurer. On utilise généralement les mesures suivantes pour tester la validité d'un outil d'évaluation du risque de chute :

- **La sensibilité :** l'outil a permis de déterminer correctement le pourcentage des victimes de chute comme des victimes potentielles.
- **La spécificité :** l'outil a permis de déterminer correctement le pourcentage des non-victimes de chute comme des non-victimes potentielles.

Note : Voir les Annexes 1, (p. 167) et 2 pour obtenir des exemples et des liens concernant les outils de dépistage et d'évaluation, tels que le test chronométré du lever de chaise présenté au Graphique 16. Essayez certains des tests que vous ne connaissez pas bien en les pratiquant avec vos collègues.

GRAPHIQUE 16 : TEST CHRONOMÉTRÉ DU LEVER DE CHAISE

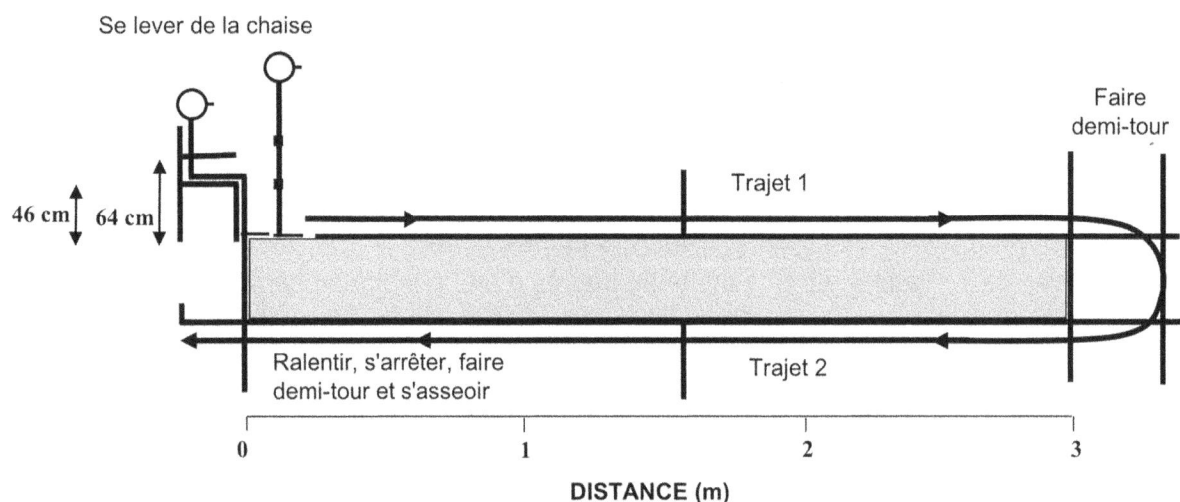

LES OUTILS VALIDÉS

On a constaté que les outils d'évaluation des risques de chute suivants reposaient sur des preuves de validité et de fiabilité bonnes à modérées dans les établissements ou les milieux communautaires[47, 101, 105, 107-109].

Outils d'évaluation des risques validés pour les milieux communautaires et les logements supervisés

- **L'Échelle d'évaluation de l'équilibre de Berg (ÉÉÉB) :** Les experts en la matière s'accordent pour dire qu'il sagit de l'un des deux tests globaux (le deuxième étant le mini-test des systèmes d'évaluation de l'équilibre) pour l'équilibre des personnes âgées en position debout[47, 107]. L'ÉÉÉB est une mesure approfondie de l'équilibre selon une échelle de 14 points, dont la réalisation prend environ 15 minutes[106]. Elle est surtout efficace pour les personnes âgées dont les facultés ne sont pas très bonnes.

- **Le mini-test des systèmes d'évaluation de l'équilibre :** Considéré comme un excellent indicateur du risque de chute[110], ce test de 36 points est très utile pour découvrir les facteurs sous-jacents des problèmes d'équilibre dans le but de remédier à des problèmes d'équilibre spécifiques. Seul bémol : il prend entre 30 et 45 minutes.

- **L'évaluation du profil physiologique :** Comporte cinq tests servant à évaluer la sensibilité au contraste visuel, le temps de réaction de la main, la force des quadriceps, la proprioception des membres inférieurs et l'oscillation posturale[105]. Peut être utilisée dans les milieux communautaires et les établissements. Nécessite l'acquisition d'équipement.

- **Le test de l'équilibre en quatre étapes :** Permet d'évaluer l'équilibre statique en demandant à la personne de se tenir debout dans quatre positions différentes, qui deviennent progressivement plus difficiles. Ces positions comprennent le parallèle, le semi-tandem, le tandem et l'équilibre sur une jambe[109].

- **Le test chronométré du lever de chaise :** Test de dépistage rapide de l'équilibre et de la démarche durant lequel la personne se lève d'une chaise, marche à un rythme normal sur trois mètres (10 pieds) et vient se rasseoir sur sa chaise[111]. Un résultat de 13,5 secondes ou plus révèle un risque de chute[47]. Ce test est surtout utile dans le cadre d'une évaluation multifactorielle des personnes dont les facultés sont plutôt amoindries[112, 113].

- **Le lever de chaise en 30 secondes :** Permet d'évaluer la force et l'équilibre des membres inférieurs. Une incapacité de se lever d'une chaise à hauteur de genou sans utiliser les bras indique un risque de chute accru[114, 115].

- **La marche de cinq minutes :** Marcher cinq minutes le plus rapidement possible sur une distance minimale de 1 000 mètres. Cet outil sert à différencier un risque de chute élevé d'un faible risque de chute[116].

- **Le test en cinq étapes :** Monter sur une marche de quatre pouces et en descendre cinq fois de suite en un maximum de 21 secondes. Cet outil est recommandé pour différencier un risque de chute élevé d'un faible risque de chute[116].

- **L'atteinte fonctionnelle :** Outil de dépistage rapide servant à différencier un risque de chute élevé d'un faible risque de chute; la personne doit pouvoir atteindre un objet à une distance minimale de six pouces en tendant le bras vers l'avant, sans se déplacer[47].

- **Le test des quatre carrés :** Outil servant à mesurer la capacité des personnes ayant des problèmes d'équilibre de réaliser des mouvements multidirectionnels[47]. Si la personne prend plus de 15 secondes pour réaliser cette tâche, elle présente un risque de chutes multiples.

- **Le test d'équilibre de Tinetti – l'évaluation axée sur le rendement (POMA) :** Test d'équilibre et de démarche lors de manœuvres inhérentes aux activités quotidiennes normales[47]. Prend environ 20 minutes et nécessite une longue période de formation.

- **Le test d'équilibre clinique par interaction sensorielle :** Test d'oscillation posturale de quatre éléments réalisé à l'aide d'un équipement spécialisé; prend environ trois minutes[111].

- **Le transfert sur le plancher :** Test de dépistage rapide qui sert à déterminer si une personne en position debout est capable de s'asseoir sur un tapis posé au sol, puis de se relever[116].

- **La longueur de pas maximale :** Test rapide de la capacité de faire un pas d'une longueur maximale avec les bras croisés sur la poitrine tout en conservant la jambe immobile dans la même position; pour chaque jambe, on établit une moyenne à partir d'une série de cinq pas[117].

- **La Falls Efficacy Scale International (FES-I) :** Outil qui sert à évaluer la crainte de tomber. Disponible sur le site Web ProFaNE (http://profane.co) dans de nombreuses langues[47, 118].

- **Le questionnaire sur le risque de chute :** Outil de dépistage de 13 éléments qui sert à auto-évaluer les risques de chute. Une note inférieure à 4 indique un risque de chute[119]. Conçu pour cerner les personnes qui ont besoin d'un suivi clinique supplémentaire ou d'une évaluation approfondie.

- **L'indice de la démarche dynamique :** Permet de mesurer la démarche habituelle et les tâches complexes. Comprend un certain nombre d'autres outils validés, tels que l'Échelle d'évaluation de l'équilibre de Berg, le test chronométré du lever de chaise et le mini-test de l'état mental[47, 120].

- **Le capteur Kinect de Microsoft :** Permet de mesurer le centre corporel total de la masse pour déterminer l'oscillation du corps[121]. Il a été démontré qu'il s'agit d'une solution de rechange valide et peu dispendieuse à l'équipement de laboratoire, tel que les sytèmes de plateaux de résistance et de capture du mouvement utilisés pour évaluer l'équilibre.

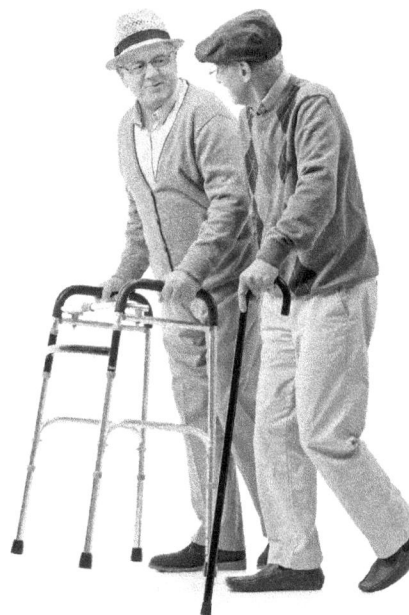

Outils d'évaluation des risques validés pour les établissements de soins de longue durée

- **Tableau d'évaluation de la mobilité et du risque de chute :** Comprend une mesure multifonctionnelle de la capacité d'une personne de marcher et d'interagir simultanément avec une personne ou un objet, un examen de la vue et une évaluation de la concentration qui prennent entre 5 et 15 minutes[122].

- **Ellipse locale de l'oscillation posturale :** Mesure fonctionnelle, à l'aide d'un équipement spécialisé, de l'effort fourni par le corps pour conserver son équilibre[123].

- **Sous-échelle de l'équilibre de Tinetti :** Sous-échelle de six éléments servant à mesurer l'équilibre fonctionnel à partir de l'indice de mobilité axé sur le rendement de Tinetti[123].

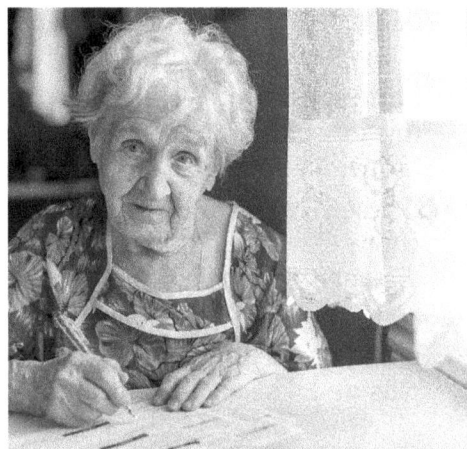

- **Évaluation du risque de chute de Scott (ÉRCS) :** On attribue aux facteurs de risque des notes, qui sont ensuite utilisées pour déterminer la mesure dans laquelle il faut appliquer la planification de la prévention des chutes et les précautions connexes. L'ÉRSC permet de prévoir les chutes futures à l'aide de l'outil d'évaluation InteRAI[124].

Outils d'évaluation des risques pour les établissements de soins de courte durée

- **L'évaluation du risque de chute de Schmid :** Évaluation multifactorielle de la mobilité, du degré de lucidité, de l'élimination, des antécédents de chute et des médicaments actuels[125].
- **STRATIFY :** Outil multifactoriel de prévision des chutes en cinq points qui comprend des questions sur les antécédents de chute, l'agitation, les troubles de la vue, la toilette, la mobilité et le transfert[126].
- **L'échelle d'évaluation des chutes de Morse :** Outil d'évaluation multifactoriel en six parties qui porte, entre autres, sur les antécédents de chute, le diagnostic secondaire, l'utilisation d'appareils fonctionnels, les traitements intraveineux, la démarche et l'acuité mentale[127].
- **L'échelle d'évaluation du risque de chute de Casa Colina (CCFRA) :** Sert à identifier les patients qui risquent de tomber dans un établissement de réadaptation de courte durée[128].
- **Le test chronométré du lever de chaise et le lever de chaise en 30 secondes :** (Voir « Les outils d'évaluation des risques validés pour les milieux communautaires et les logements supervisés » p. 71).

Listes de contrôle des dangers environnementaux

Les listes de contrôle des dangers environnementaux sont un autre groupe important d'outils d'évaluation des risques. D'une manière générale, lors de la sélection d'une liste de contrôle des dangers environnementaux, il faut, entre autres, veiller à :

- utiliser des listes de contrôle publiées par des sources crédibles;
- s'assurer que la liste de contrôle est conçue pour la population pour laquelle vous allez l'utiliser; par exemple, n'utilisez pas une liste de contrôle conçue pour la collectivité en général dans un établissement de soins;
- choisir des listes de contrôle qui contiennent des instructions de mise en œuvre et de suivi : **en l'absence de suivi et de soutien, la probabilité d'un changement est considérablement réduite;**
- accorder la priorité aux listes de contrôle qui possèdent une composante interactive, par ex., en demandant au client/résident/patient comment il interagit avec son environnement et en lui faisant des suggestions concernant les aspects pour lesquels il pense courir un risque de chute plus important;
- accorder la priorité aux listes de contrôle associées à des programmes de prévention des chutes globaux qui comprennent l'évaluation et la gestion d'autres facteurs de chute, tels que les facteurs biologiques, comportementaux et sociaux/économiques.

Les personnes formées en prévention des chutes qui connaissent bien les documents publiés sur les facteurs environnementaux des chutes, tel que l'examen présenté dans ce chapitre, sont les mieux à même d'administrer les listes de contrôle environnementales. **Les ergothérapeutes** et les **physiothérapeutes** sont les mieux placés pour mettre en œuvre une liste de contrôle efficace accompagnée du suivi approprié. Bien que des bénévoles formés puissent aider à administrer une telle liste, il est recommandé de faire appel à un ergothérapeute et à un physiothérapeute à des fins de suivi lorsque le patient affiche plusieurs facteurs de risque, tels que des problèmes de mobilité ou une déficience cognitive.

Les listes de contrôle efficaces sont des outils interactifs qui sollicitent la participation de la personne âgée en lui demandant de montrer comment elle interagit avec son environnement et de choisir des priorités de changement.

Voici deux listes de contrôle environnemental dont la validité est éprouvée :
L'outil de dépistage des accidents et des chutes à domicile (HOME FAST) : Outil global de mesure du risque de chute des personnes âgées à domicile [47, 129, 130]. Comprend sept catégories et 25 questions.

L'évaluation de la sécurité à domicile de Westmead (WeHSA) : Outil de 72 éléments qui porte, notamment, sur les dangers environnementaux, les capacités personnelles (vue, mobilité), les antécédents de chute, les croyances au sujet des causes de chute, les schémas de l'usage domestique et l'accès communautaire. Nécessite une ou plusieurs visites à domicile [131].

COMPILATION

ÉTUDES DE CAS

La nature complexe, cumulative et interconnectée du risque engendre la nécessité d'établir un modèle des déterminants de la santé pour identifier les facteurs de risque. Examinez les deux études de cas et répondez aux questions ci-dessous :

1. Il y a six mois, une femme de 82 ans a fait un accident vasculaire cérébral qui a provoqué une faiblesse permanente du côté gauche limitant partiellement l'utilisation de son bras et de sa jambe. Elle vit dans une grande agglomération urbaine, dans une maison qu'elle et son mari possèdent depuis 25 ans. Elle a un bon accès aux services de soins de santé, son mari, qui est en bonne santé, peut voir à bon nombre des soins dont elle a besoin, et ils ont les moyens d'acquérir l'équipement nécessaire à la sécurité de ses déplacements et aux rénovations de leur domicile pour en faciliter l'accès. Deux fois par semaine, elle participe à une séance de physiothérapie de groupe pour aider au rétablissement de son côté gauche. Son poids est insuffisant pour sa taille. Elle n'a pas d'autre problème de santé et ne prend pas de médicament sur ordonnance. Elle prend de l'aspirine chaque jour pour diminuer le risque d'un autre accident vasculaire cérébral et consomme environ un ou deux verres de vin par jour. Elle a des enfants adultes, des petits-enfants et des amis proches qui demeurent à proximité et lui offrent leur soutien et leur amitié.

2. Une autre femme du même âge, qui a aussi fait un accident vasculaire cérébral accompagné de symptômes similaires, vit seule dans une petite unité locative dans laquelle elle a récemment emménagé après que son mari soit décédé à l'issue d'une longue maladie. Elle n'a que peu d'amis, car elle et son mari avaient déménagé dans cette petite ville au sein d'une communauté rurale isolée pour être près de leur fils. Deux ans après leur déménagement, son fils a divorcé de sa femme, déménagé à 500 km pour des raisons professionnelles, et s'est remarié. Elle ne conduit pas et passe la majorité de ses journées seule dans son appartement à regarder la télévision. Elle a fait environ huit ans d'études en Roumanie, son pays natal, et ne comprend

que peu l'anglais écrit ou parlé. L'un de ses amis lui a dit que le revenu de retraite de son mari était trop élevé pour qu'elle puisse être admissible à des services de soutien subventionnés à domicile, et elle hésite à utiliser ses petites économies pour couvrir le coût de soins privés ou d'un équipement. Elle utilise une marchette prêtée par la Croix-Rouge, mais devra la rendre dans quelques mois. Elle prend un anticoagulant pour réduire le risque d'un autre accident vasculaire cérébral. Elle a un léger surpoids et souffre d'une hypertension contrôlée par médicament, et son médecin lui a récemment prescrit un antidépresseur et des somnifères après qu'elle lui ait dit qu'elle se réveillait souvent la nuit et se sentait seule et déprimée depuis le décès de son mari.

- Quels sont les facteurs de risque de chute et de blessure connexe? (Considérez chaque cas du point de vue du modèle BCSE.)
- Quelles sont les différences entre les facteurs de risque sociaux et économiques des deux femmes?
- Quelle forme de dépistage ou d'évaluation recommanderiez-vous pour chaque femme et pourquoi? (Sélectionnez au moins un outil de dépistage ou d'évaluation et expliquez la raison de votre choix).

Note : À ce stade, limitez vos réponses au risque sans tenir compte de l'aspect préventif, qui fera l'objet du chapitre suivant.

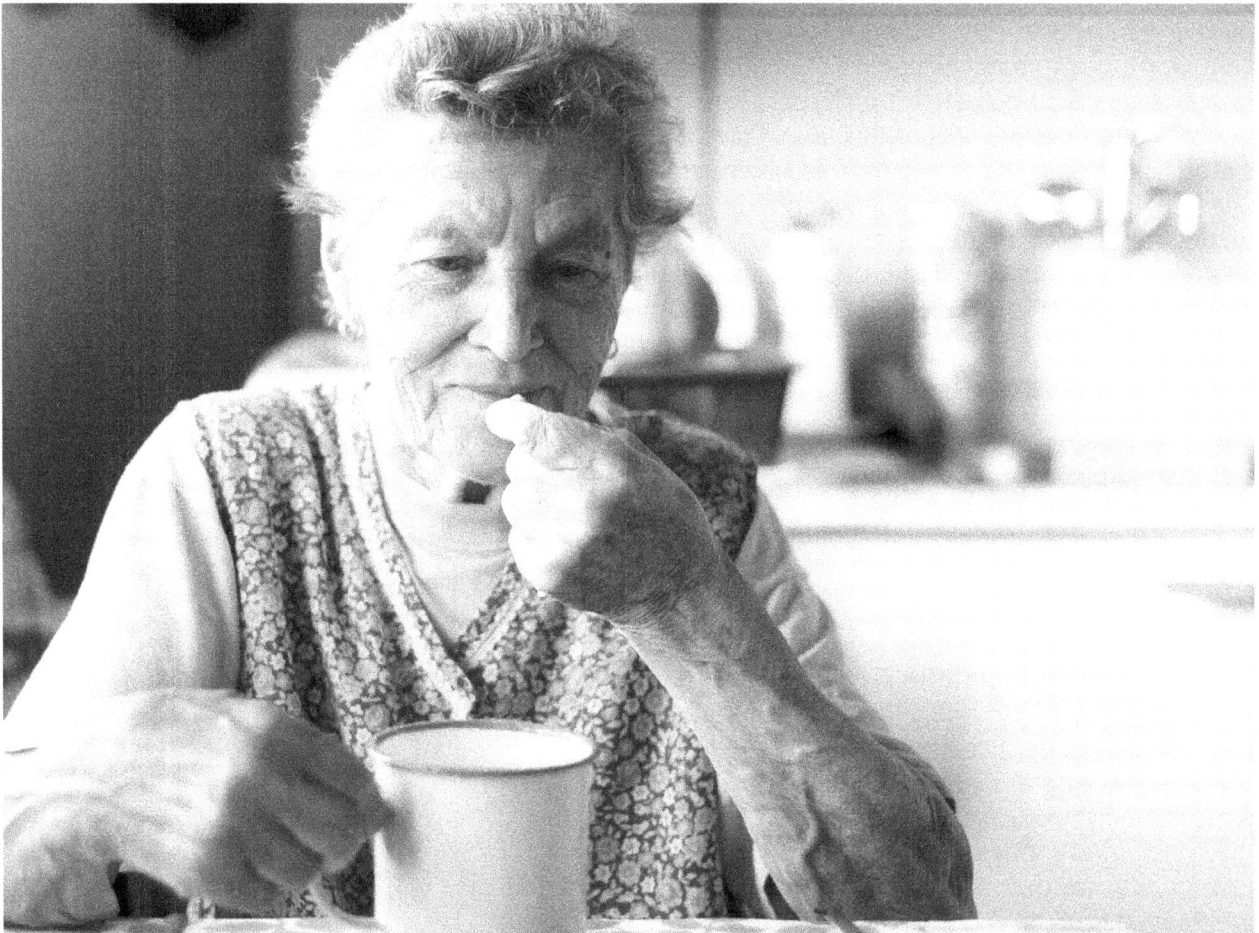

CONTEXTE SOCIAL ET POLITIQUE

L'établissement du contexte social et politique des facteurs de risque de chutes dépend des perceptions. Si les personnes âgées, les membres de la famille, les fournisseurs de soins de santé, les décideurs et le public en général pensent que les chutes sont une conséquence inévitable du vieillissement, il est peu probable qu'on alloue des ressources à l'exploration des facteurs de risque en cause[132]. Afin d'obtenir les ressources requises pour l'élaboration d'un programme de prévention efficace, il est essentiel de connaître les données probantes à l'appui de la nécessité de cerner les facteurs qui mettent une personne âgée en danger.

Sur le plan individuel, le contexte social du risque est déterminé par la croyance de la personne âgée selon laquelle son comportement (se dépêcher, ne pas faire attention) est la principale, voire la seule, raison de sa chute. Pour favoriser la prévention, il faut associer cette perception à des données probantes qui montrent que les chutes se produisent généralement en raison d'une série de facteurs et que de multiples facteurs de risque induisent un degré de risque exponentiel. L'impression de s'auto-imposer un risque incite également la personne âgée à penser qu'il n'est pas possible de prévenir les chutes, ce qui provoque une crainte de tomber et une restriction des activités. Tous ces éléments donnent lieu à un cercle vicieux de risques accrus de chutes et de blessures en raison d'une faiblesse musculaire et d'une diminution de la densité osseuse.

CONCLUSION

Dans ce chapitre, vous avez appris que les chutes se produisent en raison d'une perte d'équilibre ou d'une incapacité de recouvrer l'équilibre et que les systèmes intereliés qui contrôlent l'équilibre sont influencés par les changements normaux induits par le vieillissement et par la maladie. Vous vous êtes familiarisé avec le modèle des déterminants de la santé grâce auquel il est possible d'identifier les risques de chute en comprenant mieux comment des liens s'établissent entre des facteurs très divers qui contribuent à ce risque au cours de la vie. Vous avez également découvert les facteurs de risque de différents milieux et ceux qui provoquent des chutes à l'origine de blessures. Vous avez appliqué ces connaissances à deux études de cas et appris les effets cumulatifs de multiples facteurs de risque. Finalement, vous avez mis ces connaissances en pratique dans le cadre de l'utilisation d'outils d'évaluation des risques de chute.

Ce chapitre complète la deuxième des cinq étapes du cadre de prévention des chutes en santé publique :

1. Définition du problème
2. **Identification des facteurs de risque**
3. Examen des pratiques exemplaires
4. Mise en œuvre du programme
5. Évaluation du programme

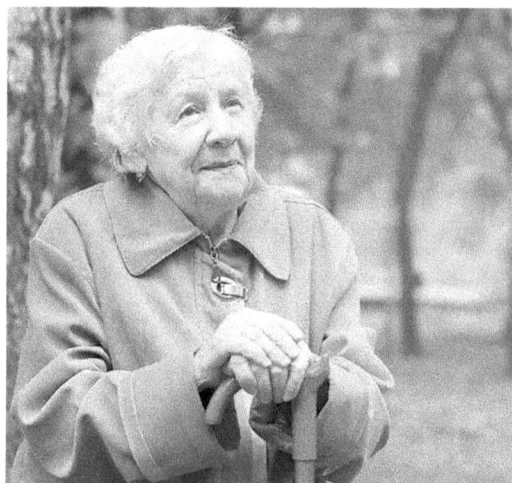

L'étape suivante, **l'examen des pratiques exemplaires,** met à profit l'identification des facteurs de risque. Les interventions fondées sur les pratiques exemplaires sont celles qui sont conçues pour remédier aux risques déterminés. La mise en place des interventions sans en connaître les risques pourrait causer des dommages potentiels ainsi qu'une inefficacité de l'utilisation du temps et des ressources.

RÉFÉRENCES

1. Lord S. R., C. Sherrington et H. B. Menz. (2001). *Falls in older people: Risk factors and strategies for prevention.* Cambridge, Angleterre: Cambridge University Press.

2. Rose D. J. (2010). Fallproof! *A comprehensive balance and mobility training program* (2e éd.). Fullerton, CA: Human Kinetics.

3. Bugnariu N., et J. Fung. (2007). Aging and selective sensorimotor strategies in the regulation of upright balance. *Journal of NeuroEngineering and Rehabilitation, 4*(1), p. 19.

4. Scott V., S. Dukeshire, E. Gallagher et A. Scanlan. (2001). Guide des meilleures pratiques pour la prévention des chutes chez les aînés vivant dans la communauté [Monographie préparée pour les ministères de la Santé fédéral, provinciaux et territoriaux]. Extrait le 19 mai 2017 de https://novascotia.ca/seniors/pub/BestPracticeFalls.pdf

5. American Geriatrics Society, British Geriatrics Society, & American Academy of Orthopedic Surgeons Panel on Falls Prevention. (2001). Guideline for the prevention of falls in older persons. *Journal of the American Geriatrics Society, 49,* p. 664–672.

6. Skelton D. et C. Todd. (2004). *What are the main risk factors for falls among older people and what are the most effective interventions to prevent these falls?* Copenhague, Danemarque: Réseau des bases factuelles en santé, Bureau régional de l'OMS pour l'Europe. Extrait le 12 février 2012, de http://www.euro.who.int/data/assets/pdf_file/0018/74700/E82552.pdf

7. National Collaborating Centre for Nursing and Supportive Care. (2004). *Clinical practice guidelines for the assessment and prevention of falls in older people.* Londres, Angleterre: National Institute for Clinical Excellence (NICE).

8. Tinetti M., J. Doucette, E. B. Claus et R. Marottoli. (1995). The contribution of predisposing and situational risk factors to serious fall injuries. *Journal of the American Geriatrics Society, 43,* p. 1207–1213.

9. Muir S. W., K. Berg, B. Chesworth, N. Klar et M. Speechley. (2010). Quantifying the magnitude of risk for balance impairment on falls in community-dwelling older adults: A systematic review and meta-analysis. *Journal of Clinical Epidemiology, 63,* p. 389–406.

10. Rubenstein L. Z. (2006). Falls in older people: Epidemiology, risk factors and strategies for prevention. *Age and Ageing, 35*(Suppl. 2), ii37–ii41.

11. Moreland J. D., J. A. Richardson, C. H. Goldsmith et C. M. Clase. (2004). Muscle weakness and falls in older adults: A systematic review and meta-analysis. *Journal of the American Geriatrics Society, 52*(7), p. 1121–1129.

12. Sherrington C. et S. R. Lord. (1998). Increased prevalence of fall risk factors in older people following hip fracture. *Gerontology, 44*(6), p. 340–344.

13. Gregg E. W., M. A. Pereira et C. J. Caspersen. (2000). Physical activity, falls, and fractures among older adults: A review of the epidemiologic evidence. *Journal of the American Geriatrics Society, 48*(8), p. 883–893.

14. Scott V., K. Votova et E. Gallagher. (2006). Falls prevention training: Strategies and Actions for Independent Living (SAIL). *Gerontological Nursing, 32*(10), p. 48–56.

15. Inouye S. K., C. J. Brown et M. E. Tinetti. (2009). Medicare nonpayment, hospital falls, and unintended consequences. *New England Journal of Medicine, 360*(23), p. 2390–2393.

16. D'Silva L. J., J. Lin, H. Staecker, S. L. Whitney et P. M. Kluding. (2016). Impact of diabetic complications on balance and falls: Contribution of the vestibular system. *Physical Therapy, 96*(3), p. 400.

17. Jiam N. T. L., C. Li et Y. Agrawal. (2016). Hearing loss and falls: A systematic review and meta-analysis. *The Laryngoscope, 126*(11), p. 2587–2596.

18. Bergen G., M. R. Stevens et E. R. Burns. (2016). Falls and fall injuries among adults aged ≥65 years – États-Unis, 2014. *MMWR, Morbidity and Mortality Weekly Report, 65*(37), p. 993–998.

19. Ambrose A. F., G. Paul et J. M. Hausdorff. (2013). Risk factors for falls among older adults: A review of the literature. *Maturitas, 75*(1), p. 51–61.

20. Stevens J. A. et E. D. Sogolow. (2005). Gender differences for non-fatal unintentional fall related injuries among older adults. *Injury Prevention, 11*(2), p. 115–119.

21. Harlein J., T., Dassen, R. J. G. Halfens et C. Heinze. (2009). Fall risk factors in older people with dementia or cognitive impairment: A systematic review. Journal of *Advanced Nursing, 65*(5), p. 922–933.

22. Delbaere K., N. A. Kochan, J. C. Close, J. C. Menant, D. L. Sturnieks, H. Brodaty et S. R. Lord. (2012). Mild cognitive impairment as a predictor of falls in community- dwelling older people. *The American Journal of Geriatric Psychiatry, 20*(10), p. 845–853.

23. Amboni M., P. Barone et J. M. Hausdorff. (2013). Cognitive contributions to gait and falls: Evidence and implications. *Movement Disorders, 28*(11), p. 1520–1533.

24. Hauer K., M. Pfisterer, C. Weber, N. Wezler, M. Kliegel et P. Oster. (2003). Cognitive impairment decreases postural control during dual tasks in geriatric patients with a history of severe falls. *Journal of the American Geriatrics Society, 51*(11), p. 1638–1644.

25. Axer H., M. Axer, H. Sauer, O. Witte et G. Hagemann. (2010). Falls and gait disorders in geriatric neurology. *Clinical Neurology and Neurosurgery, 112,* p. 265–274.

26. Salvà A., M. Roqué, X. Rojano, M. Inzitari, S. Andrieu, E. J. Schiffrin, … et B. Vellas. (2012). Falls and risk factors for falls in community-dwelling adults with dementia (NutriAlz trial). *Alzheimer Disease & Associated Disorders, 26*(1), p. 74–80.

27. Iaboni A. et A. J. Flint. (2013). The Complex interplay of depression and falls in older adults: A clinical review. *The American Journal of Geriatric Psychiatry, 21*(5), p. 484–492.

28. Kvelde T., C. McVeigh, B. Toson, M. Greenaway, R. Lord, K. Delbaere et J.Close. (2013). Depressive symptomatology as a risk factor for falls in older people: Systematic review and meta-analysis. *Journal of the American Geriatrics Society, 61*(5), p. 694–706.

29. Allen N. E., A. K. Schwarzel et C. G. Canning. (2013). Recurrent falls in Parkinson's disease: A systematic review. *Parkinson's Disease.* doi: 10.1155/2013/906274

30. Genever R., T. Downes et P. Medcalf. (2005). Fracture rates in Parkinson's Disease compared with age and gender-matched controls: A retrospective cohort study. *Age and Ageing, 34,* p. 21–24.

31. Réseau canadien contre les accidents vasculaires cérébraux. (2011). *La qualité des soins de l'AVC au Canada.* Extrait le 19 mai 2017 de : http://www.strokebestpractices.ca/

32. Jalayondeja C., P. E. Sullivan et S. Pichaiyongwongdee. (2014). Six-month prospective study of fall risk factors identification in patients post-stroke. *Geriatrics & Gerontology International, 14*(4), p. 778–785.

33. Angelousi A., N. Girerd, A. Benetos, L. Frimat, S. Gautier, G. Weryha et J. M. Boivin. (2014). Association between orthostatic hypotension and cardiovascular risk, cerebrovascular risk, cognitive decline and falls as well as overall mortality: A systematic review and meta-analysis. *Journal of Hypertension, 32*(8), p. 1562–1571.

34. Tinetti M. E., L. Han, D. S. Lee, G. J. McAvay, P. Peduzzi, C.P. Gross et H. Lin. (2014). Antihypertensive medications and serious fall injuries in a nationally representative sample of older adults. *JAMA Internal Medicine, 174*(4), p. 588–595.

35. Soliman Y., R. Meyer et N. Baum. (2016). Falls in the elderly secondary to urinary symptoms. *Reviews in Urology, 18*(1), p. 28.

36. Bloch F., M. Thibaud, B. Dugue, C. Breque, A. S. Rigaud et G. Kemoun. (2010). Psychotropic drugs and falls in the elderly people: Updated literature review and meta-analysis. *Journal of Aging and Health, 23*(2), p. 329–346.

37. Brenton-Rule A., N. Dalbert, S. Bassett, H. B. Menz et K. Rome. (2015). The incidence and risk factors for falls in adults with rheumatoid arthritis: A systematic review. *Seminars in Arthritis and Rheumatism, 44*(4), p. 389–398.

38. Khalaj N., N. A. A. Osman, A. H. Mokhtar, M. Mehdikhani et W. A. B. W. Abas. (2014). Balance and risk of fall in individuals with bilateral mild and moderate knee osteoarthritis. *PloS One, 9*(3), e92270.

39. Menz H. B., M. E. Morris et S. R. Lord. (2006). Foot and ankle risk factors for falls in older people: A prospective study. *The Journals of Gerontology Series A: Biological Sciences and Medical Sciences, 61*(8), p. 866–870.

40. Abdel-Rahman E. M., F. Turgut, K. Turkmen et R. A. Balogun. (2011). Falls in elderly hemodialysis patients. *QJM, 104*(10), p. 829–838.

41. Burley R. A. (2010). *Examining diabetic retinopathy in the zebrafish (Danio rerio) model* (Unpublished master's thesis). American University, Washington, DC.

42. Lord S., S. Smith et J. Menant. (2010). Vision and falls in older people: Risk factors and intervention strategies. *Clinics of Geriatric Medicine, 26*(4), p. 569–581.

43. Ray C. T. et S. L. Wolf. (2008). Review of intrinsic factors related to fall risk in individuals with visual impairments. *Journal of Rehabilitation and Development, 45*(8), p. 1117–1124.

44. Kallin K., J. Jensen, L. L. Olsson, L. Nyberg et Y. Gustafson. (2004). Why the elderly fall in residential care facilities, and suggested remedies. *Journal of Family Practice, 53*(1), p. 41–52.

45. McCarter-Bayer A., F. Bayer et K. Halls. (2005). Preventing falls in acute care: An innovative approach. *Journal of Gerontological Nursing, 31*(3), p. 25–33.

46. De Vries O. J., G. M. E. E. Peeters, P. Lips et D. J. H. Deeg. (2013). Does frailty predict increased risk of falls and fractures? A prospective population-based study. *Osteoporosis International, 24*(9), p. 2397–2403.

47. Fabre J. M., R. Ellis, M. Kosma et R. H. Wood. (2010). Falls risk factors and a compendium of falls risk screening instruments. *Journal of Geriatric Physical Therapy, 33*(4), p. 184–197.

48. Scheffer A. C., M. J. Schuurmans, N. van Dijk, T. van der Hooft et S. E. de Rooij. (2008). Fear of falling: Measurement strategy, prevalence, risk factors and consequences among older persons. *Age and Ageing, 37*(1), p.19–24.

49. Hartikainen S., E. Lonnroos et K. Louhivouri. (2007). Medication as a risk factor for falls: Critical systematic review. *Journal of Gerontology, 62A*(10), p. 1172–1181.

50. Cadario B. et V. Scott. (2010). Drugs and the risk of falling in the elderly: A new guideline from the BC Fall and Injury Prevention Coalition. *BC Medical Journal, 52(5)*, p. 268.

51. Chen Y., L. L. Zhu et Q. Zhou. (2013). Effects of drug pharmacokinetic/ pharmacodynamic properties, characteristics of medication use, and relevant pharmacological interventions on fall risk in elderly patients. *Therapeutics and Clinical Risk Management, 10,* p. 437–448.

52. Cadario B. et BC Injury Research and Prevention Unit. (2016). *Drugs and the risk of falling: Guidance document, vol. 3.* Extrait le 19 mai 2017 de http://bit.ly/2r0opLE

53. Oslin D. W. (2000). Alcohol use in late life: Disability and comorbidity. *Journal of Geriatric Psychiatry and Neurology, 13*(3), p. 134–140.

54. Kurzthaler I., M. Wambacher, K. Golser, G. Sperner, B. Sperner-Unterweger, A. Haidekker et W. W. Fleischhacker. (2005). Alcohol and benzodiazepines in falls: An epidemiological view. *Drug and Alcohol Dependence, 79*(2), p. 225–230.

55. Stevens J. (2004). Fall-related injuries during the holiday season – United States, 2000–2003. *MMWR Morbidity and Mortality Weekly Report, 53*(48), p. 1127–1129.

56. Woolf A. D. et K. Akesson. (2004). Preventing fracture in elderly people. *British Medical Journal, 327*, p. 89–95.

57. Boelens C., E. E. G. Hekman et G. J. Verkerke. (2013). Risk factors for falls of older citizens. *Technology and Health Care, 21*(5), p. 521–533.

58. Agence de la santé publique du Canada (2014). *Chutes chez les aînés au Canada: Deuxième rapport.* Ottawa, ON: Agence de la santé publique du Canada. Extrait le 28 janvier 2017, de http://bit.ly/1LF1hS9

59. Bateni H., A. Zecevic, W. E. McIlroy et B. E. Maki. (2004). Resolving conflicts in task demands during balance recovery: Does holding an object inhibit compensatory grasping? *Experimental Brain Research, 157*, p. 49–58.

60. Gallagher E., V. Scott, P. Thomas et L. Hughes. (2002). *Final report: Laying the groundwork for improved knowledge and use of assistive devices among Canadian veterans and seniors [Rapport final à Santé Canada].* Victoria, C.-B. : Université de Victoria.

61. Bourque L. B., H. Shen, B. B. Dean et J. F. Kraus. (2007). Intrinsic risk factors for falls by community-based seniors: Implications for prevention. *International Journal of Injury Control and Safety Promotion, 14*(4), p. 267–270.

62. Vetta F., S. Ronzoni, G. Taglieri et M. R. Bollea. (1999). The impact of malnutrition on the quality of life in the elderly. *Clinical Nutrition, 18*(5), p. 259–267.

63. Vivanti A. P., C. K. McDonald, M. A. Palmer et M. Sinnot. (2009). Malnutrition associated with increased risk of frail mechanical falls among older people presenting to an emergency department. *Emergency Medicine Australasia, 21*, p. 386–394.

64. Brassington G. S., A. C. King et D. L. Bliwise. (2000). Sleep problems as a risk factor for falls in a sample of community-dwelling adults aged 64–99 years. *Journal of the American Geriatrics Society, 48*(10), p. 1234–1240.

65. Evans D., B. Hodgkinson, L. Lambert et J. Wood. (2001). Falls risk factors in the hospital setting: A systematic review. *International Journal of Nursing Practice, 7,* p. 38–45.

66. Lynch J., G. Kaplan et S. J. Shema. (1997). Cumulative impact of sustained economic hardship on physical, cognitive, psychological, and social functioning. *New England Journal of Medicine, 337*(26), p. 1889–1895.

67. K. A. Faulkner, J. A. Cauley, J. M. Zmuda, J. M. Griffin et M. C Nevitt. (2003). Is social integration associated with the risk of falling in older community-dwelling women? The Journals of Gerontology. Series A, *Biological Sciences and Medical Sciences, 58*(10), M954–M959.

68. Peel N. M., H. P. Bartlett et R. J. McClure. (2007). Healthy aging as an intervention to minimize injury from falls among older people. *Annals of the New York Academy of Sciences, 1114,* p. 162–169.

69. Gilbert R., C. Todd, M. May, L. Yardley et Y. Ben-Shlomo. (2010). Socio-demographic factors predict the likelihood of not returning home after hospital admission following a fall. *Journal of Public Health, 32*, p. 117–124. doi:10.1093/pubmed/fdp077

70. Minkler M., E. Fuller-Thomson et J. M. Guralnik. (2006). Gradient of disability across the socioeconomic spectrum in the United States. *The New England Journal of Medicine, 355*(7), p. 695–703.

71. Marcus E. N. (2006). The silent epidemic – the health effects of illiteracy. *New England Journal of Medicine, 355*(4), p. 339–341.

72. Feldman F. et H. Chaudhury. (2008). Falls and the physical environment: A review and a new multifactorial falls-risk conceptual framework. *Revue canadienne d'ergothérapie, 75*(2), p. 82–90.

73. Lord S., H. Menz et C. Sherrington. (2006). Home environment risk factors for falls in older people and the efficacy of home modifications. *Age and Ageing, 35*(S2), ii55–ii59.

74. Rosen T., K. A. Macka et R. K. Noonan. (2013). Slipping and tripping: Fall injuries in adults associated with rugs and carpets. *Journal of Injury and Violence Research, 5*(1), p. 61.

75. Letts L., J. Moreland, J. Rischardson, L. Coman, M. Edwards, K. M. Ginis, S. Wilkins et L. Wishart. (2010). The physical environment as a fall risk factor in older adults: Systematic review and meta-analysis of cross sectional and cohort studies. *Australian Occupational Therapy Journal, 57*, p. 51–64.

76. Fletcher P. C. et J. P. Hirdes. (2002). Risk factors for falling among community-based seniors using home care services. *Journal of Gerontology, 57A*(8), M504–M510.

77. Van Bemmel T., J. P. Vandenbroucke, R. G. Westendorp et J. Gussekloo. (2005). In an observational study elderly patients had an increased risk of falling due to home hazards. *Journal of Clinical Epidemiology, 58*(1),p. 63–67.

78. Gallagher E. et V. Scott. (1997). The STEPS project: Participatory action research to reduce falls in public places among seniors and persons with disabilities. *Revue canadienne d'ergothérapie, 88*(2), p. 129–133.

79. Roys M. S. (2001). Serious stair injuries can be prevented by improved stair design. *Applied Ergonomics, 32*(2), p. 135–139.

80. Novak A. C., V. Komisar, B. E. Maki et G. R. Fernie. (2016). Age-related differences in dynamic balance control during stair descent and effect of varying step geometry. *Applied Ergonomics, 52*, p. 275–284.

81. Scott V., A. Higginson, A. Sum et S. Metcalfe. (2010). *Falls and related injuries in residential care: A framework and toolkit for prevention.* Extrait le 30 janvier 2017 de http://bit.ly/2rwTZ0U

82. Becker C. et K. Rapp. (2010). Fall prevention in nursing homes. *Clinics in Geriatric Medicine, 26,* p. 693–704.

83. American Geriatrics Society. (2010). *AGS/BGS clinical practice guideline: Prevention of falls in older persons.* Extrait le 30 janvier 2017 de : http://bit.ly/2qyH943

84. Krauss M. J., B. Evanoff, E. Hitcho, K. E. Ngugi, W. C. Dunagan, I. Fischer et V. J. Fraser. (2005). A case-control study of patient, medication, and care-related risk factors for inpatient falls. *Journal of General Internal Medicine, 20*(2), p. 116–122.

85. Deandrea S., E. Lucenteforte, F. Bravi, R. Foschi, C. La Vecchia et E. Negri. (2010). Risk factors for falls in community-dwelling older people: "A systematic review and meta-analysis" (exposé de synthèse). *Epidemiology, 21*(5), p. 658–668.

86. Robinovitch S. N., F. Feldman, Y. Yang, R. Schonnop, P. M. Leung, T. Sarraf et M. Loughin. (2013). Video capture of the circumstances of falls in elderly people residing in long-term care: An observational study. *The Lancet, 381*(9860), p. 47–54.

87. Miake-Lye I. M., S. Hempel, D. A. Ganz et P. G. Shekelle. (2013). Inpatient fall prevention programs as a patient safety strategy: A systematic review. *Annals of Internal Medicine, 158*(5 Part 2), p. 390–396.

88. Capone L. J., N. M. Albert, J. F. Bena et A. S. Tang. (September 2012). Predictors of a fall event in hospitalized patients with cancer. *Oncology Nursing Forum, 39*(5), E407–E415.

89. Oliver D., F. Daly, F. C. Martin et M. E. McMurdo. (2004). Risk factors and risk assessment tools for falls in hospital in-patients: A systematic review. *Age and Aging, 33*(2), p. 122–130.

90. Oliver D., F. Healey et T. P. Haines. (2010). Preventing falls and fall-related injuries in hospitals. *Clinics of Geriatric Medicine, 26,* p. 645–692.

91. Deandrea S., F. Bravi, F. Turati, E. Lucenteforte, C. La Vecchia et E. Negri. (2013). Risk factors for falls in older people in nursing homes and hospitals. A systematic review and meta-analysis. *Archives of Gerontology and Geriatrics, 56*(3), p. 407–415.

92. Costa-Dias M. J., A. S. Oliveira, T. Martins, F. Araújo, A. S. Santos, C. N. Moreira et H. José. (2014). Medication fall risk in old hospitalized patients: A retrospective study. *Nurse Education Today, 34*(2), p. 171–176.

93. Phelan E. A., J. E. Mahoney, J.C. Voit et J. A. Stevens. (2015). Assessment and management of fall risk in primary care settings. *Medical Clinics of North America, 99*(2), p. 281–293.

94. Hajcsar E., G. Hawker et E. Bogoch. (2000). Investigation and treatment of osteoporosis in patients with fragility fractures. *Journal de l'association médicale canadienne, 163*(7), p. 819–822.

95. Bergland A. et T. B. Wyller. (2004). Risk factors for serious fall-related injury in elderly women living at home. *Injury Prevention, 10*(5), p. 308–313.

96. Willgoss T. G., A. M. Yohannes et D. Mitchell. (2010). Review of risk factors and preventative strategies for fall-related injuries in people with intellectual disabilities. *Journal of Clinical Nursing, 19*(15–16), p. 2100–2109.

97. Yau R. K., E. S. Strotmeyer, H. E. Resnick, D. E. Sellmeyer, K. R. Feingold, J. A. Cauley et S. R. Cummings. (2013). Diabetes and risk of hospitalized fall injury among older adults. *Diabetes Care, 36*(12), p. 3985–3991.

98. Brussoni M., A. Jin, M. A. George et C. E. Lalonde. (2015). Aboriginal community-level predictors of injury-related hospitalizations in British Columbia, Canada. *Prevention Science, 16*(4), p. 560–567.

99. Kwan M. M. S., J. C. Close, A. K. W. Wong et S. R. Lord. (2011). Falls incidence, risk factors, and consequences in Chinese older people: A systematic review. *Journal of the American Geriatrics Society, 59*(3), p. 536–543.

100. Healey F. (1994). Does flooring type affect risk of injury in older in-patients? *Nursing Times, 90*(27), p. 40–41.

101. Scott V., K. Votova, A. Scanlan et J. Close. (2007). Multifactorial and functional mobility assessment tools for fall risk among older adults in community, home-support, long-term and acute care settings. *Age and Ageing, 36*(2), p. 130–139.

102. Perell K. L., A. Nelson, R. L. Goldman, S. L. Luther, N. Prieto-Lewis et L. Z. Rubenstein. (2001). Fall risk assessment measures: An analytic review. *The Journals of Gerontology. Series A, Biological Sciences and Medical Sciences, 56*(12), M761–M766.

103. Vivrette R. L., L. Z. Rubenstein, J. L. Martin, K. R. Josephson et B. J. Kramer. (2011). Development of a fall-risk self-assessment for community-dwelling seniors. *Journal of Aging and Physical Activity, 19*(1), p. 16–29.

104. Tinetti M. E., T. F. Williams et R. Mayewski. (1986). Fall risk index for elderly patients based on number of chronic disabilities. *The American Journal of Medicine, 80*(3), p. 429–434.

105. Sampaio N. R., N. M. D. B. Rosa, A. P. S. Godoy, D. S. Pereira, C. Hicks, S. R. Lord et L. S. M. Pereira. (2014). Reliability evaluation of the physiological profile assessment to assess fall risk in older people. *Journal of Gerontology and Geriatric Research, 3*(5), p. 179.

106. Berg K. O., S. L. Wood-Dauphinee, J. I. Williams et B. Maki. (1992). Measuring balance in the elderly: Validation of an instrument. *La revue canadienne de santé publique, 83*(2), S7–S11.

107. Sibley K. M., T. Howe, S. E. Lamb, S. R. Lord, B. E. Maki, D. J. Rose, V. Scott, L. Stathokostas, S. E. Straus et S.B. Jaglal. (2015). Recommendations for a core outcome set for measuring standing balance in adult populations: A consensus-based approach. *PLoS One, 10*(3), e0120568.

108. Potter K. et K. Brandfass. (2015). The Mini-Balance Evaluation Systems Test (Mini- BESTest). *Journal of Physiotherapy, 61*(4), p. 225.

109. Rossiter-Fornoff J. E., S. L. Wolf, L. I. Wolfson et D. M. Buchner. (1995). A cross-sectional validation study of the FICSIT common data base static balance measures. *The Journals of Gerontology Series A: Biological Sciences and Medical Sciences, 50(6)*, M291–M297.

110. Yingyongyudha A., V. Saengsirisuwan, W. Panichaporn et R. Boonsinsukh. (2016). The Mini-Balance Evaluation Systems Test (Mini-BESTest) demonstrates higher accuracy in identifying older adult participants with history of falls than do the BESTest, Berg Balance Scale, or Timed Up and Go Test. *Journal of Geriatric Physical Therapy, 39*(2), p. 64–70.

111. Boulgarides L. K., S. M. McGinty, J. A. Willett et C. W. Barnes. (2003). Use of clinical and impairment-based tests to predict falls by community dwelling older adults. *Physical Therapy, 83*(4), p. 328–339.

112. Schoene D., S. M. S. Wu, A. S. Mikolaizak, J. C. Menant, S. T. Smith, K. Delbaere et S. R. Lord. (2013). Discriminative ability and predictive validity of the Timed Up and Go test in identifying older people who fall: Systematic review and meta-analysis. *Journal of the American Geriatrics Society, 61*(2), p. 202–208.

113. Barry E., R. Galvin, C. Keogh, F. Horgan et T. Fahey. (2014). Is the Timed Up and Go test a useful predictor of risk of falls in community dwelling older adults: A systematic review and meta-analysis. *BMC Geriatrics, 14*(1), p. 14.

114. Jones C. J., R. E. Rikli et W. C. Beam. (1999). A 30-s chair-stand test as a measure of lower body strength in community-residing older adults. *Research Quarterly for Exercise and Sport, 70*(2), p. 113–119.

115. Johansen K. L., R. D. Stistrup, J. Madsen, C. S. Schjøtt et A. Vinther. (2015). The Timed Up and Go test and 30 second Chair-Stand Test are reliable for hospitalized patients with stroke. *Physiotherapy, 101*, e918.

116. Murphy M. A., S. L. Olson, E. J. Protas et A. R. Overby. (2003). Screening for falls in community-dwelling elderly. *Journal of Aging and Physical Activity, 11*, p. 66–80.

117. Cho B., D. Scarpace et N. B. Alexander. (2004). Tests of stepping as indicators of mobility, balance, and fall risk in balance-impaired older adults. *Journal of the American Geriatrics Society, 52*(7), p. 1168–1173.

118. Delbaere K., J. C. Close, A. S. Mikolaizak, P. S. Sachdev, H. Brodaty et S. R. Lord. (2010). The falls efficacy scale international (FES-I): A comprehensive longitudinal validation study. *Age and Ageing, 39*(2), p. 210–216.

119. Rubenstein L. Z., R. Vivrette, J. O. Harker, J. A. Stevens et B. J. Kramer. (2011). Validating an evidence-based, self-rated fall risk questionnaire (FRQ) for older adults. *Journal of Safety Research, 42*(6), p. 493–499.

120. Herman T., N. Inbar-Borovsky, M. Brozgol, N. Giladi et J. M. Hausdorff. (2009). The Dynamic Gait Index in healthy older adults: The role of stair climbing, fear of falling and gender. *Gait & Posture, 29*(2), p. 237–241.

121. Yeung L. F., K. C. Cheng, C. H. Fong, W. C. Lee et K. Y. Tong. (2014). Evaluation of the Microsoft Kinect as a clinical assessment tool of body sway. *Gait & Posture, 40*(4), p. 532–538.

122. Lundin-Olsen L., J. Jensen, L. Nyberg et Y. Gustafson. (2003). Predicting falls in residential care by a risk assessment tool, staff judgment, and history of falls. *Aging Clinical and Experimental Research, 15*(1), p. 51–9.

123. Thapa P. B., P. Gideon, K. G. Brockman, R. L. Fought et W. A. Ray. (1996). Clinical and biomechanical measures of balance as fall predictors in ambulatory nursing home residents. *The Journals of Gerontology: Series A, Biological Sciences and Medical Sciences, 51A*(5), M239–M246.

124. Poss J. (2009). *Risk factors for falls in residential care: Evidence from RAS MDS 2.0 assessment data.* Présenté au Sommet sur la prévention des chutes dans les établissements de soins de longue durée, Victoria, C.-B., du 5 au 9 novembre 2009.

125. Schmid N. A. (1990). Reducing patient falls: A research-based comprehensive fall prevention program. *Military Medicine, 155*(5), p. 202–7.

126. Oliver D., M. Britton, P. Seed, F. C. Martin et A. H. Hopper. (1997). Development and evaluation of evidence based risk assessment tool (STRATIFY) to predict which elderly inpatients will fall: Case-control and cohort studies. *British Medical Journal, 315*(10), p. 1049–1053.

127. McCollam M. E. (1995). Evaluation and implementation of a research-based falls assessment innovation. *The Nursing Clinics of North America, 30*(1), p. 507–514.

128. Thomas D., A. Pavic, E. Bisaccia et J. Grotts. (2016), Validation of fall risk assessment specific to the inpatient rehabilitation facility setting. *Rehabilitation Nursing, 41*, p. 253–259.

129. Mackenzie L., J. Byles et N. Higginbotham. (2000). Designing the Home Falls And Accidents Screening Tool (HOME FAST): Selecting the items. *British Journal of Occupational Therapy, 63*(6), p. 260–269.

130. Mackenzie L., J. Byles et N. Higginbotham. (2002). Reliability of the Home Falls and Accidents Screening Tool (HOME FAST) for identifying older people at increased risk of falls. *Disability and Rehabilitation, 24*(5), p. 266–274.

131. Clemson L., M. H. Fitzgerald et R. Heard. (1999). Content validity of an assessment tool to identify home fall hazards: The Westmead Home Safety Assessment. *British Journal of Occupational Therapy, 62*(4), p. 171–179.

132. Sleet D. A., L. B. Trifiletti, A.C. Gielen et B. Simons-Morton. (2006). Individual-level behavior change models: Application to injury problems. In A. C. Gilen, D. A. Sleet, & R. J. DiClemente (Eds.), *Injury and violence prevention: Behavioral science theories, methods, and applications* (p. 19–40). San Francisco, CA: Jossey-Bass.

③ EXAMEN DES PRATIQUES EXEMPLAIRES

ÉTAPE 3 DE L'APPROCHE EN SANTÉ PUBLIQUE

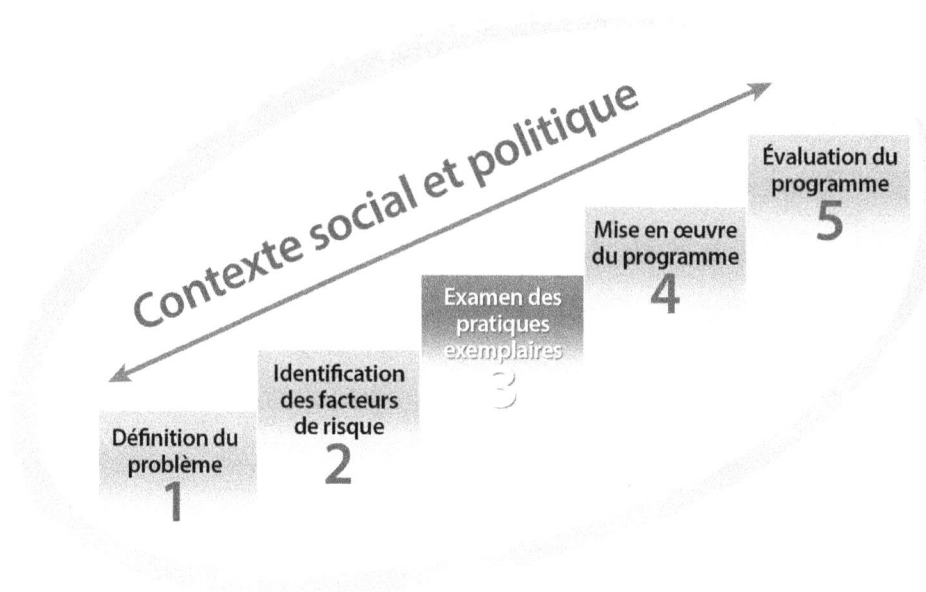

Contexte social et politique

Définition du problème
1

Identification des facteurs de risque
2

Examen des pratiques exemplaires
3

Mise en œuvre du programme
4

Évaluation du programme
5

OBJECTIFS D'APPRENTISSAGE

1. Être en mesure de sélectionner les meilleures sources de données probantes pour la prévention des chutes
2. Connaître les possibilités d'interventions fondées sur des données probantes pour les populations concernées
3. Connaître les astuces pratiques pour appliquer concrètement les interventions

INTRODUCTION

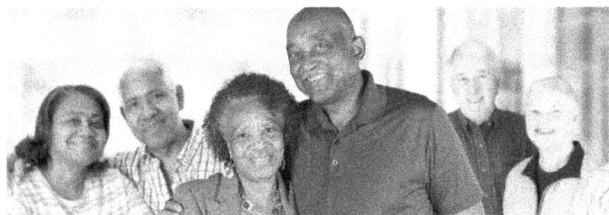

Dans ce chapitre, nous présentons la troisième étape de l'approche en santé publique : **l'examen des pratiques exemplaires.** La croissance rapide de la recherche dans ce domaine au cours des dix dernières années a grandement facilité la sélection des interventions fondées sur des pratiques exemplaires afin de prévenir les chutes des personnes âgées. La difficulté consiste à trouver la bonne intervention pour la bonne population ou la bonne personne. Comme nous l'avons vu aux chapitres 1 et 2, les premières étapes servent à saisir la portée et la nature du problème ainsi que les facteurs qui accroissent le risque d'une personne d'être victime d'une chute ou d'une blessure consécutive à une chute. Cette information est nécessaire pour établir des priorités afin de sélectionner les interventions appropriées et cibler la population concernée. Il faut, cependant, adapter cette information à ce qui est faisable, pratique et efficace pour une personne, un groupe ou un milieu donné.

Bien qu'il soit important de connaître les interventions possibles, toutes les interventions présentées dans ce chapitre ne conviendront pas à l'ensemble des milieux. Ce sont probablement les fournisseurs de soins de santé des établissements de soins de courte et de longue durée, des services d'urgence, de réadaptation, de santé publique et de soutien à domicile, des cabinets médicaux et des cliniques qui sont les mieux à même de réaliser les interventions destinées aux personnes qui reçoivent des services de soins de santé. De même, ce sont probablement les personnes qui travaillent dans les centres communautaires d'activités et de loisirs, les groupes d'aidants et les organismes ou les sociétés communautaires axées sur les personnes âgées atteintes de problèmes de santé, tels que l'arthrite, la démence ou les accidents vasculaires cérébraux, qui sont les mieux à même d'effectuer les interventions destinées aux personnes âgées vivant dans la collectivité. Bon nombre d'interventions nécessitent un partenariat entre de multiples intervenants qui représentent des professionnels de la santé, des organisations communautaires et des ministères gouvernementaux. En d'autres termes, ces interventions nécessitent des méthodes de prestation collaboratives.

L'un des problèmes liés à la mise en œuvre des programmes de prévention des chutes consiste à assurer la participation continue des personnes âgées. À cet égard, un examen systématique d'essais sur le terrain a permis de constater que, sur 12 mois, seulement la moitié des personnes âgées vivant dans la collectivité participaient, en moyenne, adéquatement aux interventions. C'est pourquoi, dans ce chapitre, nous recommanderons les méthodes de prestation les plus appropriées pour des interventions spécifiques.

LES SOURCES DE DONNÉES PROBANTES

Les meilleures interventions sont celles qui associent les conclusions de recherches probantes à des applications pratiques pour un milieu clinique ou communautaire donné. Les interventions, et leurs applications, présentées ci-dessous sont tirées d'examens systématiques existants d'études, de directives et de programmes de prévention des chutes compilés par des personnes qui possèdent de l'expérience et de l'expertise dans l'application pratique des données probantes.

Au cours des dernières décennies, on a constaté une croissance exponentielle du nombre d'études internationales publiées sur le sujet de la prévention des chutes chez les personnes âgées. Sur ces études, les sources les plus crédibles sont les examens systématiques, les directives produites par des groupes d'experts, les articles publiés dans des revues examinées par des pairs et les programmes de prévention des chutes évalués. À cet égard, les publications utilisées pour ce chapitre comprennent :

- Des examens systématiques réalisés par la Collaboration Cochrane[2-4] et la RAND Corporation[5] ainsi qu'un examen de l'Agence de la santé publique du Canada[6]
- Des directives produites par l'American Geriatrics Society, la British Geriatrics Society[7], le National Institute for Clinical Excellence et l'American Medical Directors Association[8, 9]
- Des publications qui reflètent une synthèse des programmes évalués, telles que le recueil des interventions éprouvées du CDC10, des études diffusées après la publication des examens indiqués ci-haut et des articles présentant des avis d'experts.

> *Un examen systématique sert à compiler les données probantes scientifiques des niveaux les plus élevés en fonction de critères établis pour veiller à la qualité de la recherche. Il a pour objectif de répondre à une question claire en dépouillant systématiquement et en décrivant de façon critique toutes les études sur un sujet. Plus le nombre d'études de grande qualité, telles que les essais cliniques contrôlés randomisés (ECR), affichant les mêmes résultats dans un même domaine est élevé, plus les données probantes sont fiables. Les données de plusieurs ECR peuvent également être soumises à une méta-analyse visant à leur conférer une meilleure efficacité statistique[11].*

LES NIVEAUX DES DONNÉES PROBANTES LES PLUS SOLIDES

Des données probantes solides montrent que certaines interventions sont plus efficaces que d'autres. Cette information est généralement communiquée en fonction de classes de données probantes allant de I à IV et d'une force de recommandation de A to D[7]. Ces classes représentent les données probantes les plus solides tirées d'études dont on a examiné la qualité de la méthodologie de recherche. La force de la recommandation est fonction du degré de solidité des données probantes associées aux conclusions de l'examen d'un groupe d'experts qui met les données probantes en adéquation avec les connaissances cliniques pertinentes. Voir le Tableau 6 pour la différence entre les classes et les recommandations.

TABLEAU 6 : NIVEAUX DES DONNÉES PROBANTES*

Catégories de données probantes	Force de la recommandation
Classe I : Données probantes d'examens systématiques et de méta-analyses d'essais contrôlés randomisés. **Classe II :** Données probantes d'au moins un essai contrôlé randomisé. **Classe III :** Données probantes d'études comparatives, d'études de corrélation et d'études cas-témoins. **Classe IV :** Données probantes d'études de cas ou de rapports ou d'opinions de comités d'experts.	**A :** Fondée directement sur une donnée probante de Classe I. **B :** Fondée directement sur une donnée probante de Classe II ou recommandation extrapolée d'une donnée probante de Classe I. **C :** Fondée directement sur une donnée probante de Classe III ou recommandation extrapolée d'une donnée probante de Classe I ou II. **D :** Fondée directement sur une donnée probante de Classe IV ou recommandation extrapolée d'une donnée probante de Classe I, II ou III.

Adapté à partir des données de l'American Geriatrics Society et de la British Geriatrics Society[7].

En fonction de ces critères, les interventions suivantes sont celles qui, selon des examens systématiques, des analyses documentaires et des essais récents, sont le plus fortement recommandées par milieu. Les lettres insérées entre parenthèses après les interventions indiquent la force de la recommandation, en fonction des données du Tableau 6. Vous trouverez dans les sections suivantes les détails sur l'application des données probantes.

SOINS COMMUNAUTAIRES

SOINS COMMUNAUTAIRES : LES INTERVENTIONS MULTIFACTORIELLES[2, 7]

On a constaté que l'évaluation et la gestion de facteurs de risque multifactoriels réalisées en fonction des résultats de l'évaluation (pour les personnes sans problèmes cognitifs) constituaient une meilleure approche que la prise en compte d'un seul facteur de risque (A).

Lors des interventions multifactorielles, les participants se voient offrir des interventions axées sur les facteurs de risque identifiés durant une évaluation des facteurs de risque de chute. Ces interventions offrent un degré d'efficacité maximal lorsqu'elles sont réalisées, ou suivies, par les membres compétents d'une équipe multidisciplinaire de professionnels de la santé qualifiés[7].

Voici les composantes d'approches multifactorielles couronnées de succès suite à l'évaluation[2, 7] :

- L'évaluation et la modification de l'environnement des personnes à risque de chute élevé (A)
- Un programme d'exercices assorti d'un entraînement de l'équilibre, plus particulièrement les exercices de groupes de plusieurs composantes, le Tai Chi pratiqué en groupe et les exercices individualisés à multiples composantes effectués à domicile (A)
- L'utilisation appropriée d'appareils fonctionnels, plus particulièrement de semelles antidérapantes sur une chaussée gelée (A)
- L'examen et la modification des médicaments, plus particulièrement les psychotropes (A)
- La gestion des troubles de la vue (A)
- Le traitement approprié des problèmes médicaux, dont les troubles de la vue, les problèmes cardiovasculaires, l'hypotension et les autres problèmes cardiovasculaires (A)
- Le traitement de l'hypotension posturale (B)

SOINS COMMUNAUTAIRES : LES INTERVENTIONS UNIQUES[2, 7]

Voici quelques interventions multifactorielles également efficaces en interventions uniques, bien que leur niveau de données probantes puisse être différent :

- L'utilisation appropriée d'appareils fonctionnels, plus particulièrement de semelles antidérapantes sur une chaussée gelée (A)
- L'évaluation des dangers domestiques, et les modifications connexes, pour les personnes à risque de chute élevé (A) (l'intervention est plus efficace si elle est réalisée par un ergothérapeute)
- Des programmes d'exercices, en groupe ou à domicile, à composantes multiples (A)
- Des programmes d'exercices, tels que le tai chi, qui servent à entraîner aussi bien la force que l'équilibre (A)
- Le traitement opportun des troubles de la vue, plus particulièrement l'opération de la cataracte (A)
- La stimulation cardiaque en cas d'hypersensibilité du sinus carotidien cardio-inhibitoire (A)
- L'examen et la modification des médicaments, plus particulièrement des psychotropes (A)
- Les suppléments de vitamine D pour aider à diminuer les chutes des personnes dont le niveau de vitamine D est bas (A)
- Le traitement des problèmes médicaux, tels que les troubles de la vue, les affections cardiovasculaires et l'arhythmie cardiaque (B)

SOINS DE LONGUE DURÉE

Selon des données probantes, les interventions multifactorielles et uniques permettent de prévenir les chutes dans les établissements de soins de longue durée (maisons/foyers de soins). Le document intitulé *Falls and Related Injuries in Residential Care: A Framework and Toolkit for Prevention* contient d'importants renseignements sur la prévention des chutes et des blessures connexes dans les établissements de soins de longue durée, dont des recommandations pour l'application des interventions suivantes[12] :

SOINS DE LONGUE DURÉE : LES INTERVENTIONS MULTIFACTORIELLES[3, 6, 12]

- La modification de l'environnement (B)
- L'évaluation de l'utilisation appropriée de l'équipement fonctionnel (B)
- L'examen et la modification des médicaments, plus particulièrement des psychotropes (B)
- Une démarche et des techniques de transfert plus sécuritaires (B)
- La création d'une équipe pluridisciplinaire (B)
- La réalisation d'une évaluation médicale générale (B)
- La création d'un plan de prévention des chutes individuel (B)
- Un programme d'interventions global (B)
- Des employés engagés vis-à-vis de la prévention des chutes (B)

SOINS DE LONGUE DURÉE : LES INTERVENTIONS UNIQUES[3, 12, 13]

- Les suppléments de vitamine D et de calcium (B)
- L'examen et la modification des médicaments, plus particulièrement des psychotropes (B)
- La tenue de journaux des chutes par le personnel infirmier pour enregistrer les chutes, les facteurs en cause et les recommandations visant à prévenir les chutes futures (B)
- L'évaluation pluridisciplinaire de la période qui suit immédiatement la chute (par ex., sept jours) (B)
- La supervision accrue des résidents les plus fragiles (B)
- Des accompagnants bénévoles pour les personnes qui affichent le risque de chute le plus élevé (C)
- Le port de chaussures en tout temps durant les heures d'éveil (C)

ÉTABLISSEMENTS DE SOINS DE LONGUE DURÉE : LES INTERVENTIONS VISANT À PRÉVENIR LES BLESSURES CONSÉCUTIVES À UNE CHUTE

Les interventions visant à prévenir les blessures consécutives à une chute dans les établissements de soins de longue durée comprennent :

- L'utilisation de protecteurs le hanche (A). Il est possible diminuer le taux de fracture uniquement lorsque la personne accepte d'utiliser un protecteur de la hanche et que ce protecteur est bien adapté du point de vue du confort et de l'efficacité[4, 14-16].
- L'installation de matériaux de sous-planchers et de revêtements de sol conformes aux normes (C)[17].

ÉTABLISSEMENTS DE SOINS DE COURTE DURÉE

La recherche sur les soins de courte durée est rare, et un jugement clinique est nécessaire pour établir l'utilité et l'aspect pratique des données probantes disponibles. Voici les notes accordées à des interventions en fonction d'examens de mesures de prévention des chutes réalisés dans des établissements de soins de courte durée :

- Les interventions axées sur de multiples facteurs de risque et l'exercice supervisé des patients à long terme (A)[3]
- L'exercice supervisé (A)[3]
- Les suppléments de vitamine D et de calcium (B)[18]

- L'utilisation de solutions de rechange aux restrictions (accompagnants bénévoles, activité physique, sécurité des transferts, environnements dépourvus de dangers, etc.) (B)[18-23]
- L'information du patient (B)[3, 20]
- L'examen et la modification des médicaments (C)[24, 25]
- La planification et l'évaluation des risques d'un congé de l'hôpital (C)[20]
- Les programmes de prévention du délire (C)[26, 27]
- L'installation de matériaux de sous-planchers et de revêtements de sol conformes aux normes (C)[28]
- Des capteurs portables ou des alarmes de chaise et de lit : capteurs de pressions ou rayons infra-rouges qui avertissent le personnel lorsque le résident bouge (D)[29]. Il n'existe que peu de données probantes pour orienter les décisions liées à l'utilisation des systèmes de capteurs visant à prévenir les chutes.

Il est nécessaire de réaliser des études supplémentaires sur l'efficacité des alarmes de lit et de chaise et les lits surbaissés dans les établissements de soins de longue durée. Le peu de données probantes sur les alarmes et les lits surbaissés indique un manque d'efficacité pour diminuer les chutes dans les établissements de soins de courte durée. Il n'y a pas non plus de données probantes pour appuyer l'utilisation de contentions physiques ou de restrictions pharmaceutiques afin de diminuer les chutes. C'est pourquoi l'utilisation de ce type de mesure doit être minimale, ne jamais remplacer une supervision ou une évaluation individualisée et faire l'objet d'examens fréquents.

MODÈLE DE PRÉVENTION DES CHUTES GLOBAL

Pour mettre en pratique les données probantes issues de la recherche, il est nécessaire de les associer aux connaissances pratiques. Il est utile de connaître les interventions appuyées par les meilleures données probantes; cependant, l'une des limites de cette approche est que ce qui fonctionne dans le cadre d'une étude contrôlée ne fonctionne pas forcément dans la pratique. Les chercheurs sont également limités au test des interventions, généralement des recherches médicales, jugées dignes d'être financées, mais qui ne donnent pas forcément une représentation holistique des déterminants plus généraux de la santé, dont les facteurs de risque comportementaux et socio-économiques.

GRAPHIQUE 17 : LE MODÈLE CÉDÉENAVÊG

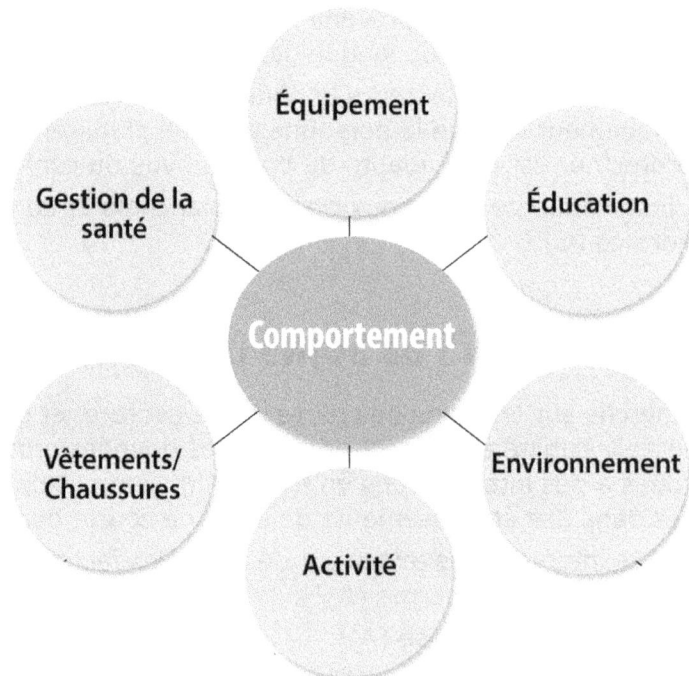

Vous trouverez dans la section suivante des enseignements fondés sur les niveaux de données probantes les plus solides, des documents reflétant l'opinion d'experts, des composantes de programmes de prévention des chutes existants ainsi que des études qualitatives et individuelles assorties de conseils pratiques issus d'interventions éprouvées et prometteuses. Nous avons réuni ces sources pour élaborer le modèle de prévention des chutes global, présenté au Graphique 17, qui couvre les catégories suivantes :

LE CHANGEMENT COMPORTEMENTAL : qui est un objectif commun à toutes les stratégies
L'ÉDUCATION : des participants du programme
L'ÉQUIPEMENT : l'utilisation appropriée des aides à la mobilité et des appareils fonctionnels
L'ENVIRONNEMENT : à domicile et dans les lieux publics
L'ACTIVITÉ : physique et sociale
LES VÊTEMENTS ET LES CHAUSSURES : Appropriés pour diminuer les risques
LA GESTION DE LA SANTÉ : les problèmes chroniques et aigus qui contribuent aux chutes et aux blessures consécutives à une chute.

LE CHANGEMENT COMPORTEMENTAL

Tel qu'indiqué dans le modèle CÉDÉENAVÊG, le changement comportemental est l'objectif commun de toutes ces stratégies. Dans la majorité des cas, c'est le comportement des participants au programme qui doit changer pour permettre une diminution des risques. Cependant, il y a un certain nombre de mesures préventives qui nécessitent un changement de comportement de la part d'autres personnes responsables de la sécurité d'une personne âgée : il peut s'agir des fournisseurs de soins de santé, du personnel des services d'urgence, des fournisseurs de transport, des inspecteurs et des gestionnaires des bâtiments et des membres de la famille.

Pour que les mesures de prévention des chutes et des blessures puissent porter fruit, il faut que tous les participants (clients, employés et intervenants) utilisent une stratégie d'auto-responsabilisation pour favoriser et maintenir le changement comportemental. Voici les mesures recommandées pour inciter les personnes à réaliser ce type de changement.

a) **Collaborer pour permettre une compréhension mutuelle :** Le meilleur moyen de savoir comment les participants au programme perçoivent l'importance du problème et de connaître leur confiance et leur détermination vis-à-vis du changement consiste à collaborer avec eux pour favoriser une compréhension mutuelle plutôt qu'à leur donner des leçons ou des instructions. Cela permet au participant de découvrir ce qu'il veut accomplir et non pas ce que l'intervenant veut qu'il accomplisse. Le schéma suivant illustre la différence entre l'approche fondée sur l'instruction et celle fondée sur la collaboration[30] :

Instruction : L'intervenant a déjà établi le programme et les objectifs	**Collaboration : Permet au participant de déterminer lui-même le programme et les objectifs**
Pose des questions uniquement sur l'intensité ou la fréquence du comportement. Utilise des questions fermées.	Sert à connaître le point de vue et l'expérience de la personne concernant le comportement. Exploratoire et respectueux; utilise des questions ouvertes.
↓	↓
Dit à la personne pourquoi elle devrait changer. Directive. Transmet le message « Je sais ce qui est le mieux pour toi ».	Transmet l'information nécessaire; reconnaît les problèmes ou les obstacles de la personne et fait preuve d'empathie. Informatif et respectueux.
↓	↓
Dit à la personne les mesures qu'elle doit prendre. L'intervenant contrôle la situation.	Aide la personne à explorer de façon créative sa ou ses possibilités de changement. La personne se sent responsabilisée.

Un exemple d'instruction serait de dire à une personne de constitution fragile de se débarrasser de ses carpettes parce qu'elles font tomber les gens.

Dans le cadre de ce scénario, une collaboration consiste à inviter le client à parler de ses craintes d'être victime d'une chute et des idées qu'il pourrait avoir pour diminuer ce risque. S'il ne considère pas les carpettes comme un problème, dites-lui simplement qu'on a découvert que les carpettes ainsi dispersées posaient un risque pour d'autres personnes dans des conditions similaires. Si le client dit qu'il ne souhaite pas enlever les carpettes, continuez à explorer les raisons de sa décision ainsi que les solutions possibles pour diminuer les risques à cet égard. Dans un cas, on a, par exemple, découvert que le client avait posé ces carpettes pour protéger la moquette sous-jacente des chaussures des personnes qui venaient chez lui pour lui prodiguer des soins. Les préposés aux soins à domicile ont ainsi laissé leurs chaussures à l'entrée, et le client a retiré les carpettes avec plaisir.

b) Utiliser des techniques de communication et d'entrevues motivationnelles efficaces : Pour instaurer une communication efficace, il faut, entre autres, écouter activement, réfléchir et résumer. L'un des problèmes soulevés par certains fournisseurs de soins de santé est que, lorsqu'ils prodiguent des soins à un patient, ils n'ont pas suffisamment de temps pour s'entretenir avec lui. C'est pourquoi il est important de structurer le dialogue pour pouvoir établir, en collaboration avec le patient, des plans d'action et des objectifs. Le modèle d'évaluation et de communication fondé sur l'auto-responsabilisation aide le fournisseur de soins de santé à cerner les objectifs que la personne s'est fixés pour elle-même et la façon dont elle entend atteindre ces objectifs. L'entrevue motivationnelle sert à montrer à la personne qu'elle est capable d'instaurer un changement. En même temps, le patient peut aussi être indécis en raison d'objectifs et de désirs contradictoires[30, 31]. Par exemple, un client peut avoir peur de tomber, mais ne veut pas utiliser l'aide à la mobilité qui lui permettrait de conserver son équilibre.

Une communication efficace permet d'évaluer la disposition au changement de la personne ainsi que son degré de confiance et de détermination à cet égard. Cette façon de s'adresser à une personne est fondée sur l'empathie et la confiance mutuelle, et permet d'atteindre les objectifs suivants :

1. Découvrir si la personne est consciente du problème et connaître ses craintes et son attitude envers son risque de chute ainsi que ses idées sur la façon de diminuer elle-même ce risque.

2. Ne jamais oublier que la motivation est sujette à des fluctuations et que des rechutes peuvent se produire. À cet égard, le rôle du fournisseur de soins de santé est d'aider la personne à avoir confiance en elle-même et à s'engager à changer en se concentrant sur ses forces et ses capacités.

3. Face à la réticence d'une personne à changer, inciter le fournisseur de soins de santé à se poser les questions suivantes :

   • Ai-je évalué la mesure dans laquelle la personne est disposée à changer?

   • Ai-je aidé la personne à cerner un changement qu'elle a elle-même établi?

   • Ai-je cherché à découvrir le degré de confiance et de détermination de la personne vis-à-vis de la réalisation du changement qu'elle a elle-même établi?

   • Lui ai-je donné l'information nécessaire pour déterminer si son objectif est réaliste?

   • Comment ai-je appuyé son plan de changement? (dans l'exemple sur l'aide à la mobilité, la conversation porterait sur le rapport entre les conséquences d'une blessure et le désir de marcher sans aide à la mobilité.)

c) Favoriser la disposition au changement : Il est important de comprendre qu'une progression sur le continuum du changement n'est pas toujours un processus facile ou rapide. En connaissant les étapes du changement, vous pouvez adapter votre soutien au degré de disposition au changement de la personne. Pour favoriser le changement, il est utile de savoir dans quelle mesure la personne juge que le risque de chute est important et de connaître son degré de confiance et de détermination vis-à-vis du changement. Lorsque vous aurez ces éléments en mains, vous aurez une meilleure idée de la mesure dans laquelle la personne est prête à prendre des mesures concrètes. Le Graphique 18 comporte les étapes du changement établies en fonction du travail de J.O. Prochaska et de J.C. Norcross[32].

GRAPHIQUE 18 : LES ÉTAPES DU CHANGEMENT

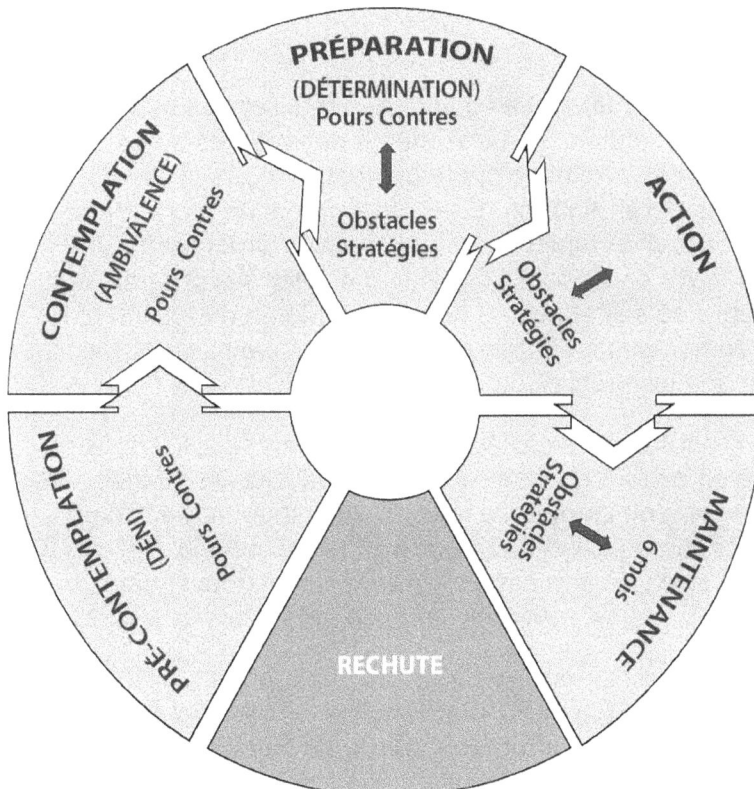

À l'étape de la **pré-contemplation,** la personne âgée n'exprime aucun désir de changement et ne voit pas qu'elle a un problème. Elle a tendance à dire, par exemple, qu'elle ne veut pas faire d'activité physique pour diminuer son risque de chute et ne pense pas que l'exercice pourrait lui être bénéfique. À ce stade, le rôle du professionnel de la santé ou du travailleur social consiste à préparer le terrain pour l'inciter à changer en amorçant avec elle une discussion sur le risque de chute accru en l'absence d'activité physique et en lui expliquant comment les bienfaits de l'activité physique peuvent compenser les effets négatifs d'une chute.

La **contemplation** est l'étape durant laquelle la personne affirme qu'elle est consciente qu'elle a un problème, mais n'est pas encore déterminée à y faire face. Elle peut avoir peur d'un échec ou ne pas avoir suffisamment confiance en elle pour se sentir capable de prendre les mesures nécessaires. Elle aura, par exemple, tendance à dire qu'elle sait que l'exercice peut l'aider, mais qu'elle ne sait pas si elle en est capable. Il s'agit d'une occasion d'explorer des options en fonction d'objectifs réalistes et de l'aider à imaginer un plan qui pourrait lui convenir. Aidez votre client/le participant au programme à se souvenir des situations dans lesquelles il a réussi à faire face au changement par le passé. Il peut également être utile de le mettre en relation avec un pair qui a réussi à faire de tels changements, peut lui servir d'exemple et lui offrir son soutien.

La personne se trouve à l'étape de la **préparation** lorsqu'elle peut visualiser la réalisation du changement et est prête à faire des plans pour prendre les mesures nécessaires, mais ne sait pas par où commencer. C'est le stade où elle a besoin d'information spécifique sur la façon de commencer. Dans le cas d'un programme d'exercices, le professionnel de la santé ou le travailleur social peut faciliter le changement en établissant un programme adapté aux besoins, aux capacités et aux intérêts de son client. Les objectifs de changement doivent être réalistes, clairement définis, réalisables à court terme et pas trop ambitieux.

À l'étape de l'**action,** la personne s'engage à changer et prend les mesures nécessaires pour concrétiser ce changement. Le rôle du professionnel de la santé ou du travailleur social consiste alors à veiller à ce qu'elle ait l'information et les ressources nécessaires pour commencer. Pour le participant, cette étape est la plus exigeante en termes de temps et d'énergie, et une bonne dose de motivation est nécessaire pour la réussir.

À l'étape de la **maintenance,** la personne tire profit de ses gains pour réaliser son objectif. Elle a intégré le changement à sa vie, a pleinement confiance en elle-même dans toutes les situations et n'est absolument pas tentée de rechuter. Elle atteint ce stade uniquement lorsqu'elle a conservé, de façon constante et durable, sa détermination. Dans l'exemple d'un programme d'exercices, il pourrait s'agir d'une adhérence d'un minimum de six mois au programme. Il est alors nécessaire de soutenir votre client/le participant pour l'aider à fêter ses progrès et à prendre conscience des bienfaits qu'il retire de ses efforts. Il peut être utile de mettre en place des initiatives qui témoignent de ces progrès, comme la tenue d'un journal dans lequel il inscrit le temps qu'il consacre à l'exercice ainsi que les progrès qu'il a réalisés.

L'étape de **la rechute** peut toujours se produire et, le cas échéant, il faut prendre les mesures appropriées. La personne sera peut-être en proie à un sentiment de culpabilité ou d'échec. Ces sentiments sont assez normaux et il faut en tenir compte dans le plan de soutien. Réévaluez le stade auquel la personne se trouve à ce moment-là et aidez-la à cibler un nouvel objectif. Établissez ensuite son degré de confiance et de détermination vis-à-vis de ce nouvel objectif. Rappelez-lui qu'un changement bien intégré, même petit, est un pas de plus vers la réussite.

Veuillez noter que : bien que la disposition à passer par les étapes du changement s'applique généralement à des personnes, elle est également applicable au sein de la collectivité ainsi que dans les établissements. Un exemple au niveau communautaire pourrait être celui d'un gouvernement municipal qui envisage de mettre en place un système de rapports sur les dangers pour les piétons. Avec l'aide de bénévoles de groupes de marche communautaires, la municipalité pourrait passer de la contemplation à la préparation du programme, puis à l'action. Il faut ensuite reprendre les mêmes étapes, et obtenir le même soutien et le même encouragement.

d) Cerner et soutenir le changement positif : L'attitude de la personne et la façon dont vous, en tant qu'agent de changement, interagissez avec cette personne, sont importantes pour susciter le changement. Pour qu'une personne qui n'accorde que peu d'importance au changement et n'a pas confiance en elle pour le réaliser finisse par lui accorder beaucoup d'importance et acquérir suffisamment confiance en elle, il faut l'aider à comprendre et à désirer les bienfaits qu'elle retirera de ce changement.

Des exemples de questions qui peuvent vous aider à explorer plus positivement le changement avec elle sont : « Si vous décidez de... (faire de l'exercice chaque jour), quels bienfaits pensez-vous en retirer? » ou, « quels avantages pensez-vous retirer de ce changement? » Les clés du changement[30] peuvent vous aider à clarifier ce processus.

Les clés du changement :
1. Il est probable qu'un changement se produise si le participant au programme y voit plus de pours que de contres.
2. Il est probable qu'un changement se produise s'il est réaliste et réalisé progressivement.
3. Si vous insistez trop sur les avantages d'un changement, il est probable que le particpant trouvera de nombreux arguments contre le changement : « Oui, mais… ».
4. La confrontation et le débat augmentent la résistance au changement.
5. Le fait de se mettre à l'écoute de la personne, du groupe de personnes et/ou des membres du personnel et de tenir compte des priorités et des sentiments exprimés incite les gens à être plus ouverts au changement.

Dans le reste de ce chapitre, nous aborderons les six volets du modèle **CÉDÉENAVÊG;** cependant, il est important de garder présent à l'esprit que le fait de savoir comment favoriser un changement comportemental positif fait partie intégrante de la réussite de toute stratégie de prévention des chutes.

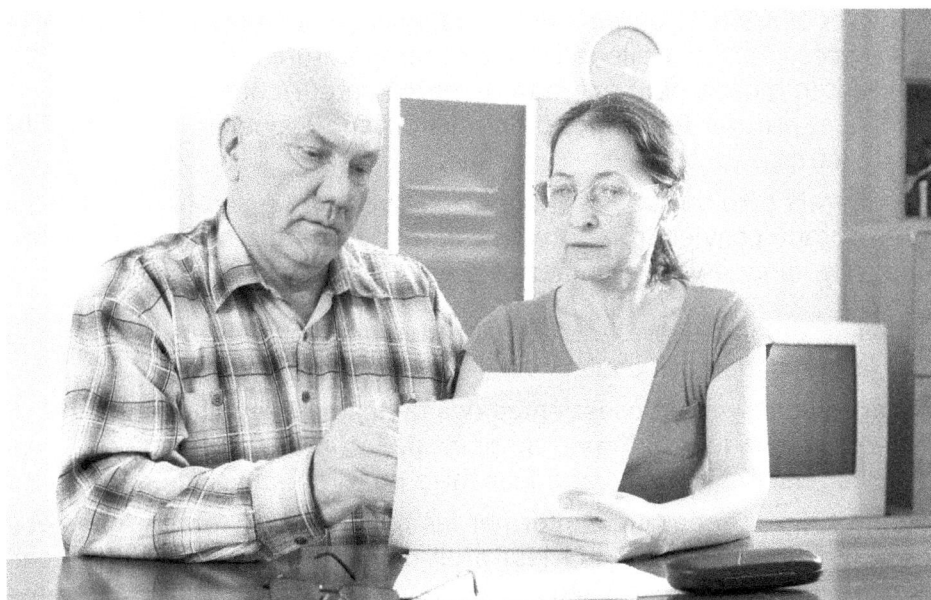

L'ÉDUCATION

L'éducation est une composante clé de la majorité des programmes de prévention. L'objectif de l'éducation destinée à la prévention des chutes est :

- De sensibiliser la personne à la nature et à l'importance du problème
- De faire en sorte que les gens soient plus conscients que la prévention est possible
- De promouvoir l'apprentissage de stratégies efficaces

L'ÉDUCATION DES PERSONNES SUSCEPTIBLES D'ÊTRE VICTIMES DE CHUTES

L'éducation est une composante clé qu'il faut utiliser avec d'autres stratégies. Dans ce contexte, elle doit être adaptée au profil de risque du public ciblé et correspondre aux stratégies de prévention réalisables et durables fondées sur des pratiques exemplaires. Il ne sert à rien de produire un dépliant pour informer les personnes des risques et des stratégies de prévention recommandées sans prévoir de rencontres pour comprendre comment la personne perçoit son risque et essayer de trouver avec elle des stratégies de prévention qui lui seront utiles. À l'issue d'un essai contrôlé randomisé visant à évaluer l'efficacité d'un programme d'éducation, on a constaté que les séances d'éducation en personne étaient efficaces et avaient incité la majorité des clients à modifier leur comportement afin de diminuer leur risque de chute[33].

Les principes attachés à l'éducation des adultes, qui font partie intégrante du modèle de changement comportemental décrit auparavant, comprennent :

- La facilité d'accès : Les personnes âgées qui participent à des sessions à l'extérieur de chez elles ont besoin d'un moyen de transport sécuritaire et d'un accès aux aides à la mobilité nécessaires, c'est-à-dire, entre autres, d'un fauteuil roulant, d'une marchette et d'un bon éclairage lors de leur transport ainsi qu' à l'intérieur du bâtiment. Il faut également tenir compte des besoins des personnes atteintes de troubles de la vue et de l'audition. Vous obtiendrez les renseignements appropriés sur la façon de répondre à ces besoins auprès des organismes locaux qui s'occupent des personnes aux prises avec des problèmes de mobilité, de vue ou d'audition. Les participants ont aussi besoin de savoir où se trouvent les sorties de secours et ce qu'il faut faire en cas d'évacuation d'urgence.

- Le confort : Les personnes âgées ont besoin d'un siège qui ne met pas de pression sur leur dos et leur permet de se lever et de s'asseoir facilement. Pour favoriser le confort, il faut, entre autres, prévoir les sessions à un moment de la journée où le niveau d'énergie est bon, organiser des séances courtes, veiller à ce que la température de la pièce soit convenable, vérifier que tout le monde peut entendre le présentateur/conférencier, offrir des rafraîchissements sains et prévoir des plages de temps durant lesquelles il est possible de bouger et d'aller aux toilettes.

- Le respect des besoins culturels : Ne partez pas du principe que votre environnement, votre processus et votre contenu conviendront à tous les groupes culturels. Tenez compte des personnes du public cible lorsque vous planifiez et présentez la séance.

Voici d'autres points qu'il convient de garder présents à l'esprit lorsque vous offrez des programmes d'éducation sur la prévention des chutes :

- Il est utile que les personnes âgées soient conscientes des facteurs qui accroissent leurs risques de chute, mais il est inutile de les effrayer au point de les inciter à limiter les activités nécessaires à leurs relations sociales et à leur mise en forme physique.

- Selon les données probantes, il est approprié d'informer les personnes de leurs risques et de la façon de les diminuer, mais il faut respecter leur droit de choisir de ne rien faire à cet égard une fois qu'elles sont informées des conséquences de ce choix.

- Il arrive souvent que les personnes âgées se considèrent responsables de leur chute, et disent des choses, telles que : « Je suis tombé(e) parce que j'étais pressé(e) », « ... parce que je n'ai pas fait attention », etc. Cependant, la majorité des chutes se produisent en raison de multiples facteurs concurrents, dont bon nombre ne sont pas liés au comportement de la personne. C'est pourquoi, il est primordial que les personnes âgées soient informées des multiples facteurs en cause, dont les changements liés au vieillissement et les dangers environnementaux, ainsi que de la nécessité de mieux dépister les risques, de faire des suivis médicaux, de faire examiner leurs médicaments et d'avoir accès aux aides à la mobilité appropriées, et qu'elles sachent que de nombreuses autres personnes pourraient devoir intervenir pour les aider à diminuer leur risque de chute.

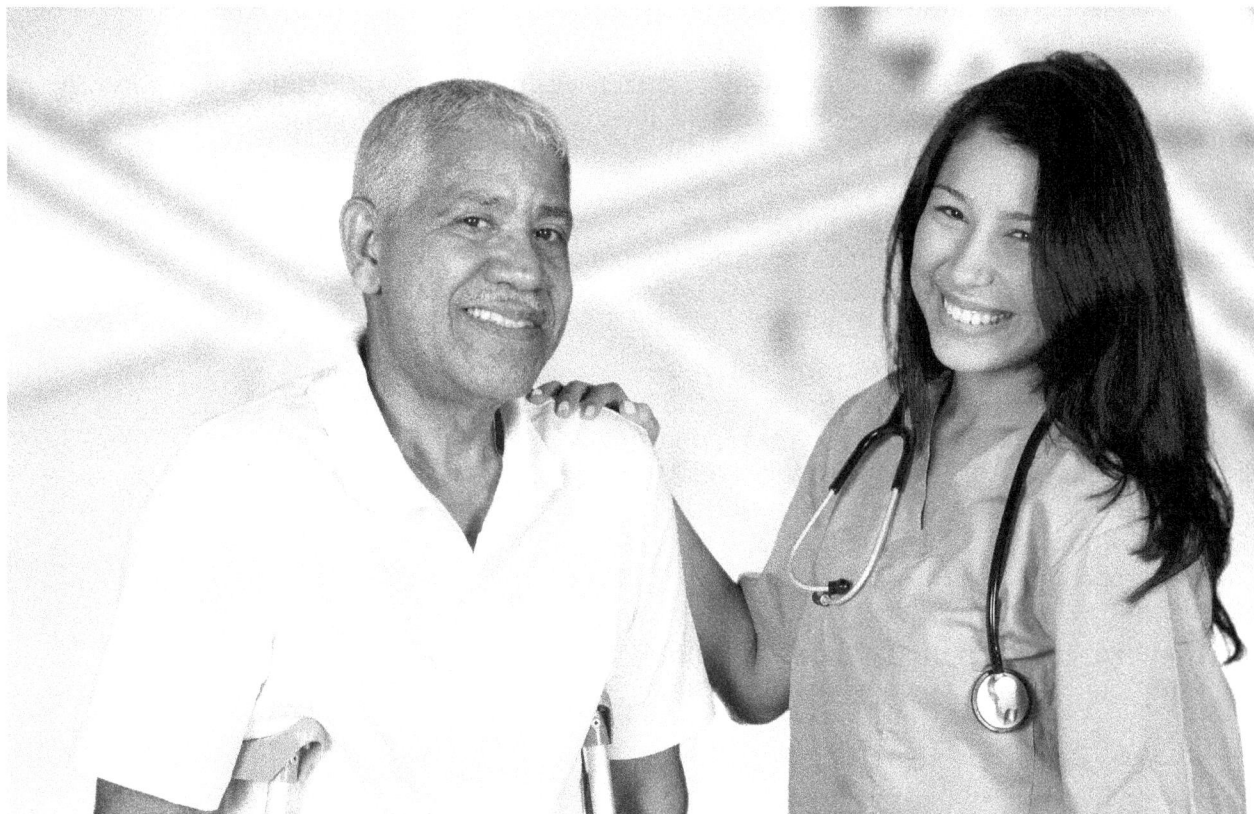

L'ÉDUCATION DU PERSONNEL

Pour qu'un programme de prévention des chutes porte fruit, il faut que tous les membres du personnel chargés de dispenser des soins possèdent les renseignements nécessaires pour évaluer les risques de chute et assurer l'efficacité de la prévention. La formation à cet égard doit comprendre les éléments suivants[34] :

- Une présentation du problème, dont la définition d'une chute, les données statistiques actuelles sur les chutes et les blessures connexes dans le milieu concerné ainsi que les coûts engendrés par les chutes
- L'utilisation d'outils valides et fiables pour évaluer le risque de chute
- L'application de stratégies de prévention éprouvées pour remédier aux risques identifiés
- L'utilisation d'outils d'évaluation et de méthodes de suivi visant à diminuer le risque de chutes futures
- Des stratégies pour pouvoir travailler avec les participants du programme, les familles et les membres d'équipes pluridisciplinaires pour cerner et diminuer les risques de chute

La formation doit tenir compte des principes d'apprentissage des adultes, être interactive et prendre peu de temps. Les méthodes de prestation du matériel de formation au personnel comprennent[28] :

- **Des trousses d'apprentissage selon un rythme personnel** dans le cadre desquelles on prévoit une période pour lire et répondre aux questions et à l'issue desquelles les résultats sont notés et retournés avec des observations. Cette trousse peut être offerte sur support papier, transmise par courriel ou affichée sur le site Intranet du personnel.

- **Une présentation en salle de classe ou en ligne** qui comprend des options, telles que des diapositives, des présentations vidéos, des trousses de documents préliminaires et des dépliants.

- **Des directives** sont souvent présentées comme outils d'apprentissage et sont disponibles en ligne ou auprès d'autres sources, telles que l'Association des infirmières et infirmiers autorisés de l'Ontario.

- **Des programmes multimédias de formation en prévention des chutes** pour les médecins et les autres fournisseurs de soins de santé primaires sont accessibles à partir du lien ci-dessous. Cette trousse, qui comprend une formation fondée sur des données probantes, se présente sous la forme d'une démonstration vidéo, de ressources écrites pour les fournisseurs de soins de santé primaires et d'information à remettre aux patients âgés.
  - https://www.youtube.com/watch?v=7f94XYo-Kkg
  - http://www.gpscbc.ca/what-we-do/professional-development/psp/modules/chronic-disease-management/tools-resources

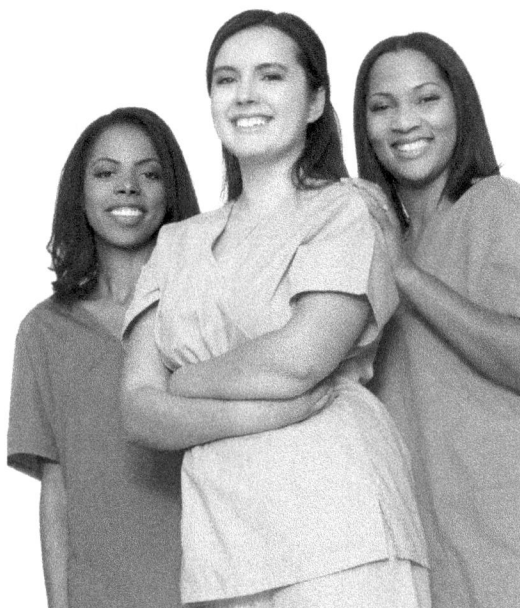

L'ÉDUCATION COMMUNAUTAIRE

Voici quelques approches susceptibles de faciliter l'éducation des membres de la collectivité :

- Mieux sensibiliser la population à la portée du problème.
- Informer le public que les chutes ne sont pas une conséquence inévitable du vieillissement et que la majorité d'entre elles sont prévisibles et évitables.
- Diffuser l'idée selon laquelle tout le monde a un rôle à jouer dans la prévention des chutes par l'intermédiaire de communiqués de presse, d'annonces dans les services publics, de bulletins d'organismes qui représentent des personnes âgées, d'organisations confessionnelles et d'événements tels que « Le Mois de la prévention des chutes » http://novembresanschute.ca.

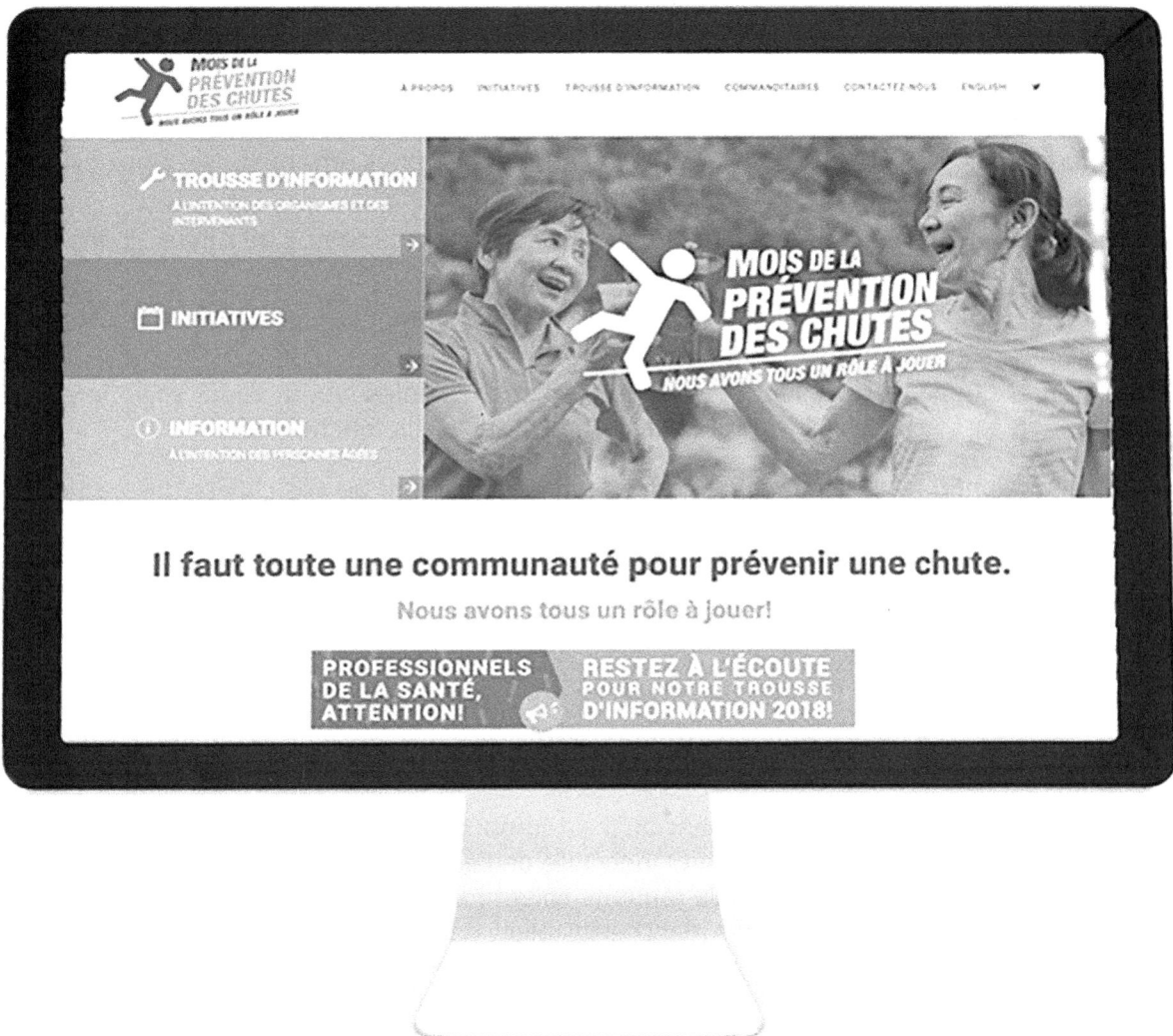

L'ÉQUIPEMENT

L'un des aspects délicats de la prévention des chutes est la mesure dans laquelle une personne âgée soit (1) choisit de ne pas utiliser l'équipement qui pourrait réduire son risque de chute ou de blessure, soit (2) utilise son équipement de façon inappropriée. Il semblerait, en effet, que bon nombre de personnes âgées n'utilisent pas le bon équipement dans une situation donnée, utilisent l'équipement incorrectement ou utilisent un équipement non sécuritaire.

À l'issue de certaines études, on a constaté que les personnes âgées hésitent à utiliser des appareils fonctionnels, car elles ont l'impression qu'ils vont leur donner l'air « vieux »[35]. Suite à l'une de ces études, on a découvert que les points suivants étaient importants pour inciter les personnes âgées à accepter et à utiliser les appareils fonctionnels :

- Les personnes âgées sont plus enclines à envisager de les utiliser après un événement traumatique, tel qu'une chute.
- Elles préfèrent recevoir des recommandations et de l'information de la part d'une personne, plus particulièrement d'un médecin ou d'un autre professionnel de la santé.
- Elles apprécient les services des ergothérapeutes et des physiothérapeutes chargés de l'évaluation et de la formation liées aux appareils fonctionnels.
- Elles apprécient que les fournisseurs de services prennent le temps de mieux connaître leur mode de vie et leurs activités de prédilection.
- Elles ont besoin d'aide pour utiliser correctement un appareil et, surtout, savoir comment intégrer cet équipement dans leur vie quotidienne.
- Elles aiment que les fournisseurs de services soient sensibles aux facteurs sociaux et émotionnels lorsqu'ils préconisent l'utilisation des appareils fonctionnels.

D'autres enjeux dont il faut tenir compte concernant l'équipement de vos clients/des participants au programme comprennent le bon état de marche de l'équipement, les sources de financement nécessaires à l'achat ou à l'emprunt de l'équipement, l'adéquation du bon équipement et des besoins évalués et le choix de l'équipement approprié pour aider à diminuer le risque de chute ou de blessure. Dans les établissements de soins de longue durée, on a besoin de leadership concernant l'achat et la maintenance de l'équipement, l'établissement de directives pratiques et de politiques pour en assurer l'utilisation correcte et la présence d'employés formés pour évaluer les besoins individuels en équipement. Parmi les autres responsabilités, relevons la promotion d'un environnement sécuritaire et le compte rendu des dangers environnementaux observés[36].

Les fournisseurs de soins de santé estiment qu'il est important que le programme de prévention des chutes comprenne des vérifications de l'innocuité de l'équipement afin de veiller à ce que les freins des marchettes ou des fauteuils roulants soient fonctionnels, qu'il n'y ait pas de faille ou de faiblesse dans l'armature, que les marchettes aient des pointes en caoutchouc et que la sculpture des cannes soit toujours en bon état. L'utilisation de l'équipement est liée à l'évaluation du risque de chute présentée au Chapitre 2. Par exemple, il est nécessaire d'évaluer la mobilité de la personne avant de lui recommander un appareil fonctionnel.

Un exemple de partenariat entre le milieu communautaire et les établissements de soins de longue durée pour diminuer le risque de chute grâce à l'utilisation de l'équipement approprié est l'armoire hospitalière de prêts pour les personnes âgées libérées des services d'urgence en soirée ou en fin de semaine. Ce programme est conçu pour répondre à un besoin en équipement lorsque les magasins de détail et les programmes de prêt de la Croix-Rouge pourraient être fermés. Des bénévoles de la collectivité travaillent sur place avec des professionnels de la santé afin de déterminer les aides les plus appropriées pour favoriser la sécurité et la mobilité de la personne âgée, jusqu'à ce que celle-ci puisse obtenir de l'équipement auprès du programme de prêt de la Croix-Rouge ou acquérir son propre appareil fonctionnel.

ÉQUIPEMENT UTILE POUR PRÉVENIR LES CHUTES ET LES BLESSURES :

- ALARMES ÉLECTRONIQUES PERSONNELLES ET BRACELETS D'IDENTIFICATION
- AIDES À LA MOBILITÉ : CANNE, MARCHETTE, FAUTEUIL ROULANT, SCOOTER, ETC.
- AIDES POUR LA SALLE DE BAIN ET LA CHAMBRE À COUCHER
  - TABOURET OU BANC DE BAIN ou BANC DE TRANSFERT
  - TAPIS ANTIDÉRAPANT
  - DOUCHETTE MANUELLE
  - BAIGNOIRE À ACCÈS LATÉRAL OU DOUCHE ACCESSIBLE EN FAUTEUIL ROULANT
  - AIDES POUR LA TOILETTE – SIÈGE DE TOILETTE SURÉLEVÉ, URINOIR, CHAISE D'AISANCES, CADRE
  - BARRES D'APPUI À CÔTÉ DES TOILETTES ET DANS LE BAIN/LA DOUCHE
  - RAMPE DE LIT PARTIELLE
  - POTEAU DU PLANCHER AU PLAFOND
  - MONTE-ESCALIER, ÉLÉVATEUR DE FAUTEUIL ROULANT, ASCENCEUR
  - REVÊTEMENTS DE SOL RÉSISTANTS
- PROTECTEURS DE LA HANCHE

ALARMES ÉLECTRONIQUES PERSONNELLES ET BRACELETS D'IDENTIFICATION

Une alarme électronique personnelle est un appareil que l'on porte comme un pendentif autour du cou ou comme un bracelet autour du poignet et qui est relié à un système d'alarme télésurveillé qui active une demande d'aide lorsqu'une pression est exercée sur un bouton. Bien que ces alarmes n'empêchent pas les chutes, elles favorisent une réaction rapide en cas de blessure et peuvent permettre de diminuer la gravité des complications potentielles, telles que des lésions cutanées ou une déshydratation liée au fait d'être bloqué au sol durant une longue période.

Les bracelets d'identification permettent d'avertir les membres du personnel des services d'urgence pour qu'ils appellent un numéro sans frais afin d'obtenir l'information médicale du patient, telle qu'un diagnostic ou des médicaments. Les bracelets assortis de renseignements d'identification sont utiles pour les personnes âgées atteintes de démence qui ont tendance à ne pas savoir où elles vont et à se perdre et pourraient risquer de tomber lorsqu'elles se déplacent dans un environnement peu familier. Bon nombre de pays offrent des services de soutien aux personnes atteintes de démence. Au Canada, il est possible d'obtenir plus d'information auprès du Registre d'errance d'Alzheimer, au 1-800-667-3742.

On produit actuellement de nouvelles données probantes sur les systèmes de télésurveillance à domicile pour remédier aux chutes et aux autres enjeux liés à sécurité, tels que la surveillance automatique des activités de la vie quotidienne à l'aide de capteurs.

AIDES À LA MOBILITÉ

Il est actuellement possible d'acheter une canne, une marchette, un fauteuil roulant ou un scooter sans qu'un professionnel de la santé en évalue l'adaptation et sans formation concernant leur utilisation appropriée; ce manque de supervision peut donner lieu à une utilisation inappropriée et à une aggravation du problème de mobilité. Les cannes et les marchettes sont de la bonne hauteur lorsque le sommet de la poignée s'aligne avec le pli du poignet et que le bras pend librement sur le côté. Il faut utiliser la canne avec la main opposée à la jambe la plus faible ou la plus douloureuse. Lorqu'on utilise une marchette ou une canne, il faut généralement commencer par déplacer la canne ou la marchette, puis la jambe symptomatique, puis l'autre jambe. Si l'appareil fonctionnel ou l'équipement utilisé ne semble pas approprié, il faut envisager un aiguillage vers les services de réadaptation communautaires, ou d'autres services d'ergothérapie ou de physiothérapie.

L'utilisation inappropriée de l'équipement n'est pas un problème uniquement pour les utilisateurs individuels, mais aussi pour les entreprises privées qui vendent de l'équipement à des personnes âgées sans tenir compte du besoin évalué. Cet aspect est particulièrement important pour les scooters motorisés vendus sur le marché, dont l'utilisation sécuritaire, le mode de fonctionnement et l'évaluation visant à en confirmer l'adaptation aux besoins individuels en mobilité devraient être réglementés.

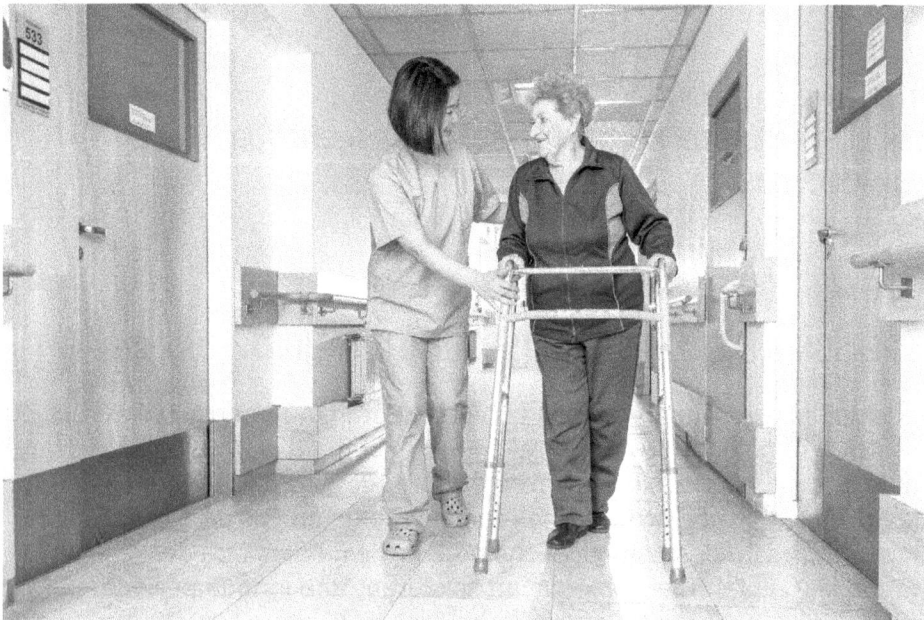

AIDES POUR LA SALLE DE BAIN ET LA CHAMBRE À COUCHER

Il existe un certain nombre d'aides pour diminuer le risque de chute. Les aides pour la salle de bain comprennent les sièges de toilette surélevés, les cadres de soutien autour des toilettes, les tabourets ou les bancs de bain, les tapis antidérapants, les douchettes à main, les urinoirs ou les chaises d'aisances (pour éviter de devoir courir aux toilettes), les baignoires et les barres d'appui pour la douche ou les toilettes. Parmi les autres dispositifs possibles, relevons les rampes de lit partielles, les poteaux du plancher au plafond, les rampes d'escaliers, les monte-escaliers, les élévateurs de fauteuil roulant et les ascenseurs.

Certains d'entre eux, notamment les barres d'appui, les poteaux et les élévateurs nécessitent souvent les services d'installateurs professionnels. On recommande généralement d'installer une barre d'appui verticale d'environ 24 à 30 pouces sur le mur du fond, près du pommeau et du bord extérieur de la baignoire ou de la douche pour rendre les transferts de l'intérieur et de l'extérieur de la douche ou de la baignoire plus sécuritaires. On recommande aussi souvent d'installer une barre d'appui diagonale ou à 135 degrés (avec un composante verticale et horizontale) sur le mur près des toilettes. Toutes les barres d'appui murales doivent être fixées à un poteau mural. Les appareils amovibles conçus pour faciliter les transferts de l'intérieur et de l'extérieur de la douche ou du bain ne sont pas recommandés pour la prévention des chutes. Les seuls produits recommandés sont ceux qui sont fixés aux solives du mur. Voir le Graphique 19 pour l'emplacement optimal de la barre d'appui dans une baignoire.

GRAPHIQUE 19 : EMPLACEMENT APPROPRIÉ D'UNE BARRE D'APPUI

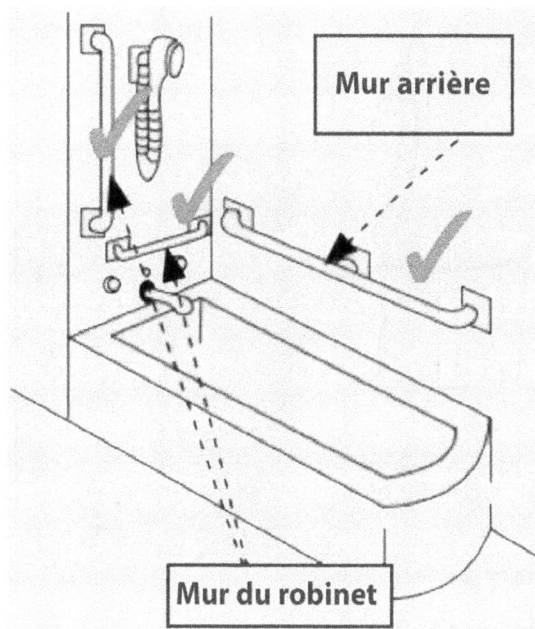

Les poteaux du plancher au plafond et les rampes de lit partielles peuvent être utiles pour faciliter le transfert sécuritaire entre le lit et le plancher.

On a constaté que les rampes de lit intégrales n'étaient pas efficaces lorsqu'on les utilisait pour prévenir les chutes. Cependant, certaines données probantes ont permis de découvrir que c'était peut-être la conception et/ou l'assemblage incorrect des rampes de lit, et non pas leur utilisation, qui contribuaient aux chutes et aux blessures[37]. Une éponge de bain à long manche, un chausse-pied, un rallonge-main et un enfile-bas réduisent la nécessité de se pencher et de tendre les bras lors de l'habillement/du retrait des vêtements, de la toilette et du bain/ de la douche.

Source : Université d'Ottawa et Association canadienne des ergothérapeutes

LES PROTECTEURS DE LA HANCHE

Les protecteurs de la hanche sont des coussins ou des écrans de protection insérés dans des pochettes cousues à l'intérieur des sous-vêtements ou des pantalons pour protéger l'articulation de la hanche[38]. Ils protègent les hanches de l'impact des chutes en absorbant l'impact (version souple rembourrée) et/ou en le transférant de la hanche aux tissus mous qui entourent la hanche (version rigide assortie d'une protection).

Lorsque les protecteurs de la hanche sont portés adéquatement, ils peuvent diminuer le risque de fracture de la hanche consécutive à une chute[39]. Ils constituent une stratégie de prévention des chutes appropriée pour toutes les personnes âgées qui risquent de tomber, mais sont surtout recommandés pour les personnes atteintes d'ostéoporose, celles qui ont déjà été victimes d'une fracture à faible traumatisme (i.e., une chute de moins d'un mètre qui a donné lieu à une fracture) et les femmes dont le poids est inférieur à la moyenne pour leur taille (indice de masse corporelle faible)[40]. Cependant, des problèmes de confort, d'apparence, de facilité d'utilisation, d'entretien et de coût rendent le port des protecteurs de la hanche difficile pour certaines personnes âgées. En sollicitant la participation des utilisateurs au processus de décision, il est possible de remédier à certains de ces enjeux[41-44]. Vous trouverez une brève vidéo, intitulée Aging is a Contact Sport: Hip Protectors, sur les facteurs qui favorisent l'acceptation du port des protecteurs de la hanche, et la persévérance à cet égard, à : https://www.youtube.com/watch?v=MjNkxCBZI5c.

L'un des avantages secondaires des protecteurs de la hanche est l'amélioration de la confiance en soi, qui incite les personnes qui craignent de tomber à faire plus d'activité[40]. Les bienfaits d'une activité accrue comprennent une amélioration de la force musculaire, de l'équilibre et de la densité osseuse, qui permet de diminuer la probabilité d'une chute susceptible d'entraîner une blessure.

Vous trouverez l'information nécessaire pour commander des protecteurs de la hanche en ligne ou auprès d'un fournisseur d'équipement médical. Comme la qualité de chaque produit est variable, nous vous recommandons de consulter la documentation publiée sur l'efficacité de chaque article en ce qui a trait à la réduction des fractures de la hanche. Les caractéristiques de conception de 26 protecteurs de la hanche vendus sur le marché ont été testées afin d'en mesurer l'efficacité biomécanique[15]. Les données probantes les plus solides appuient l'efficacité des protecteurs de la hanche dans les établissements de soins de longue durée; les données probantes recueillies dans le milieu communautaire, où le port de protecteurs de la hanche est plus une question de choix personnel, sont, en revanche, limitées[41]. Il sera nécessaire de régler des problèmes, tels que la perception du besoin, le confort, l'adaptation, les connaissances du fournisseur de soins de santé, le coût, l'aspect pratique et l'apparence, pour faire en sorte que les consommateurs acceptent et respectent mieux l'utilisation du protecteur de la hanche[4, 41, 42].

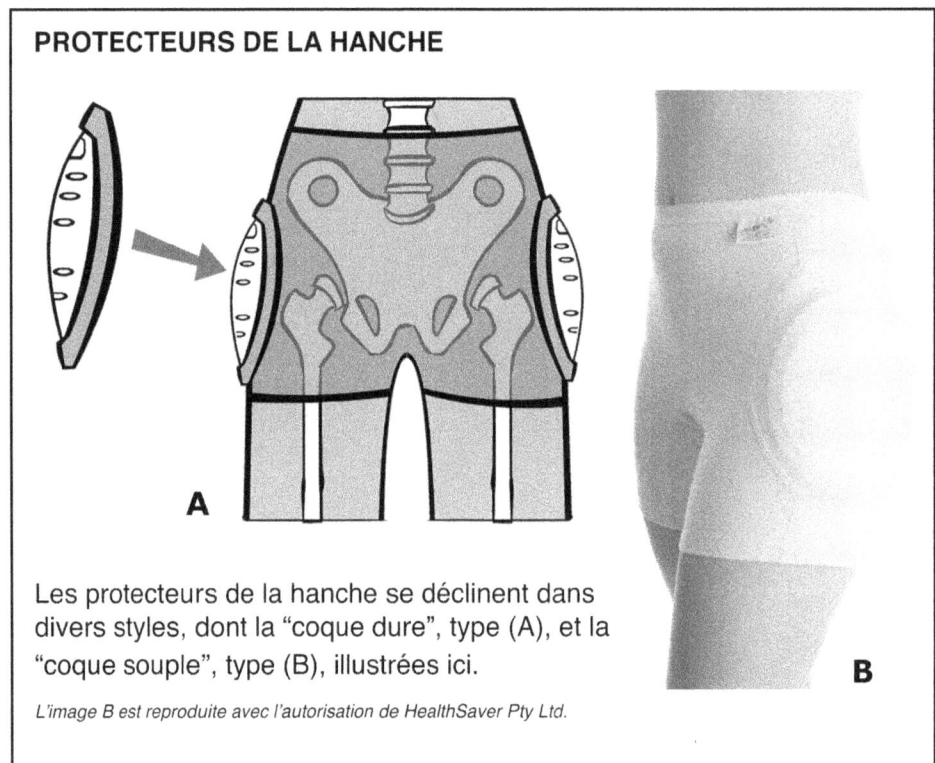

> **PROTECTEURS DE LA HANCHE**
>
> Les protecteurs de la hanche se déclinent dans divers styles, dont la "coque dure", type (A), et la "coque souple", type (B), illustrées ici.
>
> *L'image B est reproduite avec l'autorisation de HealthSaver Pty Ltd.*

L'ENVIRONNEMENT

Il existe des données probantes selon lesquelles l'évaluation des dangers environnementaux, et les modifications environnementales nécessaires, constituent une stratégie valide pour diminuer le risque de chute. Cette stratégie est des plus efficaces lorsqu'on l'applique aux personnes à risque de chute élevé lors d'une évaluation du risque réalisée par un professionnel dans le cadre d'une approche multifactorielle de la prévention[2, 7].

Il est possible de diminuer ou d'éliminer facilement certains facteurs de risque environnementaux à l'aide d'interventions identifiables et modifiables, telles que le retrait des carpettes. D'autres initiatives, dont l'installation d'une rampe ou l'élargissement d'une entrée pour faciliter l'accès des fauteuils roulants, sont plus complexes. Lors de l'établissement des priorités d'intervention, la meilleure chose à faire est de déterminer la principale source de risque pour la personne, et de réaliser les changements les plus acceptables à cet égard. Il est utile de demander à la personne âgée de décrire ou de montrer sa routine quotidienne pour découvrir comment elle interagit avec son environnement ainsi que les lieux ou les comportements qui posent problème au niveau de son équilibre ou de sa capacité de se déplacer sans trébucher ou glisser.

Lors d'une étude réalisée par l'American National Council on Aging, on a dégagé des stratégies de sécurité à domicile mises en œuvre dans le cadre de dix programmes[45]. Ces programmes, intitulés *Creative Practices in Home Safety Assessment and Modification,* sont constitués de services efficaces et créatifs d'évaluation de la sécurité et de modification du domicile offerts par l'intermédiaire d'un programme de prévention des chutes global mené dans la collectivité. À cet égard, un recueil d'initiatives de prévention des chutes du CDC contient quatre interventions efficaces de modification du domicile. L'une de ces interventions sollicite la participation d'un ergothérapeute chargé de réaliser une évaluation de la sécurité d'un lieu de résidence et de faire des suggestions concernant les modifications appropriées. Cette évaluation comprend une identification des dangers environnementaux, des lacunes de l'équipement et des comportements susceptibles d'entraîner des chutes[10]. (Voir l'Annexe 1, p. 167, pour les liens vers ces autres ressources.)

Pour diminuer le risque de chute et les blessures connexes, il faut envisager d'évaluer et de modifier les pièces et les éléments suivants des maisons et des environnements extérieurs et publics.

RECOMMANDATIONS VISANT À DIMINUER LE RISQUE DE CHUTE DANS LES LIEUX CONCERNÉS

À L'INTÉRIEUR
- Porte : résistance minimale
- Meubles : hauteur appropriée, stabilité
- Salle de bain : installation de barres d'appui dans la douche ou la baignoire

À L'EXTÉRIEUR
- Entrées : bien éclairées
- Allées : à niveau, sans obstacles ou risques de glissade, par ex., glace/neige

LIEUX PUBLICS
- Trottoirs : en bon état
- Passages pour piétons : conçus pour les personnes atteintes de problèmes de mobilité

ÉCLAIRAGE
- Adéquat pour les personnes dont la vue est faible
- Non réfléchissant
- Interrupteurs facilement accessibles, lumières tactiles, veilleuses, lumières de capteur de mouvements

PLANCHERS
- Non glissants et sans dangers
- Seuils à niveau

ESCALIERS
- Géometrie : marches toutes de la même hauteur (contremarche de moins de 7 po) et de la même largeur (giron de marche de plus de 11 po)
- Visibilité : bonne avec des interrupteurs au sommet et au bas des escaliers
- Rampes : faciles à saisir, et elles doivent s'étendre au-delà de la première et de la dernière marche

Exemple d'escaliers avec une bonne rampe et une géométrie uniforme

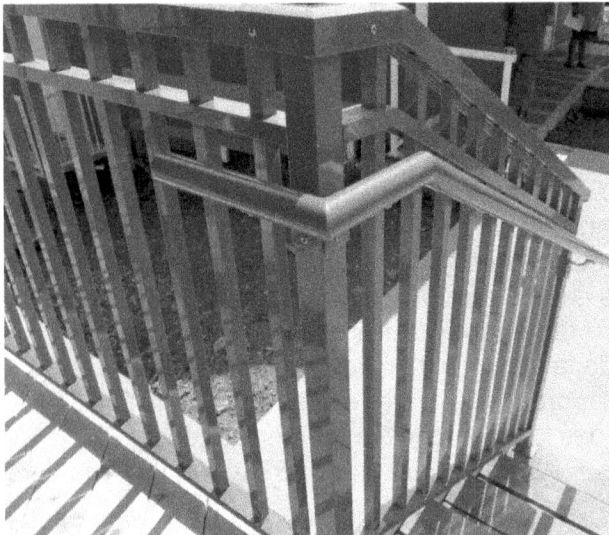

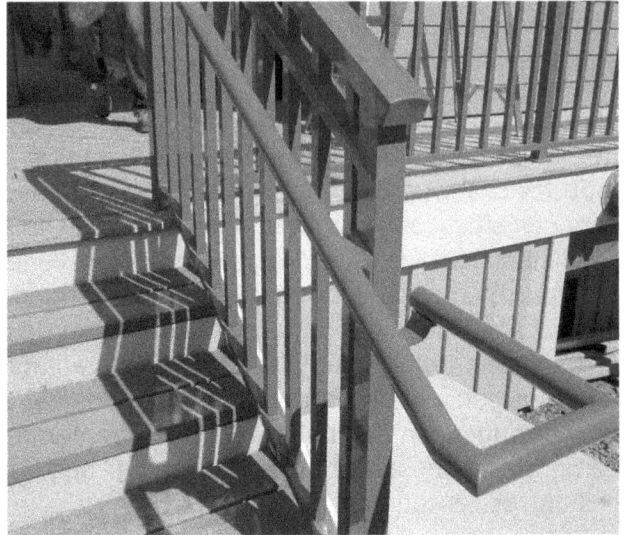

Photographies par V. Scott

Exemple d'escaliers avec une mauvaise rampe (trop large pour être tenue), une géométrie non uniforme (petite dénivellation au-dessus de la première marche), contremarche de plus de 7 po et risques de trébuchement.

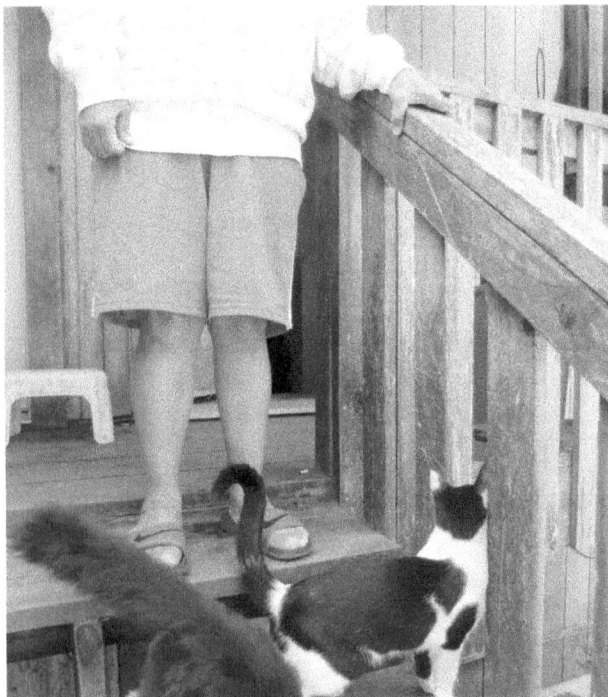

À L'INTÉRIEUR

Les portes

Dans de nombreux édifices publics et immeubles locatifs, les portes sont conçues pour se fermer automatiquement. Pour diminuer le risque de chute, le meilleur type de fermeture est celui qui répond aux normes du règlement contre les incendies, mais dont la résistance est minimale lors d'une utilisation normale de façon à éviter de favoriser un déséquilibre lorsqu'une personne ouvre la porte.

Les meubles

La hauteur optimale d'un lit au matelas ferme est généralement de 20 à 22 pouces. Cette hauteur est suffisante pour qu'une personne âgée puisse se lever sans aide et assez basse pour qu'elle puisse s'asseoir sans risquer de glisser. Il peut être utile d'installer une rampe partielle entre le sommier et le matelas pour les personnes dont les membres supérieurs sont faibles.

Les chaises fréquemment utilisées doivent avoir des accoudoirs solides, aucun système de levier ou mécanisme de pivotement et un siège ferme installé à environ 18 à 20 pieds du sol. Pour élever le siège afin de rendre les transferts plus faciles et plus sécuritaires, placez des élévateurs sous chaque pied plutôt que d'ajouter un coussin supplémentaire sur le siège. Les élévateurs de pieds sont des boîtes en bois creuses assorties d'une base sur laquelle le pied repose. Des carrés de contreplaqué sont coupés de façon à être adaptés à la boîte et le nombre de carrés superposés détermine l'augmentation de la hauteur.

Les couloirs

Veillez à ce que les couloirs du logement soient bien éclairés et ne soient pas encombrés, ni jonchés d'éléments susceptibles de provoquer une glissade/un trébuchement. Dans les couloirs des édifices publics, il est judicieux d'installer des rampes et des lieux de repos pour les personnes âgées qui ont des problèmes d'équilibre ou se fatiguent rapidement.

Le **Programme Strategies and Actions for Independent Living^MC (SAIL)**[46] est un programme qui permet de remédier aux risques intérieurs dans le cadre d'un programme de prévention des chutes à domicile plus large. Les agents de santé communautaires qui offrent de l'aide à domicile aux personnes âgées fragiles sont formés pour travailler en collaboration avec leurs clients afin d'observer leur interaction avec leur environnement, de consigner les problèmes sur une liste de contrôle et d'établir un plan d'action qui comprend des recommandations pour éliminer ou diminuer les risques de chute potentiels. (Voir l'Annexe 1, p. 167, pour un lien vers cette ressource.)

À L'EXTÉRIEUR

La glace et la neige sont des risques de chute majeurs. Il existe des cannes avec une pointe spéciale pour la glace et la neige. Il y a également des appareils éprouvés pour diminuer les chutes lorsqu'on les porte sur des chaussures ou des bottes afin d'accroître la traction sur la glace ou la neige[47]. Il faut déblayer régulièrement les allées et y répandre du sel et du sable pour faire fondre la glace et permettre une traction sur la neige. Les dales et les pavés de pierre peuvent être particulièrement glissants et faire trébucher les passants lorsqu'ils sont retournés par le gel ou par des racines.

Un exemple de programme communautaire judicieux pour diminuer les chutes sur la glace et sur la neige est le programme Winter Active, Winter Smart mené à Ottawa, où les résidents sont encouragés à remplir de petits sacs de gravier que la ville distribue dans des boîtes pour qu'ils l'étendent sur les endroits glissants. (Voir l'Annexe 1, p. 167, pour un lien vers cette ressource.)

Les lieux publics

Une étude portant sur les personnes âgées qui vivent dans la collectivité a permis de constater que 60 % des chutes se produisaient dans des lieux publics extérieurs[48]. Lors d'une autre étude, on a découvert que les trottoirs étaient le lieu public où les gens tombaient le plus fréquemment, le principal facteur de chute étant les surfaces irrégulières[49]. Dans le cadre de la même étude, on a relevé que les passages pour piétons étaient le deuxième lieu public où des chutes se produisaient le plus fréquemment. Les facteurs en cause incluaient des temps de traversée brefs, qui incitent les gens à se dépêcher, ainsi que la peinture utilisée, qui devenait glissante une fois mouillée. Les mesures communautaires conçues pour diminuer ces risques comprennent des programmes qui favorisent le signalement aux autorités responsables de ces risques pour les piétons dans les lieux publics.

L'éclairage

L'utilisation d'ampoules puissantes non réfléchissantes permet d'accroître la sécurité. Les personnes âgées atteintes d'arthrite ou de troubles de la vue ont plus de facilité à utiliser les interrupteurs à poussoir que les anciens petits interrupteurs à bascule. Dans les établissements de soins de longue durée, il est important d'éviter les éclairages qui provoquent des éblouissements susceptibles de gêner la vision des personnes âgées et d'accroître leur risque de chute.

Les planchers

Il faut niveler les surfaces irrégulières, plus particulièrement sur les seuils. Il faut enlever les carpettes ou les tapis décoratifs ou les doubler d'un revêtement antidérapant. On déconseille de mettre du papier collant sous le tapis, car la surface adhésive se détériore avec le temps, ce qui crée un risque de trébuchement. En revanche, un tapis mur à mur peut diminuer le risque de blessure consécutive à une chute. Une étude a permis de constater que les personnes âgées victimes d'une chute subissaient moins de fractures de la hanche sur les sols recouverts d'un tapis que sur les surfaces rigides en linoléum ou en bois[50]. Les planchers laminés ou en bois dur sont plus glissants que les tapis, mais constituent une surface plus lisse pour les fauteuils roulants et les marchettes. On a, du reste, récemment recommandé d'installer des matériaux amortissants sur les planchers des services de soins de courte durée et des établissements de soins de longue durée. Cette question est traitée plus en détails à la section sur « Les milieux des soins de longue durée et des soins de courte durée » (p. 124). L'un des avantages de poser des planchers conformes dans les endroits où se trouvent des personnes atteintes de déficiences cognitives est qu'il s'agit d'une intervention passive qui ne dépend pas du comportement des utilisateurs.

LES ESCALIERS

Pour ce qui est des escaliers, les enjeux prioritaires sont l'adéquation et l'uniformité de la géométrie, la visibilité, la fonctionnalité des rampes et la maintenance[51].

La géométrie

L'uniformité des marches est très importante. Il doit y avoir une rampe de chaque côté des escaliers en colimaçon et des escaliers tournants. La hauteur maximale recommandée de la contremarche est de 7 pouces (178 mm). La taille recommandée du giron de marche (profondeur) est un minimum de 11 pouces (279 mm) (Voir le Graphique 20). Le revêtement du giron de marche doit être mince et bien fixé pour favoriser l'utilisation optimale de la zone où le pied se pose.

GRAPHIQUE 20 : DIMENSIONS RECOMMANDÉES POUR LA CONTREMARCHE ET LE GIRON DE MARCHE DES ESCALIERS

Modèle de marche sécuritaire

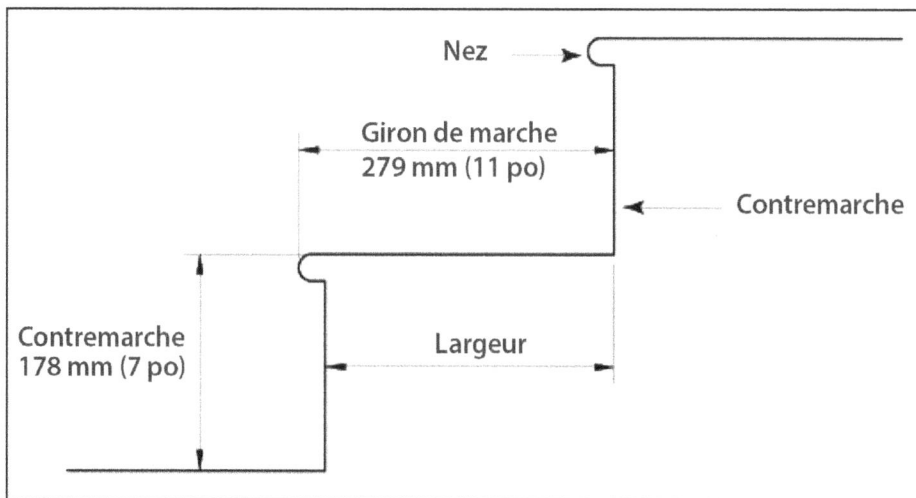

Diagramme : DesignAble Environments Inc. Site Web de la SCHL (https://www.cmhc-schl. gc.ca/odpub/pdf/63637.pdf)

Pour plus d'information sur les rampes, voir : https://www.cmhc-schl.gc.ca/en/co/acho/acho/ index.cfm

La visibilité

Dans les escaliers, il faut éviter les dessins susceptibles d'attirer le regard. Pour les personnes âgées atteintes d'un trouble de la vue, il est utile d'avoir des couleurs contrastantes sur les bords de chaque marche, et pas uniquement sur la marche du sommet et celle du bas de l'escalier. Il peut être salutaire d'installer une lumière de capteur de mouvement. Une barrière à verrouillage au sommet des escaliers peut aussi permettre d'éviter la chute d'une personne qui a de la difficulté à se déplacer dans les escaliers.

Les rampes

Un adulte doit être en mesure de mettre sa main autour et sous la rampe; la rampe doit avoir une circonférence de moins de 6,25 po (160 mm). La hauteur recommandée d'une rampe d'escaliers est de 35,5 à 38 po (de 900 à 965 mm). Il doit y avoir une rampe des deux côtés de la cage d'escaliers, et les rampes doivent se prolonger au-delà du sommet et du bas de l'esalier, puis aller vers le bas ou tourner vers le mur pour signaler la fin et le début de l'escalier.

Pour plus d'information sur la façon de prévenir les chutes des personnes âgées dans les escaliers, voir le lien vers la fiche de renseignements sur la prévention des chutes dans les escaliers de la Société canadienne d'hypothèque et de logement[51].

Il est devenu indispensable de créer un programme qui permette d'établir des liens entre les groupes communautaires de personnes âgées et les personnes qui conçoivent, élaborent et réglementent les codes des nouveaux logements destinés aux aînés. Grâce à de tels partenariats, il serait possible de répondre aux besoins de sécurité et de relations sociales de la population vieillissante.

La photographie ci-dessous, prise dans un établissement de soins public, illustre un certain nombre de défauts :

- Une contremarche trop élevée
- Des girons de marche trop courts
- Des rampes qui s'arrêtent avant la fin des marches
- Une surface dallée particulièrement glissante avec des chaussures glissantes

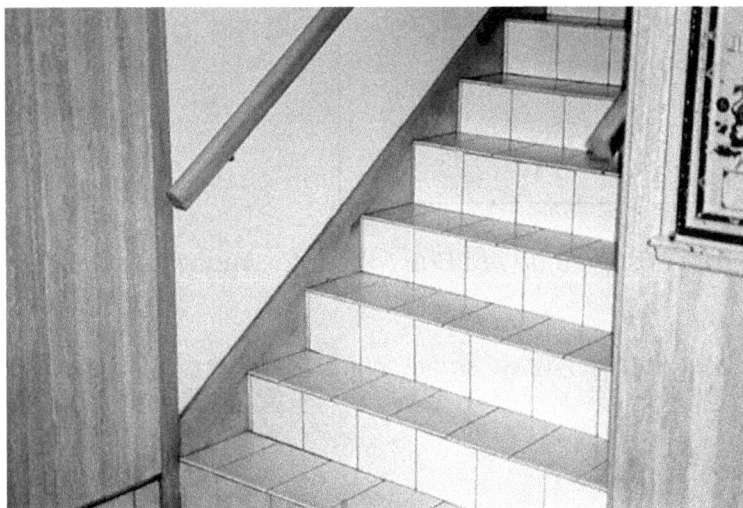

L'ACTIVITÉ - PHYSIQUE ET SOCIALE

L'ACTIVITÉ PHYSIQUE

Il existe de solides données probantes sur les avantages de l'activité physique pour diminuer le risque de chute des personnes âgées vivant dans la collectivité[2, 7, 8, 10, 34, 52-54]. Cependant, la durée, l'intensité, le niveau et le type optimal d'exercice pour les personnes atteintes de problèmes, tels que la démence, doivent faire l'objet de recherches supplémentaires[55-57]. Vous trouverez dans l'aperçu suivant l'information actuellement disponible sur les programmes efficaces à cet égard, dont ceux spécifiquement axés sur les personnes âgées soumises à des limitations au niveau de leur santé et de leur mobilité[58, 59].

Une question qui revient fréquemment lors de la conception d'un programme d'exercices axé sur la prévention des chutes est celle de savoir s'il vaut mieux concevoir des programmes pour des personnes individuelles ou des groupes supervisés. Selon des données probantes, les deux types de programme sont efficaces[3, 7, 9]. Il est surtout important que les programmes d'exercices individuels ou en groupe :

- Soient adaptés à la capacité et au rythme de la personne
- Soient axés sur un entraînement visant à améliorer l'équilibre, la démarche, la force musculaire, la souplesse, l'endurance ou la coordination (on a découvert que les

programmes qui ciblent plusieurs de ces aspects à fois permettent de diminuer le risque et le taux de chute)
- Tiennent compte des préférences culturelles des personnes
- Soient abordables, accessibles et plaisants
- Soient suffisamment motivants pour que les participants les incluent dans leur routine
- Fassent l'objet d'une approbation médicale lorsqu'ils s'adressent à des personnes aux prises avec un handicap ou un problème de santé grave

L'exercice est un très bon moyen de compenser les changements liés au viellissement. Ces changements comprennent une diminution des fonctions sensorielles, des réflexes plus lents et une baisse de la vue. Un programme d'exercices régulier aide à éliminer bon nombre de ces problèmes ou à en ralentir la progression. L'exercice est également un moyen efficace de diminuer le risque et le taux de chute. Un examen réalisé par la Collaboration Cochrane sur les interventions visant à prévenir les chutes des personnes âgées vivant dans la collectivité a permis de découvrir trois approches de l'exercice qui semblent réduire considérablement les chutes et les risques de chute[2] : un programme d'exercices en groupe de plusieurs volets, un groupe de tai chi et un programme d'exercices individuel à effectuer chez soi. En raison de la pratique fréquente qui consiste à exclure les personnes atteintes de déficience cognitive, de troubles de la vue graves et de la maladie de Parkinson ainsi que les victimes d'accidents vasculaires cérébraux ou de fracture de la hanche, les données probantes sur ces groupes de personnes sont limitées[2, 60]. Voici certaines activités physiques recommandées pour les personnes âgées :
- L'entraînement de l'équilibre[54], par ex., le tai-chi-chuan[59, 61, 62] et le yoga[63]
- L'entraînement de la force – à l'aide de poids ou d'une résistance[10, 54, 64]
- La marche[10, 65]
- La dance[66, 67]
- Le taekwondo[68]

Le tai-chi-chuan est une forme d'exercice qui, selon un certain nombre d'études, permet de diminuer le risque de chute[59, 61, 62]. Il s'agit d'un exercice chinois traditionnel d'intensité modérée qui comporte une série de mouvements lents et continus fondés sur des transferts du poids corporel et une rotation de la tête, du tronc et des extrémités effectués dans la détente et avec une respiration diaphragmatique[59].

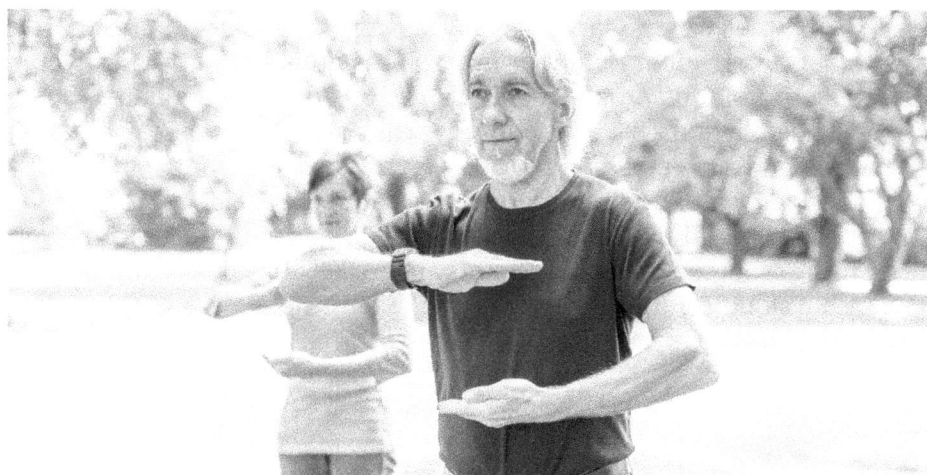

Il n'existe que peu de données probantes directes selon lesquelles la marche ou la dance peuvent diminuer les chutes; cependant, ces deux types d'activités favorisent l'exercice aérobique, bénéfique pour la santé et le bien-être global. La dance est également associée à un meilleur équilibre et à une meilleure qualité de vie.

Une autre approche qui a fait ses preuves pour encourager l'activité physique consiste à offrir aux personnes âgées à risque de chutes qui vivent chez elles un soutien professionnel sous la forme d'un programme d'exercices individuel adapté à leurs besoins. Cette méthode a été associée à une diminution considérable du risque de chute lors d'études dans le cadre desquelles des professionnels de la santé ont rencontré des femmes de 80 ans et plus pour mettre en place un programme d'exercices personnalisé visant à accroître la force et l'équilibre[69, 70].

L'exercice est important à tous les âges et à tous les stades de la vie, et les programmes doivent permettre d'intégrer des possibilités d'exercice à la vie quotidienne. Il est particulièrement nécessaire de faciliter l'activité physique des personnes âgées hospitalisées en prévoyant des itinéraires de marche sécuritaires à l'intérieur de l'hôpital. Or, la majorité des couloirs d'hôpitaux servent actuellement à entreposer de l'équipement, et les rampes nécessaires à la sécurité des personnes âgées aux prises avec des problèmes de santé susceptibles de nuire à leur équilibre sont peu accessibles, voire inexistantes.

Pour plus d'information sur les programmes d'exercices, voir le document intitulé CDC Compendium of Effective Chute Interventions[10]. Voir également l'Annexe 1, p. 167, pour des liens vers des ressources sur la prévention des chutes chez les personnes âgées[52, 58, 71].

L'ACTIVITÉ SOCIALE

On sait qu'un réseau social permet d'améliorer la qualité de vie et est favorable à la santé. Les personnes âgées qui vivent seules ou n'ont pas, ou peu, de relations et de soutien sociaux disent qu'elles sont moins heureuses, moins bien nanties et généralement moins satisfaites de leur vie[72, 73]. Personne n'ignore que les personnes âgées socialement isolées ont plus de problèmes de santé.

Une détérioration de la santé associée à un isolement social est aussi liée à un risque de chute[73]. C'est pourquoi, pour demeurer en bonne santé et diminuer leur risque de chute, il est important que les personnes âgées soient socialement actives.

Pour de nombreuses personnes âgées qui ont perdu leur partenaire, il peut être difficile de tisser de nouvelles relations sociales. Elles peuvent avoir besoin d'aide, d'une part, pour trouver des activités sociales ou des programmes offerts dans des centres communautaires, ainsi que le moyen de transport requis et, d'autre part, pour diminuer les craintes qu'elles pourraient avoir vis-à-vis des interactions sociales et gérer des problèmes de santé, tels que l'incontinence ou la nécessité d'utiliser une nouvelle aide à la mobilité. Il peut être plus facile de remédier à ces problèmes si la personne âgée trouve d'autres personnes dans la même situation. Les bienfaits potentiels de l'activité sociale sont nombreux, et comprennent le soutien et l'aide qu'il est possible d'obtenir au sein d'un réseau social plus large, la capacité de partager de l'information sur les ressources en santé et les ressources communautaires, une meilleure possibilité de bénéficier d'occasions d'activité physique et, tout simplement, d'avoir du plaisir.

LES VÊTEMENTS ET LES CHAUSSURES

LES VÊTEMENTS

Pour éviter que la personne âgée perde l'équilibre en s'habillant, il faut que ses vêtements soient relativement amples et faciles à enfiler; par ex., grâce à de grands boutons ou à des fermetures en velcro. Les robes de chambre et les pantalons trop longs risquent de provoquer des trébuchements. Il peut aussi être nécessaire de porter des bretelles pour empêcher les pantalons de tomber trop bas. À cet égard, recommandez à vos clients/aux participants du programme de consulter la liste des couturières ou des tailleurs de leur région pour faire ajuster leurs vêtements de façon à diminuer leur risque de chute.

LES CHAUSSURES

À l'intérieur comme à l'extérieur, les personnes âgées doivent porter des chaussures bien adaptées. À cet égard, on recommande les caractéristiques suivantes pour diminuer les risques de chute. (Voir également le Graphique 21)[74] :

- Une grande surface de contact sur la semelle
- Des talons fermés, i.e., pas d'escarpins ni de sandales de plage
- Des talons bas, larges ou pas de talon du tout
- Une empeigne suffisamment profonde et large pour éviter toute pression sur les orteils
- Un talon biseauté, i.e., un talon qui permet un meilleur contact avec la surface du sol lors des déplacements.
- Un col de talon surélevé pour mieux soutenir la cheville
- Une semelle extérieure texturée et antidérapante
- Une semelle intermédiaire mince et ferme
- Une semelle intermédiaire avec un évasement permet un meilleur contact avec la surface du sol
- Des lacets élastiques ou en velcro pour les personnes qui ont de la difficulté à se pencher ou à lacer leurs chaussures.

GRAPHIQUE 21 : CHAUSSURE DE MARCHE

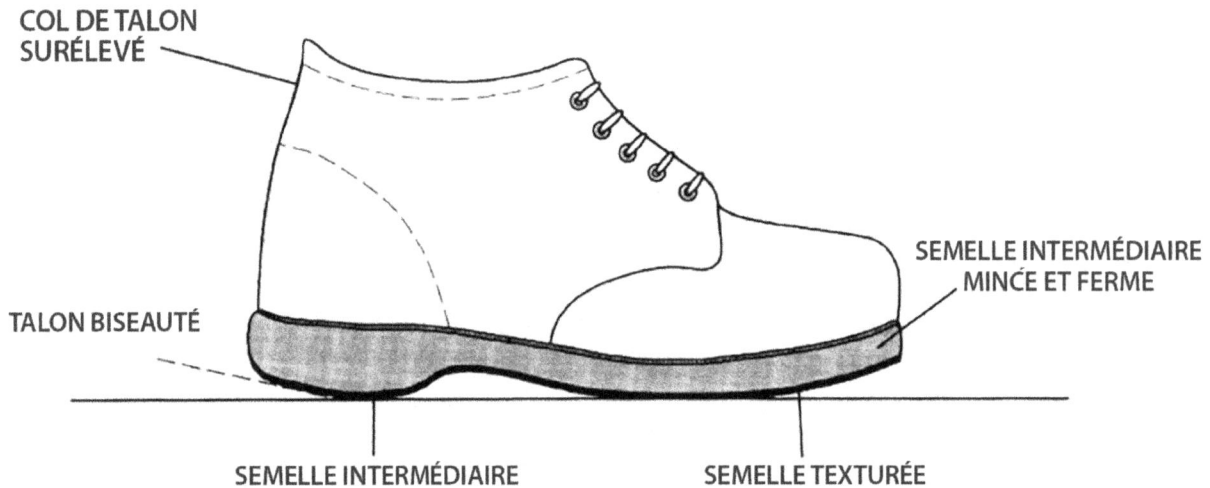

COL DE TALON SURÉLEVÉ

TALON BISEAUTÉ

SEMELLE INTERMÉDIAIRE MINCE ET FERME

SEMELLE INTERMÉDIAIRE

SEMELLE TEXTURÉE

Schéma reproduit avec l'autorisation de Dr Stephen Lord.

On a constaté que, sur la neige et sur la glace, le fait de placer un dispositif de traction léger au-dessus des chaussures permettait de prévenir les chutes[47]. Lorsque la personne enfile ses chaussures, elle risquera moins de tomber si elle s'aide d'un chausse-pied avec un long manche. Selon des données probantes, les semelles intermédiaires visant à améliorer l'équilibre permettent de diminuer les chutes[75]. Elles se glissent facilement dans les chaussures régulières et sont conçues pour compenser la perte de sensation sur la plante des pieds qui survient avec l'âge de façon à faciliter le recouvrement de l'équilibre et à empêcher une chute.

LA GESTION DE LA SANTÉ

Comme nous l'avons vu à la section sur les facteurs de risque biologiques, de nombreux problèmes médicaux sont connus pour contribuer au risque de chutes. Cependant, lorsqu'ils sont correctement évalués et réglés, bon nombre de ces risques peuvent être atténués ou éliminés.

Voici quelques stratégies que les professionnels de la santé et les chefs de file communautaires de la prévention des chutes peuvent utiliser pour promouvoir une bonne gestion de la santé :

- Une évaluation médicale annuelle
- L'aiguillage vers les spécialistes ou les autres professionnels de la santé appropriés
- Un examen annuel des médicaments et les modifications connexes
- De bonnes habitudes de sommeil
- Un examen annuel de la vue
- Le maintien de la santé osseuse et une réduction du risque de fracture
- L'utilisation d'un protecteur de la hanche pour les personnes à risque de fracture
- Une alimentation saine et une bonne hydratation
- L'autogestion des maladies chroniques

L'ÉVALUATION MÉDICALE ANNUELLE

On encourage les personnes âgées à passer une évaluation médicale annuelle chez leur médecin de famille pour permettre le diagnostic et le traitement continu des problèmes qui contribuent aux chutes et aux blessures consécutives à une chute. Les professionnels de la santé et les personnes chargées de diriger des programmes communautaires doivent encourager les participants à signaler toute chute à leur médecin. On recommande aux personnes âgées qui, durant une année, ont subi plusieurs chutes ou blessures nécessitant des soins médicaux de consulter un médecin. Voir l'Annexe 1, p. 167, pour des liens vers des ressources et une vidéo sur l'évaluation des risques de chute et la prévention des chutes à l'intention des fournisseurs de soins de santé primaires.

L'AIGUILLAGE VERS DES SPÉCIALISTES OU D'AUTRES PROFESSIONNELS DE LA SANTÉ

L'aiguillage vers les spécialistes ou d'autres professionnels de la santé est encouragé, si nécessaire. Plus particulièrement, une évaluation gériatrique peut être inestimable, surtout en cas de perte d'équilibre, d'évanouissement inexpliqué ou d'antécédent de chute avec blessure grave. Les ergothérapeutes et les physiothérapeutes jouent un rôle particulièrement important dans l'évaluation du risque et la mise en œuvre des interventions appropriées.

L'EXAMEN ANNUEL DES MÉDICAMENTS ET LES MODIFICATIONS CONNEXES

Des données probantes ont permis de découvrir qu'il y a, d'une part, une association entre un nombre croissant de médicaments et les chutes des personnes âgées[7, 24, 76], et, d'autre part, que l'examen et la modification des médicaments étaient efficaces pour diminuer les chutes[2, 7, 12].

Avec l'âge, on a relevé une augmentation de la demi-vie des médicaments (le temps durant lequel un médicament demeure dans le corps) et des niveaux actifs produits par une dose de médicament donnée[77]. La perte des fonctions rénales, hépatiques ou gastro-intestinales liée à la vieillesse prédispose les personnes âgées aux réactions indésirables[77]. C'est pourquoi il est nécessaire que le médecin de famille et/ou le pharmacien contrôle de près la posologie, les interactions et les complications potentielles des médicaments en effectuant un examen annuel des médicaments, dont les objectifs sont :

- De réduire le nombre des différents médicaments
- De réduire la posologie
- D'éliminer certains types de médicaments connus pour être associés à une augmentation du risque de chute, tels que les médicaments qui servent à favoriser le sommeil, à diminuer l'anxiété et à traiter la dépression[12, 78].

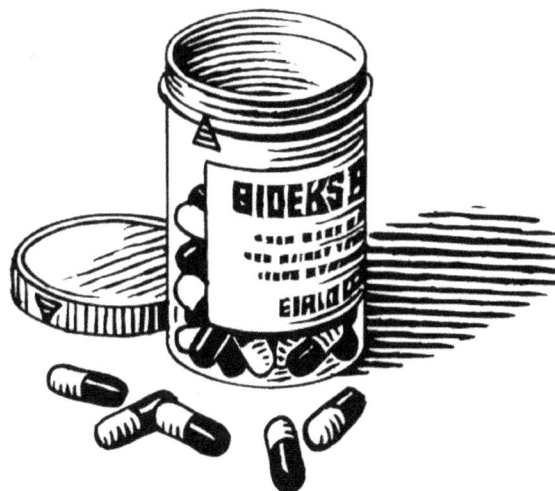

Lorsqu'une personne âgée qui prend un médicament psychotrope en devient dépendante pour dormir ou se détendre, le sevrage peut se révéler très difficile. Les problèmes de sommeil peuvent être exacerbés, ce qui crée une insomnie d'origine médicamenteuse. Il faut généralement les efforts concertés du patient, du médecin et du pharmacien pour diminuer la dépendance au médicament. Tous les professionnels de la santé ont un rôle à jouer pour aider leurs clients à mieux comprendre le lien entre les médicaments et le risque de chute accru.

Les types spécifiques de psychotropes connus pour augmenter le risque de chute chez les personnes âgées sont les benzodiazépines (dont les sédatifs, les hypnotiques et les anxiolytiques) et les antidépresseurs[76, 78, 79]. Les effets secondaires des benzodiazépines comprennent la somnolence, la fatigue, la dépression, le manque de coordination dans la démarche (ataxie), les étourdissements, la faiblesse musculaire, les problèmes de mémoire, l'agitation paradoxale, la confusion et la vision trouble[80]. Des données probantes ont permis de constater une surprescription chronique des benzodiazépoines chez les personnes âgées, dont des doses recommandées excessives et le renouvellement des ordonnances au-delà de la durée recommandée[80, 81].

Lors d'un examen récent de l'utilisation de médicaments potentiellement inappropriés par des personnes âgées, on a découvert que 43 % des personnes âgées prenaient ce type de médicament[81]. C'est pourquoi il est nécessaire d'établir des programmes de prévention des chutes axés sur les professionnels de la santé pour éviter que les personnes âgées reçoivent des ordonnances inappropriées.

Les médicaments dont on a constaté qu'ils étaient associés à un risque accru de chute sont indiqués au Tableau 5 du Chapitre 2 (p. 52).

> *Note : Les changements dans l'usage prescrit des médicaments doivent être faits en consultation avec un médecin, plus particulièrement en ce qui a trait aux usages thérapeutiques des benzodiazépines, tels que le traitement des troubles de panique et autres troubles mentaux, comme la schizophrénie et la bipolarité.*

Pour faciliter le sevrage des benzodiazépines, on recommande, entre autres :

- de prévoir un sevrage progressif sur conseil d'un médecin;
- de donner au patient de l'information sur des produits de remplacement non médicaux pour promouvoir la détente;
- d'encourager le patient à faire de l'exercice;
- de diminuer les boissons caféinées six heures avant le coucher;
- de décourager les siestes durant la journée;
- de maximiser le nombre d'heures de sommeil nocturne ininterrompu.

Il est important de relever qu'il ne suffit pas de faire un examen des médicaments. En effet, pour être efficace, cet examen doit être suivi par des modifications.

Il arrive que des personnes âgées ne sachent pas qu'elles prennent des médicaments psychotropes. Le cas échéant, voici des questions que vous pouvez leur poser :

- Vos médicaments ont-ils été examinés au cours des 12 derniers mois?
- Pouvez-vous me montrer, ou décrire, les médicaments que vous prenez, aussi bien les médicaments sur ordonnance que ceux en vente libre?
- Prenez-vous un ou des médicaments pour les nerfs, contre la dépression ou pour dormir?

DE BONNES HABITUDES DE SOMMEIL

Les troubles du sommeil nocturne sont un important indicateur de risque de chute chez les personnes âgées[82]. Une stratégie susceptible de remédier à ce problème consiste à donner à chaque client les conseils suivants[18, 83] :

- Se coucher et se lever tous les jours à la même heure, y compris en fin de semaine.
- Faire de l'activité physique régulièrement le matin et/ou l'après-midi, mais éviter l'exercice intense durant les quatre heures qui précèdent le coucher.
- S'exposer à la lumière du soleil durant la journée et l'éviter la nuit (si le client doit se lever pendant la nuit, il faut laisser uniquement la quantité de lumière minimale suffisante pour garantir sa sécurité).
- Éviter les repas lourds ou les grandes quantités de liquide durant les trois heures précédant le coucher, surtout dans le cas des patients qui souffrent de nycturie (besoin fréquent d'uriner la nuit) ou d'aigreurs d'estomac (indigestion ou reflux gastriques).
- Éviter la caféine et la nicotine. Ce sont des stimulants susceptibles de gêner le sommeil.
- Éviter l'alcool. (Bien qu'on utilise parfois un pousse-café pour favoriser le sommeil, le métabolisme de l'alcool provoque une fragmentation du sommeil et peut accroître la nycturie.)
- Créer un environnement propice à la détente et au sommeil en diminuant le bruit (ou en créant un bruit de fond, à l'aide d'un ventilateur, par exemple, pour faire écran aux bruits), éteindre les lumières et instaurer une routine de détente avant le coucher, telle qu'un bain chaud ou une musique douce.
- Empêcher les animaux de compagnie de dormir sur le lit, et éliminer les distractions susceptibles de provoquer le réveil.

On a constaté par expérience qu'un dépliant sur les bonnes habitudes de sommeil était moins efficace qu'une discussion sur le sujet avec la personne âgée, suivie de quelques recommandations personnalisées. Une fois les enjeux spécifiques identifiés, le professionnel de la santé ou le directeur communautaire doit expliquer les raisons du changement, donner des instructions détaillées et encourager le client à se conformer aux changements pendant au moins deux ou trois semaines, car le cycle du sommeil change tranquillement au fil du temps. Par exemple, un client qui se réveille fréquemment durant la nuit peut recevoir la recommandation de ne plus prendre d'alcool le soir et d'utiliser une lampe de poche ou de chevet lorsqu'il se réveille pour aller aux toilettes[83].

L'EXAMEN ANNUEL DE LA VUE

Encouragez les personnes âgées à faire un examen annuel de la vue chez un optométriste ou un ophtalmologue. Les personnes âgées risquent, en effet, davantage de souffrir de maladies oculaires et doivent veiller à recevoir les traitements opportuns ainsi qu'une ordonnance pour des lunettes appropriées. Dans bon nombre des provinces canadiennes, le coût des examens de la vue de base est en partie couvert par le régime d'assurance-maladie de la personne. Cepenant, si l'on soupçonne des problèmes de vue graves, la personne âgée doit demander à son médecin de l'aiguiller vers un ophtalmologue. Des études menées récemment ont montré qu'une opération précoce de la cataracte donnait lieu à une diminution de 34 % des chutes par rapport aux opérations de la cataracte plus tardives[7]. Les effets sont les plus marqués lors de la première opération de la cataracte[2, 84].

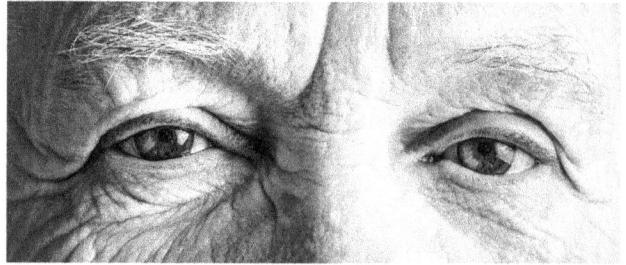

L'adaptation aux nouvelles lunettes peut accroître le risque de chute[85]. On recommande aux personnes âgées de demander les conseils d'un professionnel de la santé sur la façon d'ajuster des lunettes bifocales ou multifocales pour diminuer leur risque de chute. Lors d'une étude récente, on a constaté que le remplacement des verres à foyers progressifs par des lunettes médicales de vision à distance à lentille unique permettait de réduire le nombre de chutes[85]. Une bonne stratégie de prévention des chutes consiste à faire vérifier régulièrement les lunettes pour en assurer l'adaptation, la réparation et le nettoyage appropriés.

LE MAINTIEN DE LA SANTÉ OSSEUSE ET LA RÉDUCTION DU RISQUE DE FRACTURE

Le maintien de la santé osseuse et la réduction du risque de fracture sont une importante caractéristique des programmes de prévention des chutes. En effet, l'ostéoporose touche environ une femme de plus de 50 ans sur quatre et un homme de plus de 50 ans sur huit[86]. Cette maladie se caractérise par une faible masse osseuse et une détérioration du tissu osseux, qui provoquent une fragilité des os et un risque de fracture accrus, plus particulièrement au niveau de la hanche, de la colonne vertébrale et du poignet, suite à une chute ou à un traumatisme mineur.

Dans des directives de prévention des chutes publiées récemment, Ostéoporose Canada recommande des stratégies pour maintenir la santé osseuse et prévenir les fractures[13.] Les résidents des établissements de soins de longue durée sont particulièrement à risque, avec un taux de fracture de deux à quatre fois supérieur à celui des adultes vivant dans la collectivité[13]. Parmi ces recommandations, relevons la prise de suppléments de vitamine D et de calcium. On recommande de prendre chaque jour un total de 1200 mg de calcium par l'alimentation et la supplémentation, la quantité procurée par le supplément ne devant pas dépasser 500 mg. Les adultes de plus de 50 ans à risque modéré de carence en vitamine D peuvent prendre chaque jour un supplément d'au moins 800 à 1000 IU. Pour

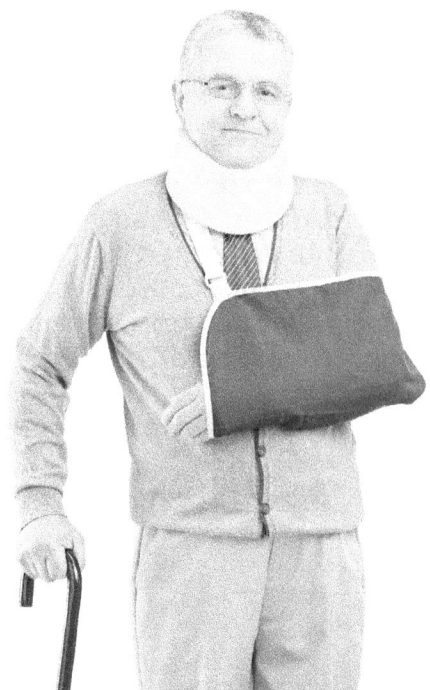

obtenir une quantité optimale de vitamine D, il est possible de prendre, sans problème et sans surveillance particulière, une dose allant jusqu'à 2000 IU. Les exercices de résistance et/ou les exercices aérobiques de mise en charge font partie des autres stratégies recommandées aux personnes atteintes d'ostéoporose, ou qui risquent d'en être atteintes. Les personnes à risque de chutes doivent faire des exercices axés sur l'équilibre et l'entraînement de la démarche, et les personnes à risque de fracture vertébrale doivent faire avant tout des exercices visant à stabiliser le tronc. Une autre stratégie consiste à préconiser le port de protecteurs de la hanche pour les résidents des établissements de soins de longue durée à risque élevé de fracture.

La vitamine D3 (cholécalciférol) est presque deux fois plus efficace que la vitamine D2 (ergocalciféral) pour augmenter la concentration de la 25-hydroxyvitamine D sérique. La vitamine D3 a également une puissance supérieure et un effet plus long que la vitamine D2. En raison de son niveau supérieur de vitamine D, elle facilite aussi mieux l'assimilation du calcium[87]. On recommande des suppléments de calcium et de vitamine D même aux personnes qui prennent des médicaments favorables à la santé des os. À cet égard, des études ont permis de constater qu'un supplément de calcium associé à un supplément de vitamine D était plus efficace qu'un supplément de calcium seul pour diminuer le nombre de chutes et améliorer la fonction musculaire[7,88]. Si l'alimentation de la personne âgée ne contient pas de lait, de produits laitiers ou de sources de calcium non laitières enrichies/fortifiées, il faut lui conseiller de consulter un professionnel de la santé qui lui donnera de l'information concernant un supplément. On déconseille aux personnes atteintes d'hypercalcémie (généralement due à un cancer, à de l'hyperparathyroïdie ou à une maladie rénale) de prendre un supplément de calcium. Les personnes âgées qui ont été victimes d'une fracture consécutive à une chute devraient passer un examen afin de déterminer si elles souffrent d'ostéoporose et être informées de la possibilité de prendre des médicaments conçus pour améliorer la santé osseuse. De plus, il convient d'informer les personnes qui prennent des corticostéroïdes du risque de développer une ostéoporose induite par les stéroïdes et de la nécessité de suivre un traitement pour atténuer la perte osseuse[86].

LES PROTECTEURS DE LA HANCHE

Les professionnels de la santé sont bien placés pour suggérer aux personnes atteintes d'ostéoporose d'utiliser un protecteur de la hanche, car ils peuvent leur recommander le modèle qui convient le mieux à leurs besoins. Pour plus d'information sur les protecteurs de la hanche, voir la section « Équipement » (p. 102).

UNE ALIMENTATON SAINE ET UNE BONNE HYDRATATION

On estime que 34 % des personnes âgées qui vivent seules dans la collectivité risquent de souffrir de carence alimentaire[89]. Or, une bonne alimentation est nécessaire pour favoriser la densité osseuse, maintenir la masse musculaire et promouvoir une bonne santé générale.

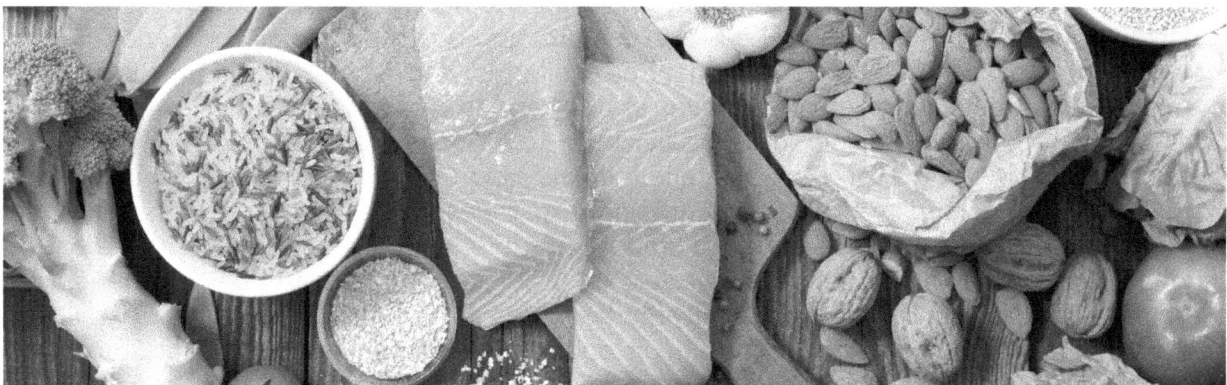

Une nutrition et une hydratation adéquates devraient faire partie de tous les programmes de prévention des chutes. Une mauvaise alimentation et des repas manqués provoquent des étourdissements et de la faiblesse musculaire. En été, lorsque les températures sont élevées, il est primordial que les personnes âgées s'hydratent bien. Il est donc important d'encourager la consommation quotidienne d'un minimum de six verres de boissons non caféinées.

L'alimentation des personnes âgées manque souvent de vitamine D et de calcium. Comme nous l'avons expliqué à la section sur « Le maintien de la santé osseuse et la réduction du risque de fracture », (p. 120) ce sont des nutriments importants qui favorisent la force musculaire et améliorent la densité osseuse et, par conséquent, diminuent le risque de chute et de fracture[90]. Les sources alimentaires de vitamine D comprennent les huiles de poisson, le jaune d'œuf ainsi que les céréales pour petit-déjeuner et les produits laitiers fortifiés. Cependant, l'alimentation et l'exposition au soleil ne constituent pas une source de vitamine D suffisante pour la majorité des personnes âgées, surtout en raison des écrans solaires, maintenant vivement recommandés pour éviter le cancer de la peau; c'est pourquoi il est nécessaire de leur prescrire un supplément. Le calcium des produits laitiers est celui que le corps assimile le mieux, mais on en trouve également dans le poisson avec arrêtes en boîte ainsi que dans le tofu, les amandes, les noix de Grenoble, le broccoli, le chou-fleur et les haricots de soja.

Le magnésium, le fer, la vitamine B12, l'acide folique et les aliments riches en protéines sont d'autres nutriments importants pour la prévention des chutes. Tous sont nécessaires à la densité osseuse, à la force musculaire, à la coordination et à l'endurance.

Voir l'Annexe 1, p. 167, pour des liens vers des guides sur l'alimentation adéquate.

L'AUTO-GESTION DES MALADIES CHRONIQUES

Bon nombre de maladies chroniques contribuent au risque de chutes et de blessures connexes causées par une perte d'équilibre, des problèmes de mobilité, la prise de mauvaises décisions liées à des troubles cognitifs ou à des médicaments qui augmentent le risque de chute. Les personnes atteintes d'une maladie chronique peuvent avoir besoin de l'aide de professionnels de la santé pour acquérir des aptitudes d'auto-gestion. Dans certains pays, un soutien à l'auto-gestion est offert par l'intermédiaire de numéros sans frais. Il serait utile que les programmes de prévention des chutes comprennent de l'information sur des maladies spécifiques, dont des liens vers des organismes axés sur des maladies particulières, de l'information sur la gestion des symptômes et les facteurs de risques inhérents à certaines maladies ainsi que des stratégies applicables à des maladies précises pour diminuer le risque de chute. Afin de faciliter l'auto-gestion, voici des mesures de prévention des chutes spécifiques à certains problèmes de santé :

- **Les fonctions intestinale et vésicale :** Un certain nombre d'équipements ou d'adaptations environnementales, tels que des urinoirs, des chaises d'aisances, des lampes de chevet le long du trajet menant aux toilettes, des barres d'appui près des toilettes, des sièges de toilettes surélevés et des bandes antidérapantes sur le sol devant les toilettes, peuvent diminuer le risque de chute lié à l'incontinence. On a découvert que les produits mis dans le réservoir des toilettes pour colorer l'eau aidaient les hommes à mieux « viser » lorsqu'ils urinaient, ce qui permettait d'éviter de mouiller le plancher, et de créer un risque de glissade. Il peut également être utile de faire évaluer la personne par son médecin de famille, ou de l'aiguiller vers un urologue, un spécialiste de l'incontinence ou un physiothérapeute. Certains médicaments d'ordonnance peuvent aussi aider, et il est important de réaliser fréquemment un dépistage des infections urinaires. Il faut étudier la possibilité d'administrer des produits contre l'incontinence aux personnes atteintes de problèmes intestinaux ou vésicaux. De plus, il est utile de donner de l'information sur les vêtements faciles à enlever la rééducation et le soutien de la vessie. Envisagez de recommander à la personne des gélules ou du jus de canneberge pour maintenir la santé de la vessie[91]. Finalement, soulignez l'importance d'une hydratation adéquate.

- **Les accidents vasculaires cérébraux :** Les services de santé de nombreux pays font des recommandations pour diminuer le risque d'accident vasculaire cérébral, soit, entre autres, en réduisant la consommation de sodium et de gras, en favorisant de bonnes habitudes alimentaires, en augmentant l'apport en fruits et en légumes, en cessant de fumer et en maintenant un mode de vie actif. Voir l'Annexe 1, p. 167, pour des recommandations visant à prévenir les accidents vasculaires cérébraux ou à mieux vivre suite à un tel accident.

- **Les maladies cardiovasculaires, dont l'hypotension posturale :** l'hypotension orthostatique est une chute de la pression sanguine lors du passage à la position debout susceptible de provoquer un étourdissement. Les personnes aux prises avec ce problème ont un risque de chute accru, plus particulièrement lorsqu'elles sont couchées ou assises et se lèvent rapidement. Il existe des données probantes à l'appui de l'évaluation et du traitement de ce problème en vue de diminuer le risque de chute[7]. Il est possible d'atténuer l'hypotension posturale en surélevant le sommier du lit, en faisant régulièrement de l'exercice, en évitant les changements de position brusques, en modifiant son alimentation, en portant les bas élastiques et en évitant la chaleur ainsi que certains médicaments[92, 93].

Des données probantes solides ont permis de constater que le traitement des maladies cardiovasculaires, telles que l'arhythmie et l'hypotension posturale, favorisent la diminution des chutes[7, 8]. Un stimulateur cardiaque peut aider les personnes âgées victimes de chutes fréquentes, récurrentes et inexpliquées atteintes d'hypersensibilité du sinus de la carotide [2, 7]. Il faut aiguiller les personnes âgées aux prises avec des étourdissements, des épisodes de syncope ou des chutes soudaines de cause inconnue vers les professionnels de la santé appropriés pour évaluation et traitement.

- **Les troubles cognitifs :** On a découvert certaines mesures susceptibles de diminuer la probabilité de chutes et de blessures connexes chez les personnes atteintes de démence, dont des exercices et des modifications domiciliaires. On a constaté lors d'une étude qu'un programme d'exercices à domicile associé à une formation en techniques de gestion comportementale dispensée à l'aidant avait permis d'améliorer la santé physique et de diminuer le taux de placement en établissement pour troubles comportementaux[94]. Les stratégies utiles visant à diminuer le risque de chute des personnes atteintes de démence comprennent le maintien ou l'augmentation de l'activité physique, le maintien de routines familières, le changement minimal de l'environnement physique, l'élimination du désordre, la promotion d'activités et de relations enrichissantes ainsi que la stimulation sensorielle appropriée.

- **La diminution du toucher et/ou de la proprioception :** Lorsque le toucher et/ou la proprioception sont amoindris, il est utile d'apprendre à utiliser d'autres sens pour compenser. Les programmes utiles à cet égard sont ceux qui comprennent une formation dispensée par un professionnel de la santé concernant la vue et une meilleure conscience de la façon dont la personne pose les pieds lorsqu'elle marche. Il est également important de vérifier régulièrement l'état des pieds et des orteils pour en détecter toute rougeur ou signe d'irritation.

LES MILIEUX DES SOINS DE LONGUE DURÉE ET DES SOINS DE COURTE DURÉE

Les milieux des soins de longue durée et des soins de courte durée offrent des occasions d'interventions non réalisables dans des milieux communautaires moins structurés. Bon nombre des interventions présentées ci-dessus sont réalisables dans tous les milieux, mais elles sont aussi personnalisées ou adaptées à de petits groupes. Dans les établissements de soins, il est possible de mettre en place des approches individuelles et globales. Dans cette section, nous présentons les interventions spécifiques aux établissements de soins de longue et de courte durée.

Comme nous l'avons montré auparavant dans ce chapitre, à la section sur « Les niveaux de données probantes les plus solides », les établissements de soins de longue et de courte durée sont similaires aux établissements communautaires en ce qui a trait à la nécessité d'une approche multifactorielle des interventions[2, 3, 7]. À l'instar des milieux communautaires, les composantes d'une approche multifactorielle comprennent l'évaluation et la modification de l'environnement, l'examen et la modification des médicaments, l'exercice et les interventions adaptées au risque évalué. Les interventions suivantes représentent les données probantes et les conclusions d'études menées dans des établissements de soins de longue et de courte durée[4, 7, 12, 13, 19, 23, 27, 33, 79, 95-108].

- L'éducation du personnel
- L'entraînement de la mobilité et l'utilisation des appareils fonctionnels
- Les transferts et la démarche
- La diminution de l'utilisation des benzodiazépines, l'examen et la modification des médicaments
- Les suppléments de vitamine D et de calcium
- La diminution des contentions physiques
- La gestion de l'incontinence
- Les habitudes de sommeil
- La tenue d'un journal sur les chutes
- L'évaluation postérieure à une chute
- Les accompagnants bénévoles
- L'exercice
- Le port de chaussures
- La sécurité personnelle
- Les protecteurs de la hanche
- La modification de l'environnement

L'ÉDUCATION DU PERSONNEL

(Voir la section « L'éducation » p. 100.)

L'ENTRAÎNEMENT DE LA MOBILITÉ ET L'UTILISATION DES APPAREILS FONCTIONNELS

L'entraînement de la mobilité et l'utilisation des appareils fonctionnels conçus pour les personnes âgées doivent se faire en fonction d'évaluations de la mobilité axées sur la prévention des chutes et de mesures adaptées aux problèmes d'équilibre et de démarche et aux autres problèmes de mobilité. La prescription d'appareils fonctionnels servant à promouvoir une démarche sécuritaire doit être accompagnée d'instructions d'utilisation claires. Voilà, par exemple, une occasion d'appliquer des enseignements de la section sur « L'éducation » concernant la communication efficace et la préparation au changement.

Les stratégies visant à promouvoir l'utilisation sécuritaire optimale des aides à la mobilité et des appareils fonctionnels comprennent :

- **L'éducation :** L'information et la formation du personnel ainsi que des personnes âgées et de leur famille concernant les avantages et les problèmes liés aux appareils fonctionnels.
- **Le rappel :** Pour les personnes (plus particulièrement celles atteintes de démence) qui peuvent avoir besoin de rappels constants, qu'il faut toujours offrir avec calme et empathie.
- **Le marquage :** Les insignes ou les marqueurs de couleurs utilisés pour indentifier les appareils fonctionnels.
- **L'adaptation :** L'adaptation des appareils fonctionnels, et de leur utilisation, aux besoins individuels, aux préférences personnelles et à l'évolution de la situation.
- **La consultation :** L'établissement, en collaboration avec les résidents/patients, la famille et les membres du personnel, d'une routine afin d'évaluer, d'une part, les préférences et les besoins personnels et, d'autre part, l'objectif et l'efficacité de l'appareil fonctionnel.

LES TRANSFERTS ET LA DÉMARCHE

Les ergothérapeutes et les physiothérapeutes ont les compétences nécessaires pour évaluer le transfert des résidents du lit, des chaises, des fauteuils roulants et des toilettes. Les aspects dont ils tiennent compte à cet égard comprennent la hauteur et la stabilité de l'équipement, la nature du transfert et la qualité de l'aide du personnel. Ils peuvent expliquer aux membres du personnel les techniques de transfert sécuritaires, les conseiller concernant un programme d'aide, déterminer les réparations ou les modifications requises de l'équipement et des aides à la mobilité et recommander les moments auxquels une consultation médicale est nécessaire.

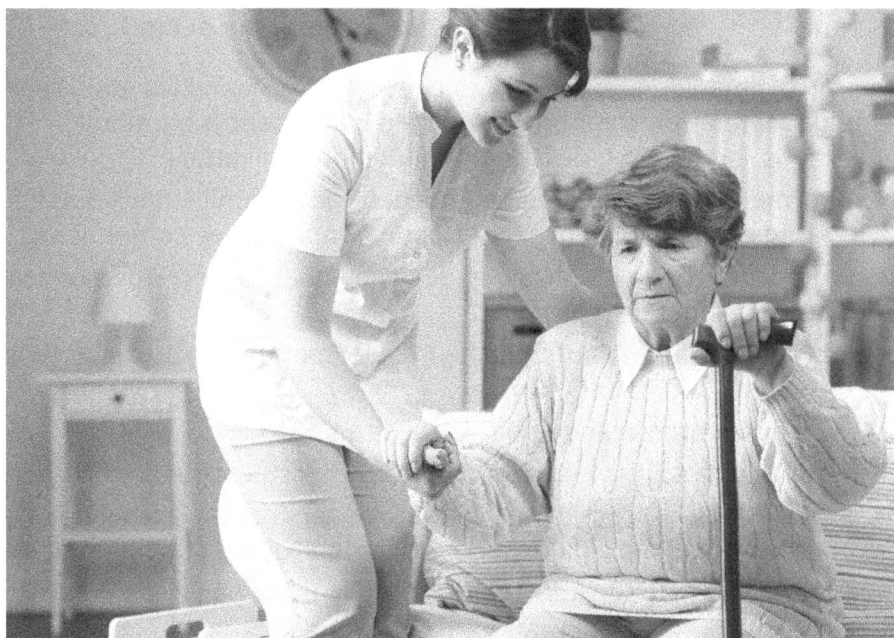

LA RÉDUCTION DE L'UTILISATION DES BENZODIAZÉPINES, L'EXAMEN ET LA MODIFICATION DES MÉDICAMENTS

Dans les établissements de soins, on administre couramment des benzodiazépines aux personnes âgées pour les aider à dormir. Des études ont montré que les benzodiazépines sont l'un des principaux facteurs de risque de fracture consécutive à une chute pour les résidents de foyers, le taux de fractures de la hanche étant considérablement plus élevé durant les 14 premiers jours de la prise de ce médicament[79, 99, 100].

Selon certaines données probantes, le sevrage des benzodiazépines chez les personnes âgées ne provoque pas d'effets secondaires[101]. Les stratégies utilisées pour réduire l'utilisation des benzodiazépines sont les mêmes que celles décrites auparavant à la section sur « L'examen annuel des médicaments et les modifications connexes » (p. 120). Voir la section sur « Les bonnes habitudes de sommeil » (p. 121) pour favoriser la réduction des somnifères.

LES SUPPLÉMENTS DE VITAMINE D ET DE CALCIUM

Lors d'études menées auprès de résidents d'établissements de soins de longue durée, on a constaté une diminution du taux de chutes et de fractures lors de l'administration d'un supplément de vitamine D et de calcium[102-104]. Voir les sections sur « Le maintien de la santé osseuse et la diminution du risque de fracture » et sur « Une alimentation saine et une bonne hydratation ».

LA DIMINUTION DES CONTENTIONS PHYSIQUES

Selon certaines données probantes, les contentions physiques et chimiques sont associées à une augmentation du risque de blessures; de plus, il n'y a pas suffisamment de données probantes indiquant que les contentions permettent de diminuer le risque de chute[3, 19, 98]. Les conclusions des études sont en faveur des politiques qui préconisent une utilisation minimale des contentions, exigent des examens fréquents et précisent que les contentions ne doivent pas remplacer une évaluation ou une supervision adéquate[23].

Les programmes de prévention des chutes menés dans les établissements de soins de longue durée gagneraient à comporter des directives visant à promouvoir l'utilisation minimale des contentions, en fonction des recommandations suivantes[19, 23] :

- Informer les membres du personnel et de la famille ainsi que les patients/résidents des stratégies que l'on peut utiliser pour remplacer les contentions.
- Promouvoir l'activité physique, les activités régulières personnalisées et la présence d'accompagnateurs.
- Promouvoir la régularité des heures de sommeil nocturne ainsi qu'une limitation du temps passé au lit durant la journée.
- Promouvoir une routine pour la toilette.
- Trouver une solution aux problèmes comportementaux imputables à la distraction.
- Prévoir une descente de lit, un matelas aux bords relevés ou un lit bas placé près du mur pour les personnes qui risquent de tomber du lit.
- Prévoir une table de chevet, des rampes de lit partielles ou des poteaux placés près du lit.
- Créer une ambiance propice au calme, avec de la musique douce, un éclairage feutré et des activités sécuritaires dans la chambre à coucher des patients/résidents agités.

LA GESTION DE L'INCONTINENCE

L'incontinence est associée à un risque accru de chute occasionné par de multiples trajets à la salle de bain (souvent la nuit), à la nécessité de courir aux toilettes ainsi qu'à des glissades provoquées par de l'urine sur le plancher. Elle peut également entraîner un isolement social occasionné par la crainte de ne pas trouver des toilettes à temps, ou par l'embarras que pourrait causer une fuite. Pour diminuer le risque de chutes, la première chose à faire est de demander à un professionnel de la santé de déterminer et de traiter les facteurs à l'origine de l'incontinence. Les facteurs de risque de l'incontinence comprennent les problèmes médicaux, tels que le diabète, les infections urinaires récurrentes, l'obstruction urinaire ou une faiblesse du muscle pelvien. Les médicaments, tels que les anticholinergiques, les narcotiques et les diurétiques, peuvent contribuer à l'incontinence. L'alcool peut accroître la fréquence et l'urgence, et la caféine peut causer une instabilité de la vessie (urgence, fréquence, nycturie et/ou fuite).

Les types d'incontinence :
- L'incontinence par impériosité : absence de capacité sensorielle qui empêche de sentir le besoin d'uriner.
- L'incontinence à l'effort : incapacité d'empêcher l'écoulement de l'urine lors d'une pression accrue sur la vessie (peut être provoquée par la toux ou l'éternuement).
- L'incontinence par regorgement : occasionnée par une rétention urinaire et une distension de la vessie qui entraîne une augmentation de la pression et une ouverture de l'urètre.
- L'incontinence de réflexe : détente involontaire de l'urètre.
- L'incontinence fonctionnelle : incapacité d'atteindre les toilettes à temps en raison de problèmes environnementaux, physiques ou cognitifs.

Stratégies de gestion :
- Exercices du muscle pelvien
- Ré-entraînement de la vessie en faisant attention aux symptômes qui signalent la nécessité de vider la vessie
- Programmation d'un temps d'aide pour la toilette, plus particulièrement pour les personnes atteintes de démence
- Perte de poids et amélioration de la forme physique
- Emplacement pratique des toilettes ou chaise d'aisances
- Serviettes pour incontinence
- Augmentation de la consommation de liquide pour éviter la déshydratation et les infections
- Administration de jus ou de gélules de canneberge pour diminuer le risque d'infection
- Diminution de la consommation de caféine, d'alcool et d'aliments acides
- Administration de médicaments qui éliminent la nécessité pressante d'uriner (en cas d'incontinence impérieuse)
- Cathétérisme
- Procédures chirurgicales

Exercices pour les muscles pelviens :
- Lorsque vous urinez, contractez pendant deux secondes les muscles que vous utiliseriez pour cesser d'uriner, puis détendez-les pendant deux secondse. Faites deux autres séries.
- Augmentez progressivement la durée des contractions à 10 secondes, et faites trois séries.
- Essayez de faire au moins trois séries par jour.

LES HABITUDES DE SOMMEIL

En sus des conseils donnés auparavant concernant les bonnes habitudes de sommeil visant à diminuer le risque de chute, voici quelques recommandations à cet égard pour les établissements de soins de longue durée :
- Faites participer les résidents/patients à diverses activités durant la journée pour éviter les siestes.

- Veillez à prévoir suffisamment de personnel pour superviser les personnes qui n'arrivent pas à dormir ou se lèvent la nuit.
- Prévoyez un lieu supervisé et bien éclairé où les résidents peuvent se déplacer en toute sécurité 24 heures sur 24.
- Prévoyez un éclairage qui répond aux besoins des résidents/patients (par ex., des veilleuses, des marques fluorescentes sur le sol en direction de la salle de bain, des capteurs de mouvements lumineux et des interrupteurs facilement accessibles).
- Veillez à ne pas trop surélever le lit et évitez d'utiliser des armatures qui s'étendent sur toute la longueur du lit.
- Installez des poteaux près du lit, des armatures partielles ou d'autres aides pour les personnes aux prises avec des problèmes de mobilité.
- Éliminez le désordre et tout ce qui pourrait provoquer une chute dans la chambre à coucher et sur le trajet en direction de la salle de bain.
- Veillez au confort du patient/résident à l'aide de matelas et de coussins visant à soulager la pression.
- Veillez à la gestion de l'incontinence pour permettre le maximum de sommeil ininterrompu.
- Examinez les médicaments qui contribuent au manque de sommeil et/ou augmentent le risque de chute.

Il est possible de diminuer la durée et le nombre des siestes en stimulant davantage les patients/résidents durant le jour. Voilà une occasion d'organiser des programmes communautaires de prévention des chutes, tels que des programmes de visiteurs bénévoles, dans les établissements de soins de longue durée.

LE JOURNAL SUR LES CHUTES

On a mené une étude concernant les effets d'un journal tenu par des infirmières sur le taux de chutes à titre d'intervention dans les établissements de soins de longue durée[105]. Les conclusions de cette étude ont permis de constater une diminution substantielle du nombre de chutes dans les établissements dans lesquels les infirmières avaient tenu ce type de journal. Les journaux sur les chutes permettent de savoir quand et comment les chutes se produisent.

LES ÉVALUATIONS POSTÉRIEURES AUX CHUTES

Le taux de chutes était moindre lorsqu'une infirmière autorisée réalisait une évaluation suite aux chutes. Les évaluations effectuées auprès des résidents des établissements de soins comprenaient des tests en laboratoire, des électrocardiogrammes et des systèmes de surveillance Holter (cardiaque) sur 24 heures[106]. Lors de l'examen des évaluations postérieures aux chutes, bon nombre de facteurs de risque et de problèmes auxquels il est possible de remédier, tels que la faiblesse, les dangers environnementaux, l'hypotension, les effets secondaires des médicaments et les dysfonctions de la démarche, peuvent être décelés, définis et résolus. Voir le Graphique 5, « Formulaire de rapport de chute », au Chapitre 1 (p. 22), à titre d'outil d'évaluation postérieure à une chute.

LES ACCOMPAGNATEURS BÉNÉVOLES

Dans le cadre d'une étude, des accompagnateurs bénévoles ont observé des patients pour éviter toute agitation accrue ou tout comportement risqué et, le cas échéant, les calmer et les rassurer; si nécessaire, ils pouvaient faire appel à une infirmière[108]. Les bénévoles ont aussi organisé des activités, dont des conversations, des jeux de cartes, des lectures à voix haute, de la musique, de l'aide pratique lors des repas et la recherche d'effets personnels. Les résultats de l'étude ont permis de constater une diminution de 51 % des chutes dans le service hospitalier en question. Aucune chute ne s'est produite lorsque des accompagnateurs bénévoles étaient présents.

L'EXERCICE

(Voir la section sur « L'activité physique », p. 112).

LE PORT DE CHAUSSURES

Les formulaires de rapport de chute remplis sur une période de six mois dans 14 établissements de soins de longue durée ont permis de constater que, par rapport aux chaussures, le port de pantoufles était associé à une probabilité de chute accrue[107]. Les auteurs de cette étude recommandent donc que les résidents portent en tout temps des chaussures lorsqu'ils ne sont pas alités.

LA SÉCURITÉ PERSONNELLE

On recommande une approche d'équipe pour régler les problèmes liés à sécurité personnelle des patients et diminuer le risque de chute. Parmi les mesures préconisées à cet égard, on suggère d'aider les patients à s'orienter dans les nouveaux environnements, de rendre les objets accessibles, de prodiguer des pédicures et de fournir des chaussures sécuritaires[18]. Les recommandations supplémentaires comprennent la formation du personnel concernant les évaluations des patients/résidents et la planification de la réduction des chutes. Les stratégies de réduction des risques incluent l'utilisation de lits surbaissé, des panneaux placés au-dessus du lit pour indiquer que la personne présente un risque élevé de chute, le port de bracelets d'alarme, la programmation de rondes de surveillance, les appels lumineux à portée de main ou épinglés aux vêtements de nuit ainsi que la sensibilisation des membres de la famille et des gardiens familiaux. On a également découvert qu'une supervision supplémentaire des résidents les plus fragiles permettait de prévenir efficacement les chutes[107].

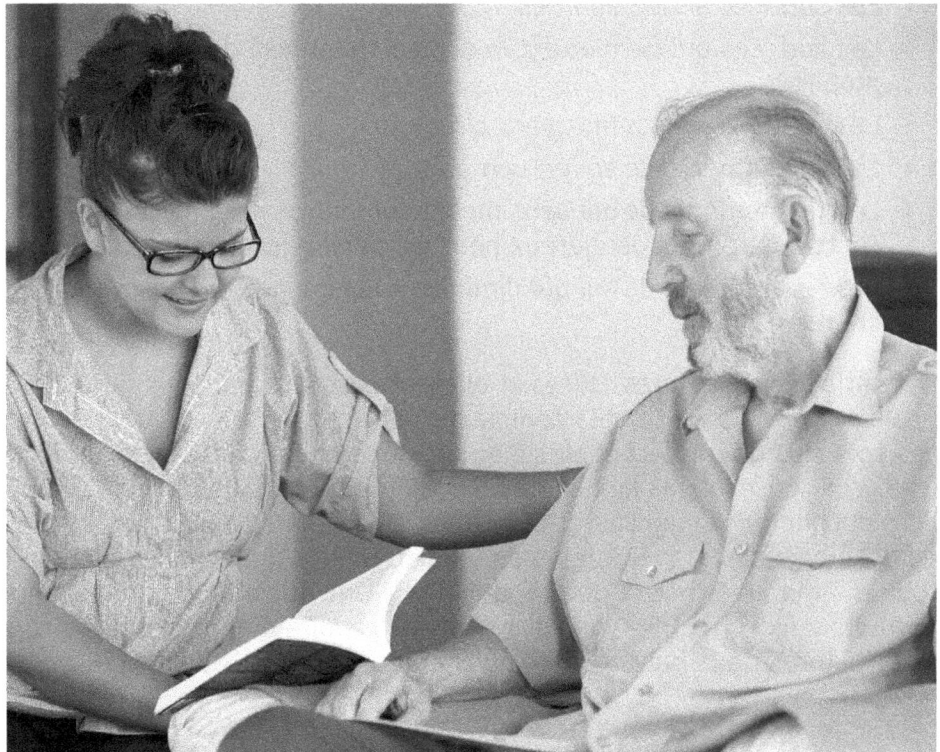

LES PROTECTEURS DE LA HANCHE

On a constaté que les protecteurs de la hanche sont particulièrement efficaces pour les personnes à risque de chute élevé, telles que les personnes âgées des établissements de soins de longue durée. C'est pourquoi on recommande vivement aux résidents à risque élevé de fracture de porter des protecteurs de la hanche lors de leurs déplacements[13]. De nombreux établissements fournissent maintenant des protecteurs de la hanche à leurs résidents ou indiquent aux membres de la famille où ils peuvent s'en procurer. Pour plus d'information sur les protecteurs de la hanche, voir la section sur « L'équipement » (p. 102).

LES MODIFICATIONS DE L'ENVIRONNEMENT

Il est important de tenir compte de l'évaluation et des modifications environnementales pour prévenir les chutes et les blessures dans les établissements de soins de longue durée. À cet égard, les principaux éléments à prendre en considération comprennent l'éclairage, les risques de trébuchement et les planchers non sécuritaires. Les résidents/patients ont besoin de pouvoir atteindre les interrupteurs et de bénéficier d'un bon éclairage. On a également constaté que l'équipement des salles de bains, tel que les sièges de toilette surélevés et les barres d'appui, permettaient de diminuer les chutes[18].

Les revêtements de sol sont d'une importance primordiale dans les établissements de soins de longue durée en raison des priorités concurrentes de la propreté, de la réduction du bruit, de la sécurité et du coût. Parmi les revêtements de sol déconseillés, relevons :

- Les tapis très épais
- Les carpettes et les chemins d'escaliers sans doublure antidérapante
- Les matériaux au fini brillant susceptible de produire un éblouissement
- Tout matériel dont la surface n'est pas parfaitement plate

Revêtements de sol recommandés :

- Les surfaces antidérapantes
- Les surfaces qui permettent le déplacement aisé des fauteuils roulants et des aides à la mobilité
- Les surfaces sans reflet (sans cires)
- Les revêtements de sol en bon état
- Les revêtements de sol sans motifs complexes et sans couleurs contrastantes (particulièrement dangereux pour les personnes atteintes de la maladie d'Alzheimer)
- Les revêtements de sol qui diminuent les impacts ou absorbent l'énergie produite par une chute

Les surfaces irrégulières, dures et glissantes sont associées à un risque de chute. Les tapis épais et les tapis aux motifs complexes sont également connus pour contribuer aux chutes. Les sols plus doux susceptibles d'amortir une chute constituent un moyen de diminuer les fractures consécutives aux chutes. En même temps, il faut tenir compte de l'effet de la rigidité du plancher sur la mobilité et l'équilibre. Une étude d'A.C. Laing et S.N. Robinovitch a permis de découvrir deux revêtements de sol peu rigides qui aident à diminuer la force de l'impact tout en limitant le risque de déséquilibre[17]. Une autre étude sur le rapport coût-efficacité de ces produits a montré qu'ils avaient permis de réduire efficacement les coûts directs et indirects des fractures de la hanche onze mois après leur installation[97].

En résumé, les données probantes sur la prévention des chutes et des blessures dans les établissements de soins de courte et de longue durée soulignent la nécessité d'une approche d'équipe multifactorielle appuyée par la collaboration de membres du personnel de première ligne, de professionnels du domaine paramédical, du personnel chargé de l'entretien des bâtiments, des membres de la famille et des personnes âgées afin de cerner les problèmes et de trouver des solutions. Il y a également des mesures appuyées par de nombreuses données probantes, telles que l'exercice supervisé dans les établissements de soins subaigus, l'administration d'un supplément de vitamine D aux résidents des établissements de soins de longue durée ainsi que l'examen des médicaments et les modifications connexes, qui requièrent une attention immédiate. D'autres interventions, telles la pose de revêtements de sol qui absorbent l'énergie, ont permis d'obtenir des résultats prometteurs pour diminuer les fractures consécutives à une chute. D'autres études sont nécessaires pour renforcer les données probantes existantes et explorer de nouvelles interventions, plus particulièrement auprès de sous-populations, telles que les personnes atteintes de démence, qui, jusqu'ici, ont fait l'objet d'un nombre insuffisant de recherches.

CONTEXTE SOCIAL ET POLITIQUE

Le contexte social et politique de la mise en œuvre de pratiques exemplaires dépend de la croyance selon laquelle il est possible de prévenir les chutes et les blessures connexes. Si les personnes qui possèdent les ressources nécessaires pour appuyer les programmes de prévention ne sont pas convaincues des effets de ces programmes, il est peu probable qu'elles allouent les fonds requis. De plus, une fois les données probantes acceptées, il faut que les personnes qui contrôlent les ressources soient convaincues que les stratégies de prévention sont rentables, appropriées, durables et acceptables aussi bien pour le public cible que pour les personnes chargées de leur mise en œuvre.

Les décideurs en mesure de modifier la législation sont d'importants collaborateurs. Leur appui aidera à assurer la sécurité des milieux bâtis ainsi que l'allocation de ressources suffisantes aux fournisseurs des services de santé chargés de l'évaluation des risques et des programmes de prévention. À cet égard, il faut présenter les pratiques exemplaires fondées sur des données probantes aux législateurs, aux fournisseurs de soins de santé qui travaillent avec des personnes âgées, aux organismes communautaires, aux organisations bénévoles ainsi qu'aux personnes à risque et à celles qui en prennent soin.

La mise en forme de cette information pour qu'elle produise le meilleur effet possible peut nécessiter les services des personnes qui possèdent l'expertise requise à cette fin et connaissent bien les principes liés à l'apprentissage des adultes. Il est, en effet, important de se souvenir que l'information et la sensibilisation, en tant que telles, ne suffisent pas : pour être efficace et permettre la concrétisation des changements nécessaires, la mise en œuvre des programmes doit solliciter la participation active des intervenants.

Dans certains cas, il se peut que la mise en œuvre doive se faire progressivement pour que le programme soit couronné de succès. C'est-à-dire qu'il faudra peut-être commencer par un petit projet aux objectifs modestes assorti de mesures visant à en prouver l'efficacité afin de préparer le terrain pour un programme de plus grande envergure.

CONCLUSION

Dans ce chapitre, nous avons donné suite aux leçons des chapitres 1 et 2 en établissant un lien entre la nécessité de définir le problème et d'identifier les personnes à risque et celle de sélectionner l'intervention appropriée. Vous avez appris comment sélectionner les meilleures sources de données probantes en prévention des chutes et vous vous êtes familiarisés, d'une part, avec la série d'interventions fondées sur des données probantes qu'il est possible de mettre en place pour les populations concernées et, d'autre part, avec les astuces pratiques utiles pour réaliser ces interventions. Nous avons également mis en évidence l'efficacité d'une approche multifactorielle de la prévention des chutes.

Nous avons souligné que toutes les interventions ne conviennent pas à toutes les personnes et à tous les milieux. C'est pourquoi il est primordial de déterminer avec précision la nature du problème et de bien évaluer chaque risque afin de choisir la bonne intervention. Vous avez aussi compris l'importance de connaître le degré de disposition au changement des personnes âgées et appris des stratégies visant à motiver et à faciliter l'action. Vous êtes rendu compte qu'il ne suffit pas de savoir ce qui fonctionne, mais qu'il faut aussi solliciter activement la participation des personnes à risque au processus de changement.

Ce chapitre clôt la troisième des cinq étapes de l'approche de la prévention des chutes en santé publique :

1. Définition du problème
2. Identification des facteurs de risque
3. **Examen des pratiques exemplaires**
4. Mise en œuvre du programme
5. Évaluation du programme

Dans le chapitre suivant, **Mise en œuvre du programme**, nous mettons à profit l'examen des pratiques exemplaires pour expliquer comment élaborer des programmes de prévention des chutes efficaces à partir de données probantes.

RÉFÉRENCES

1. Nyman S. R. et C. R. Victor. (2012). Older people's participation in and engagement with falls prevention interventions in community settings: An augment to the Cochrane systematic review. *Age and ageing, 41*(1), p. 16–23.

2. Gillespie L. D., M. C. Robertson, W. J. Gillespie, C. Sherrington, S. Gates, L. M. Clemson, et S. E. Lamb. (2012). Interventions for preventing falls in older people living in the community. *Cochrane Database of Systematic Reviews,* (9), CD007146. doi: 10.1002/14651858.CD007146.pub3

3. Cameron I. D., L. D. Gillespie, M. C. Robertson, G. R. Murray, K. D. Hill, R.G. Cumming et N. Kerse. (2012). Interventions for preventing falls in older people in care facilities and hospitals. *Cochrane Database of Systematic Reviews,* (12), CD005465. doi: 10.1002/14651858.CD005465.pub3

4. Santesso N., A. Carrasco-Labra et R. Brignardello-Petersen. (2012). Hip protectors for preventing hip fractures in older people. *Cochrane Database of Systematic Reviews* (3), CD001255. doi: 10.1002/14651858.CD001255.pub5

5. U.S. Department of Health and Human Services. (2003). *Falls prevention interventions in the Medicare population, centers for Medicare and Medicaid services: RAND evidence report and evidence-based recommendations.* Extrait le 1er mars 2016, de http://www.rand.org/content/dam/rand/pubs/reprints/2007/RAND_RP1230.pdf

6. Agence de la santé publique du Canada. (2014). *Seniors' falls in Canada second report. Ottawa, ON: Agence de la santé public du Canada.* Extrait le 27 mai 2017, de : http://bit.ly/1LF1hS9

7. American Geriatrics Society, British Geriatrics Society and American Academy of Orthopedic Surgeons Panel on Falls Prevention. (2010). *Prevention of falls in older persons: AGS/BGS clinical practice guideline.* Extrait le 27 mai 2017, de : http://bit.ly/2rJPkM3

8. National Collaborating Centre for Nursing and Supportive Care. (2013). *Falls: Assessment and prevention of falls in older people.* London, England: National Institute for Clinical Excellence (NICE).

9. American Medical Directors Association. (2011). *Falls and falls risk: Clinical practice guideline.* Columbia, MD: AMDA. Extrait le 17 juin 2017, de : http://paltc.org/product-store/falls-and-fall-risk-cpg

10. Stevens J. A. et E. Burns. (2015). *A CDC compendium of effective fall interventions: What works for community-dwelling older adults* (3e éd.). Extrait le 27 mai 2017, de : http://bit.ly/2qnuyBP

11. Scott V., S. Peck et P. Kendall. (2004). *Prevention of falls and injuries among the elderly: A special report from the Office of the Provincial Health Officer.* Victoria, C.-B.: Office of the Provincial Health Officer, Ministry of Health Services.

12. Scott V., A. Higginson, A. Sum et S. Metcalfe. (2010). *Falls and related injuries in residential care: A framework and toolkit for prevention.* Vancouver, BC: Centre of Excellence for Mobility, Fall Prevention and Injury in Aging, Centre for Hip Health and Mobility. Extrait le 1er mars 2016, de : http://bit.ly/2rJFA4e

13. Papaioannou A., N. Santesso, S. N. Morin, S. Feldman, J. D. Adachi, R. Crilly et Conseil consultatif scientifique d'Ostéoporose Canada. (2015). Recommendations for preventing fracture in long-term care. *Revue de l'Association médicale canadienne, 187*(15), p. 1135–1144.

14. Handoll H. (2010). Hip protectors for preventing hip fractures in older people. *Injury Prevention, 16*(6), 431.

15. Laing A. C., F. Feldman, M. Jalili, C. Tsai et S. N. Robinovitch. (2011). The effects of pad geometry and material properties on the biomechanical effectiveness of 26 commercially available hip protectors. *Journal of Biomechanics, 44*, p. 2627–2635.

16. Agence canadienne des médicaments et des technologies de la santé (ACMTS). (2010). *Hip protectors in long-term care: Clinical and cost effectiveness.* Extrait le 1er mars 2016, de : https://www.cadth.ca/media/pdf/I3015_Hip_Protectors_Long_ Term_Care_tr_e.pdf

17. Laing A. C. et S. N. Robinovitch. (2009). Low stiffness floors can attenuate fall-related femoral impact forces by up to 50% without substantially impairing balance in older women. *Accident Analysis and Prevention, 41*, p. 642–650.

18. Hempel S., Z. W. Newberry, P. G. Shekelle, R. Shanman, B. Johnsen, T. Perry, D. Saliba et D. A. Ganz. (2012). *Review of the evidence on falls prevention in hospitals: Task 4 final report* (Prepared for the Agency for Healthcare Research and Quality). RAND Health. Extrait le 17 juin 2917, de : https://www.ncbi.nlm.nih.gov/ pubmed/23527904

19. Oliver D., F. Healey et T. Haines. (2010). Preventing falls and fall-related injuries in hospitals. *Clinics in Geriatric Medicine, 26,* p. 645–692.

20. Lee D. A, E. Pritchard, F. McDermott et T. P. Haines. (2014). Falls prevention education for older adults during and after hospitalization: A systematic review and meta-analysis. *Health Education Journal, 73*(5), p. 530–544.

21. Skelton D. et C. Todd. (2004). *What are the main risk factors for falls among older people and what are the most effective intervention to prevent these falls?* Copenhague, Danemarque: Réseau des bases factuelles en santé, Bureau régional de l'OMS pour l'Europe. Extrait le 1er mars 2016, de : http://www.euro.who.int/data/ assets/pdf_file/0018/74700/E82552.pdf

22. Anderson O., P. R. Boshier et G. B. Hanna. (2012). Interventions designed to prevent healthcare bed-related injuries in patients. *The Cochrane Library.* Extrait le 17 juin 2017, de : http://bit.ly/2serQOA

23. Associations des infirmières et infirmiers autorisés de l'Ontario. (2012). *Promoting safety: Alternative approaches to use of restraints.* Toronto, ON: Associations des infirmières et infirmiers autorisés de l'Ontario

24. Chen Y., L. Zhu et Q. Zhou. (2014). Effects of drug pharmacokinetic/ pharmacodynamics properties, characteristics of medication use, and relevant pharmacological interventions on fall risk in elderly patients. *Therapeutics and Clinical Risk Management, 10*, p. 437–448.

25. Peterson J., G. Kuperman, C. Shek et coll. (2005). Guided prescription of psychotropic medications for geriatric inpatients. *Archives of Internal Medicine, 165,* p. 802–807.

26. Inouye S. K., C .J. Brown et M. E. Tinetti. (2009). Medicare nonpayment, hospital falls, and unintended consequences. *New England Journal of Medicine, 360,* p. 2390–2393.

27. Bradley E. H., T. R. Webster, M. Schlesinger, D. Baker et S. K. Inouye. (2006). Patterns of diffusion of evidence-based clinical programmes: A case study of the Hospital Elder Life Program. *Quality & Safety in Health Care, 15,* p. 334–338.

28. Brandis S., S. Lewis, T. Simpson et A. Tuite. (2003). *Falls prevention: Best practices guidelines for public hospitals and state government residential aged care facilities* (Version 3). Queensland, Australie: Gouvernement du Queensland .

29. Kosse N. M., K. Brands, J. M. Bauer, T. Hortobagyi et C. J. C. Lamoth. (2013). Sensor technologies aiming at fall prevention in institutionalized old adults: A synthesis of current knowledge. *International Journal of Medical Informatics, 82,* p. 743–752.

30. Rollnick S. et J. Allison. (2004). Entrevue motivationnelle. De N. Heather et T. Stockwell (Éds.). *The Essential Handbook of Treatment and Prevention of Alcohol Problems* (p. 105–116). Chichester, Angleterre : John Wiley & Sons.

31. Scott V., B. Wagar, A. Sum, S. Metcalfe et L. Wagar. (2010). A public health approach to fall prevention among older persons in Canada. *Clinics in geriatric medicine, 26*(4), p. 705–718.

32. Prochaska J. O. et J. C. Norcross. (2001). States of change. *Psychotherapy, 38*(4), p. 443–448.

33. Haines T., K. Hill, K. Bennell et R. H. Osborne. (2006). Patient education to prevent falls in subacute care. *Clinical Rehabilitation, 20*, p. 970–979.

34. National Center for Injury Prevention and Control. (2015). *Preventing falls: A guide to implementing effective community-based fall prevention programs.* Atlanta, GA: Centers for Disease Control and Prevention.

35. Gallagher E., V. Scott, P. Thomas et L. Hughes. (2002). *Laying the groundwork for improved knowledge and use of assistive devices among Canadian veterans and seniors: Final report to Health Canada.* Victoria, C.-B. : Université de Victoria.

36. Tzeng H. et C. Yin. (2008). The extrinsic risk factors for inpatient falls in hospital patient rooms. *Journal of Nursing Care Quality, 23*(3), p. 233–241.

37. Healey F., D. Oliver, A. Milne et J. Connelly. (2008). The effect of bedrails on falls and injury: A systematic review of clinical studies. *Age and Ageing, 37*, p. 368–378.

38. Agence canadienne des médicaments et des technologies de la santé (ACMTS). (2010). *Policy guidance on hip protectors in long-term care.* Extrait le 1er mars 2016, de : https://www.cadth.ca/media/pdf/CADTH_Hip_Protectors_Policy_Guidance_e.pdf

39. Bentzen H., A. Bergland et L. Forsen. (2008). Risk of hip protectors in soft protected, hard protected, and unprotected falls. *Injury Prevention, 14,* p. 306–310.

40. Koike T., Y. Orito, H. Toyoda, M. Tada, R. Sugama, M. Hoshino, … et K. Takaoka. (2009). External hip protectors are effective for the elderly with higher-than- average risk factors for hip fractures. *Osteoporosis International, 20*(9), p. 1613–1620.

41. Sims-Gould J., H. A. McKay, F. Feldman, V. Scott et S. N. Robinovitch. (2014). Autonomy, choice, patient-centered care, and hip protectors: The experience of residents and staff in long-term care. *Journal of Applied Gerontology, 33*(6), p. 690–709.

42. Korall A. M. B., F. Feldman, V. J. Scott, M. WasdellGillan, R. D. Ross et L. Lin. (2015). Facilitators of and barriers to hip protector acceptance and adherence in long- term care facilities: A systematic review. *Journal of the American Medical Directors Association, 16,* p. 185–193.

43. Associations des infirmières et infirmiers autorisés de l'Ontario. (2015). Prévention des chutes et des blessures causées par des chutes : un bon départ. Toronto, ON: Associations des infirmières et infirmiers autorisés de l'Ontario. Extrait le 28 mai 2017 de : www.patientsafetyinstitute.ca

44. Blalock S., K. Demby, K. McCulloch et J. Stevens. (2008). Seniors' perceptions of using hip protectors to reduce fracture risk: Letter to the editor. *Journal of the American Geriatrics Society, 56*(9), p. 1773.

45. Bonita B. L. et E. W. Peterson. (2007). *Exploring practice in home safety for fall prevention: The creative practices in home safety assessment and modification study.* Washington, DC: National Council on Aging. Extrait le 27 mai 2017 de : http://bit.ly/2rKiDOf

46. Scott V., K. Votova et E. Gallagher. (2006). Falls prevention training: Strategies and actions for independent living (SAIL). *Gerontological Nursing, 32*(10), p. 48–56.

47. McKiernan F. E. (2005). A simple gait-stabilizing device reduces outdoor falls and non-serious injurious falls in fall-prone older people during the winter. *Journal of the American Geriatrics Society, 53*(6), p. 943–947.

48. Gallagher E. M. et H. Brunt. (1996). Head over heels: Impact of a health promotion program to reduce falls in the elderly. *Revue canadienne du vieillissement, 15*(1), p. 84–96.

49. Gallagher E. M. et V. J. Scott. (1997). The STEPS Project: Participatory action research to reduce falls in public places among seniors and persons with disabilities. *Revue canadienne de santé publique, 88*(2), p. 129–133.

50. Simpson A., S. Lamb, P. J. Roberts, T. N. Gardner et J. G. Evans. (2004). Does the type of flooring affect the risk of hip fracture? *Age and Aging, 33*(3), p. 242–246.

51. Société canadienne d'hypothèque et de logement. (2014). *Preventing falls on stairs.* Extrait le 27 mai 2017, de : http://www.cmhc-schl.gc.ca/en/co/acho/acho_012.cfm

52. Rose D. J. (2003). *Fallproof! A comprehensive balance and mobility training program.* Windsor, ON: Human Kinetics Canada.

53. El-Khoury F., B. Cassou, M. A. Charles et P. Dargent-Molina. (2013). The effect of fall prevention exercise programmes on fall induced injuries in community dwelling older adults: Systematic review and meta-analysis of randomised controlled trials. *British Medical Journal, 347*, f6234.

54. Sherrington C., A. Tiedemamn, N. Fairhall, J. Close et S. R. Lord. (2011). Exercise to prevent falls in older adults: An updated meta-analysis and best practice recommendations. *NSW Public Health Bulletin, 22*(3–4), p. 78–83.

55. Marci C. D., W. B. Anderson, M. B. Viechnicki et S. L. Greenspan. (2000). Bone mineral densitometry substantially influences health-related behaviours of postmenopausal women. *Calcified Tissue International, 66*(2), p. 113–118.

56. Wijlhuizen G. J., A. M. J. Chorus et M. Hopman-Rock. (2008). The 24-hour distribution of falls and person-hours of physical activity in the home are strongly associated among community-dwelling older persons. *Preventive Medicine, 46,* p. 605–608.

57. Wijlhuizen G. J., R. Jong et M. Hopman-Rock. (2007). Older persons afraid of falling reduce physical activity to prevent outdoor falls. *Preventive Medicine, 44,* p. 260–264.

58. Campbell A. J. et M. C. Robertson. (2003). *Otago exercise programme to prevent falls in older adults: A home-based, individually tailored strength and balance retraining program.* Dunedin, New Zealand: Otago Medical School. Extrait le 27 mai 2017, de : http://bit.ly/1cKhlnX

59. Verhangen A. P., M. Immink, A. van der Meulen et S. M. Bierma-Zeinstra. (2004). The efficacy of Tai Chi Chuan in older adults: A systematic review. *Family Practice, 21*(1), p. 107–113.

60. Gillespie L. D., M. C. Robertson, W. J. Gillespie, S. E. Lamb, S. Gates, R. G. Cumming et B. H. Rowe. (2009). Interventions for preventing falls in older people living in the community. *The Cochrane Collaboration,* (2), CD000340.

61. Li F., P. Harmer, K. J. Fisher, E. McAuley, N. Chaumeton, E. Eckstrom et N. L. Wilson. (2005). Tai Chi and fall reductions in older adults: A randomized controlled trial. *Journal of Gerontology, 60A*(2), p. 187–194.

62. Voukelatos A., R. G. Cumming, S. R. Lord et C. Rissel. (2007). A randomized, controlled trial of Tai Chi for the prevention of falls: The Central Sydney Tai Chi trial. *Journal of the American Geriatrics Society, 55*(8), p. 1185–1191.

63. Brown K. D., J. A. Koziol et M. Lotz. (2008). A yoga-based exercise program to reduce the risk of falls in seniors: A pilot and feasibility study (Letter to the editor). *Journal of Alternative & Complementary Medicine, 14*(5), p. 454–457.

64. Liu-Ambrose T. et M. Donaldson. (2009). Exercise and cognition in older adults: Is there a role for resistance training programmes? *British Journal of Sports Medicine, 43,* p. 25–27.

65. Voermans N. C., A. H. Snijders, Y. Schoon et B. R. Bloem. (2007). Why old people fall (and how to stop them): A review. *Practical Neurology, 7,* p. 158–171.

66. Keogh J. W. L., A. Kilding, P. Pidgeon, L. Ashley et D. Gillis. (2009). Physical benefits of dancing for healthy older adults: A review. *Journal of Aging and Physical Activity, 17,* p. 1–23.

67. Lange B. S., S. M. Flynn, C. Y. Chang, W. Liang, C. L. Chieng, Y. Si, … et A. A. Rizzo. (du 31 août au 2 septembre 2010). *Development of an interactive stepping game to reduce falls in the elderly.* Procédure à la 8e Conférence international sur le handicap, la réalité virtuelle et les technologies connexes, Chili.

68. Cromwell R. I., P. M. Meyers, P. E. Meyers et R. A. Newton. (2007). Tae Kwon Do: An effective exercise for improving balance and walking ability in older adults. *Journal of Gerontology, 62A*(6), p. 641–646.

69. Campbell A. J., M. C. Robertson, M. M. Gardner, R. N. Norton, M. W. Tilyard et D. M. Buchner. (1997). Randomised controlled trail of a general practice programme of home based exercise to prevent falls in elderly women. *British Medical Journal, 315*(7115), p. 1065–1069.

70. Robertson M. C., M. M. Gardner, N. Devlin, R. McGee et R. J. Campbell. (2001). Effectiveness and economic evaluation of a nurse delivered home exercise programme to prevent falls: Controlled trial in multiple centres. *British Medical Journal, 322*(7288), p. 701–704.

71. Robitaille Y., S. Laforest, M. Fournier, L. Gauvin, M. Parisien, H. Corriveau, F. Trickey et N. Damestoy. (2005). Moving forward in fall prevention: An intervention to improve balance among older adults in real-world settings. *American Journal of Public Health, 95,* p. 2049–2056.

72. Chappell N. L. et M. Badger. (1989). Social isolation and well-being. *Journal of Gerontology, 44*(5), S169–S176.

73. Nicholson N. R. (2012). A review of social isolation: An important but underassessed condition in older adults. *Journal of Primary Prevention, 33*, p. 137–152.

74. Menant J. C., J. R. Steele, H. B. Menz, B. J. Munro et S. R Lord. (2008). Optimizing footwear for older people at risk of falls. *Journal of Rehabilitation Research & Development, 45*(8), p. 1167–1182.

75. Perry S. D., A. Radtke, W. E. McIlroy, G .R. Fernie et B. E. Maki. (2008). Efficacy and effectiveness of a balance-enhancing insole. *Journals of Gerontology Series A-Biological Sciences & Medical Sciences, 63*(6), p. 595–602.

76. Hill K. D. et R. Wee. (2012). Psychotropic drug-induced falls in older people: A review of interventions aimed at reducing the problem. *Drugs & Aging, 29*(1), p. 15–30.

77. Ray W. A., M. R. Griffin et R. I. Shorr. (1990). Adverse drug reactions and the elderly.*Health Affairs, 9*(3), p. 114–122.

78. Woolcott J., K. Richardson, M. O. Wiens, B. Patel, J. Marin, K. M. Khan et C. A. Marra. (2009). Meta-analysis of the impact of 9 medication classes on falls in elderly persons. *Archives of Internal Medicine, 169*(21), p. 1952–1960.

79. Kallin K., J. Jensen, L. L. Olsson, L., Nyberg et Y. Gustafson. (2004). Why the elderly fall in residential care facilities, and suggested remedies. *Journal of Family Practice, 53*(1), p. 41–52.

80. American Geriatrics Society. (2012). *AGS Beers criteria for potentially inappropriate medication use in older adults.* Extrait le 28 mai 2017, de : http://www.americangeriatrics.org/files/documents/beers/PrintableBeersPocketCard.pdf

81. Davidoff A. J., G. E. Miller, E. M. Sarpong, E. Yang, N. Brandt et D. M. Fick. (2015). Prevalence of potentially inappropriate medication use in older adults using the 2012 Beers criteria. *Journal of the American Geriatrics Society, 63*(3), p. 486–500.

82. Brassington G. S., A. C. King et D. L. Bliwise. (2000). Sleep problems as a risk factorfor falls in a sample of community-dwelling adults aged 64–99 years. *Journal of the American Geriatrics Society, 48*(10), p. 1234–1240.

83. Martin J. L. (2005). Insomnia: Diagnosis and treatment. *Clinical Geriatrics, 12* (Suppl. 12), p. 3–6.

84. Lord S., S. Smith et J. Menant. (2010). Vision and falls in older people: Risk factors and intervention strategies. *Clinics in Geriatric Medicine, 26,* p. 569–581.

85. Haran M., I. Cameron, R. Ivers, J. Simpson, B. Lee, M. Tanzer, S. Lord. (2010). Effect on falls of providing single lens distance vision glasses to multifocal glasses wearers: VISIBLE randomised controlled trial. *British Medical Journal, 340,* c2265.

86. Papaioannou A., S. Morin, A. M. Cheung, S. Atkinson, J. P. Brown, S. Feldman et B. Kvern. (2010). 2010 clinical practice guidelines for the diagnosis and management of osteoporosis in Canada: Summary. *Journal de l'association médicale canadienne, 182*(17), p. 1864–1873.

87. Houghton L. A. et R. Vieth. (2006). The case against ergocalciferol (vitamin D2) as a vitamin supplement. *The American Journal of Clinical Nutrition, 84,* p. 694–697.

88. Pfeifer M., B. Begerow, H. Minne, K. Suppan, A. Fahrleitner-Pammer et H. Dobnig. (2009). Effects of a long-term vitamin D and calcium supplementation of falls and parameters of muscle function in community-dwelling older individuals. *Osteoporosis International, 20,* p. 315–322.

89. Ramage-Morin P. L. et D. Garriguet. (2013). Risques nutritionnels chez les Canadiens âgés. *Rapports sur la santé, 24*(3), p. 3–13.

90. Pfeifer M., B. Begerow, H. W. Minne, C. Abrams, D. Nachtigall et C. Hansen. (2000). Effects of a short-term vitamin D and calcium supplementation on body sway and secondary hyperparathyroidism in elderly women. *Journal of Bone & Mineral Research, 15*(6), p. 1113–1118.

91. Avorn J., M. Monane, J. H. Gurwitz, R.J. Glynn, I. Choodnovskiy et L. A. Lipsitz. (1994). Reduction of bacteriuria and pyuria after ingestion of cranberry juice. *Journal of the American Medical Association, 271,* p. 751–754.

92. Carey B. J. et J. F. Potter. (2001). Cardiovascular causes of falls. *Age and Ageing, 30*(Suppl 4), p. 19–24.

93. Mathias C. J. et J. R. Kimber. (1999). Postural hypotension: Causes, clinical features, investigation, and management. *Annual Review of Medicine, 50*, p. 317–36.

94. Teri L., L. E. Gibbons, S. M. McCurry, R. G. Logsdon, D. M. Buchner, W. E. Barlow, W. A. Kukull, A. Z. LaCroix, W. McCormick et E. B. Larsen. (2003). Exercise plus behavioral management in patients with Alzheimer disease. *Journal of American Medical Association, 290*(15), p. 2015–2022.

95. Kannus P., J. Parkkari, S. Niemi, M. Pasanen, M. Palvanen, M. Jarvinen et I. Vuori. (2000). Prevention of hip fracture in the elderly with use of hip protector. *New England Journal of Medicine, 343*(21), p. 1506–1513.

96. Lauritzen J. B., M. M. Petersen et B. Lund. (1993). Effect of external hip protectors on hip fractures. *Lancet, 341*, p. 11–13.

97. Zacher C. et D. Shea. (1998). An economic evaluation of energy-absorbing flooring to prevent hip fractures. *International Journal of Technology Assessment in Health Care, 14*(3), p. 446–457.

98. Capezuti E., K.A.Talerico, N. Strumpf et L. Evans. (1998). Individualized assessment and intervention in bilateral siderail use. *Geriatric Nursing, 19*(6), p. 322–330.

99. Cumming R. G. et D. G. Le Couteur. (2003). Benzodiazepines and risk of hip fractures in older people: A review of the evidence. *CNS Drugs, 17*(11), p. 825–837.

100. Wang P. S., R. L. Bohn, R. J. Glynn, H. Mogun et J. Avorn. (2001). Hazardous benzodiazepine regimens in the elderly: Effects of half-life, dosage, and duration on risk of hip fracture. *American Journal of Psychiatry, 158*(6), p. 892–898.

101. Curran H. V., R. Collins, S. Fletcher, S. C. Kee, B. Woods et S. Lliffe. (2003). Older adults and withdrawal from benzodiazepine hypnotics in general practice: Effects on cognitive function, sleep, mood and quality of life. *Psychological Medicine, 33*(7), p. 1223–1237.

102. Bischoff-Ferrari H. A., W. C. Willett, E. J. Orav, P. Lips, J. Pierre et coll. (2012). A pooled analysis of vitamin D dose requirements for fracture prevention. T*he New England Journal of Medicine, 367*(1), p. 40–49.

103. Fosnight S. M., W. J. Zafirau et S. E. Hazelett. (2008). Vitamin D supplementation to prevent falls in the elderly: Evidence and practical considerations. *Pharmacotherapy, 28*(2), p. 225–234.

104. Murad M. H., K. B. Elamin, N. O. Abu Elnour, A. B. Elamin, A. A. Alkatib, M. M. Fatourechi, … et V. M. Montori. (2011). The effect of vitamin D on falls: A systematic review and meta-analysis. *Journal of Clinical Endocrinology and Metabolism, 96*(10), p. 2997–3006.

105. Bouwen A., J. De Lepeleire et F. Buntinx. (2008). Rate of accidental falls in institutionalised older people with and without cognitive impairement halved as a result of a staff oriented intervention. *Age and Ageing, 37*(3), p. 306–310.

106. Rubenstein L., A. Robbins, K. Josephson, B. Schulman et D. Osterweil. (1990). The value of assessing falls in an elderly population. A randomized clinical trial. *Annals of Internal Medicine, 113*(4), p. 308–316.

107. Shimada H., A. Tiedemann, S. Lord et T. Suzuki. (2009). The effect of enhanced supervision on fall rates in residential aged care. *American Journal of Physical Medicine & Rehabilitation, 88*(10), p. 823–828.

108. Donoghue J., J. Graham, S. Mitten-Lewis, M. Murphy et J. Gibbs. (2005). A volunteer companion-observer intervention reduces falls on an acute aged care ward. *International Journal of Health Care Quality Assurance, 18*(1), p. 24–31.

④ MISE EN ŒUVRE DU PROGRAMME

ÉTAPE 4 DE L'APPROCHE EN SANTÉ PUBLIQUE

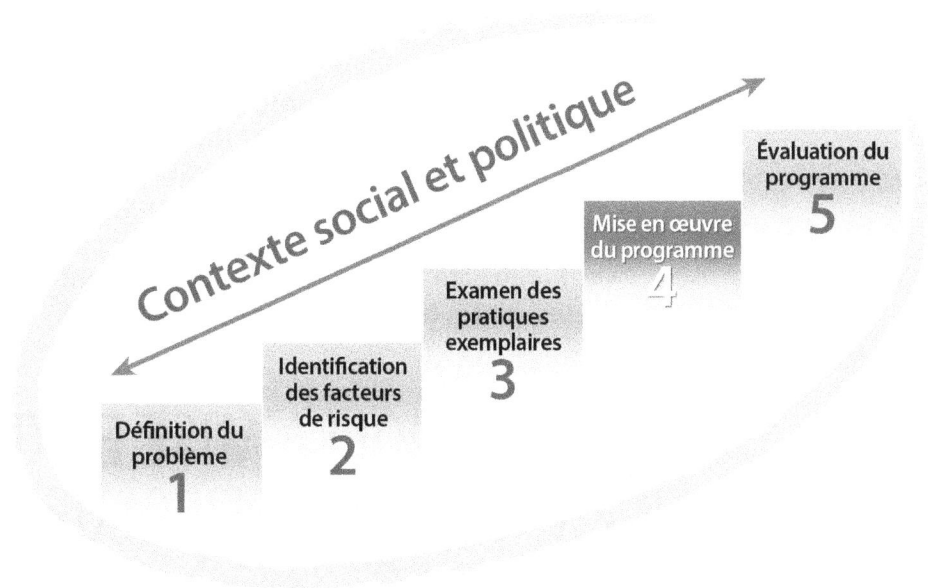

OBJECTIFS D'APPRENTISSAGE

1. Comprendre pourquoi la mise en œuvre d'un programme se solde souvent par un échec
2. Comprendre l'importance d'une approche étape par étape lors de la mise en œuvre d'un programme de prévention des chutes
3. Être en mesure de réaliser et de réussir la mise en œuvre d'un programme

INTRODUCTION

Ce chapitre concerne la quatrième étape de l'approche en santé publique : **la mise en œuvre du programme.** Nous y mettons à profit le contenu des trois premiers chapitres en exposant des stratégies qui servent à mettre en œuvre des mesures de prévention des chutes afin d'obtenir le plus de résultats possibles. Cette section porte sur l'étude de la science de la mise en œuvre, qui examine comment des données probantes sont concrètement mises en pratique dans les services de santé et dans la collectivité. Elle est avant tout axée sur la façon dont il est possible de réussir la mise en œuvre d'un programme de prévention des chutes directement sur le lieu de travail ou au sein de la collectivité. Elle se conclut par des points qui influent sur la réussite du programme dans le contexte social et politique plus vaste, dont il faut également tenir compte.

POURQUOI LA MISE EN ŒUVRE D'UN PROGRAMME SE SOLDE PARFOIS PAR UN ÉCHEC?

La principale raison de l'échec de la mise en œuvre d'un programme vient du fait que l'on part du principe que la preuve de l'efficacité d'un programme ne suffit pas en elle-même[1]. Des chercheurs du National Implementation Research Network (NIRN), entre autres, ont pourtant régulièrement montré que des **interventions efficaces** associées à **une mise en œuvre efficace** permettaient d'obtenir les meilleurs résultats[2]. L'inefficacité de la mise en œuvre d'un programme s'explique par l'absence de stratégie de mise en œuvre systématique et efficace. Les conclusions suivantes permettent d'expliquer pourquoi des interventions éprouvées fondées sur des données probantes ne produisent pas toujours les résultats escomptés[3] :

- On n'adopte pas ce que l'on connaît.
- On n'utilise pas fidèlement ce qui est adopté.
- On n'utilise pas assez longtemps ce qui a été adopté.
- On n'utilise pas ce que l'on a adopté à une échelle suffisante pour produire des retombées de grande envergure.

La mise en œuvre d'un programme n'est pas un événement unique; bien au contraire : elle comporte toute une série d'activités conçues pour mettre en pratique une activité ou un programme aux dimensions connues[2, 3]. C'est pourquoi les procédés de mise en œuvre doivent avoir un objectif et être décrits en détails pour que les observateurs indépendants puissent déceler la présence et la force de chaque activité. Dans les chapitres 1 à 3, nous avons défini le problème et présenté des données probantes pour évaluer les risques de chute et déterminer comment il est possible de prévenir les chutes.

Plus particulièrement, les écrits sur le sujet portent à penser qu'une évaluation attentive des facteurs de risque de chute associée à une intervention multifactorielle axée sur ces risques offre la meilleure probabilité de réussite. Les chapitres 1 à 3 ont porté sur **le quoi, le où et le pourquoi** des programmes de prévention des chutes. Le présent chapitre concerne **le comment**.

LES ÉTAPES DE LA MISE EN ŒUVRE

La mise en œuvre consiste à prendre une série de décisions et de mesures et à faire des corrections au fil du temps et de façon consécutive. Le processus est fluide et fait continuellement l'objet des révisions et des modifications nécessaires pour adapter les interventions au milieu organisationnel ou communautaire concerné. Les quatres étapes nécessaires à la réussite de la mise en œuvre sont[4] :

- L'exploration
- L'installation
- La mise en œuvre initiale
- La mise en œuvre intégrale

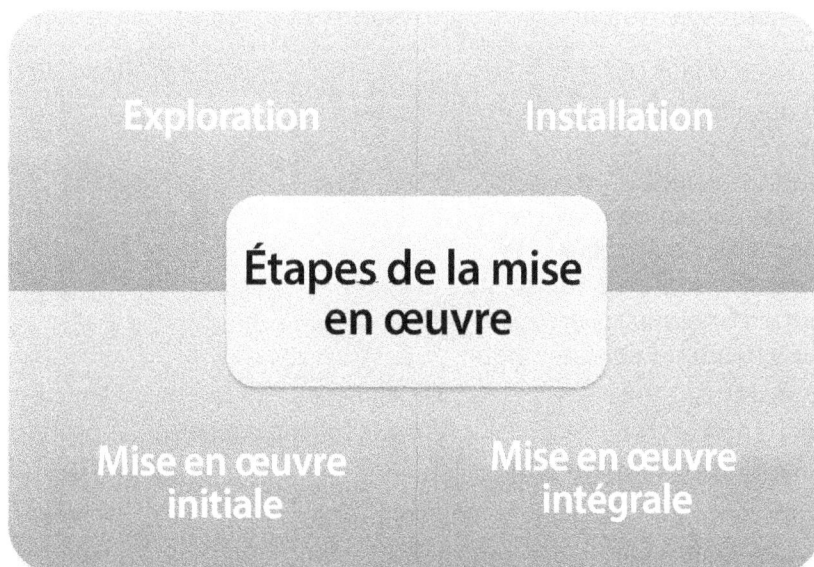

1. EXPLORATION

Pour cette étape, nous utilisons, entre autres, de l'information présentée aux chapitres précédents, dont la définition de l'importance et de la portée de l'enjeu grâce à des données à l'appui (Chapitre 1), l'évaluation des besoins du public cible (Chapitre 2) et l'identification des interventions appropriées appuyées par des données probantes et des pratiques exemplaires (Chapitre 3). Les deux nouveaux aspects dont nous traitons ici sont la formation d'une équipe chargée de la mise en œuvre et l'examen du contexte de mise en œuvre.

a) La formation d'une équipe de mise en œuvre : Les équipes de mise en œuvre sont des groupes de personnes dont la fonction est de contrôler et de faciliter la mise en œuvre. La formation de telles équipes permet d'assurer une mise en œuvre plus efficace et de meilleure qualité[4, 5]. Les membres de l'équipe varieront en fonction du milieu (par ex., établissements de soins de courte durée, de longue durée ou communautaires, soins à domicile), et il peut y avoir plusieurs équipes, chacune étant chargée d'un aspect différent de la mise en œuvre. Par exemple, pour mettre en place un nouveau programme de prévention des chutes dans un établissement de soins de longue durée, on peut, par exemple, demander à une infirmière de le diriger et de former une équipe en recrutant des ergothérapeutes, des physiothérapeutes, un représentant de la direction, un médecin, un pharmacien, une diététicienne et du personnel de maintien. Des membres issus d'un vaste éventail de domaines permettent d'assurer un lien entre tous les éléments de l'intervention, dont la gestion du budget, l'utilisation de l'équipement, la forme physique, la gestion de la santé, l'examen des médicaments, les aptitudes aux transferts sécuritaires et l'élimination des dangers environnementaux.

Les principaux attributs que doivent posséder les membres de l'équipe comprennent la connaissance de l'intervention et de la façon de l'appliquer avec fidélité tout en l'adaptant à la pratique. Ils doivent être en mesure d'utiliser des cycles d'amélioration, des boucles de rétroaction et des données pour résoudre des problèmes et créer des partenariats qui favorisent la collaboration intersectorielle afin d'ccroître la portée, l'accessibilité et l'envergure du programme ou de l'intervention[4, 5].

Il est important de spécifier les rôles de chaque membre de l'équipe et de veiller à ce que plusieurs personnes soient en mesure de remplir chaque rôle en cas de roulement du personnel, l'objectif étant d'établir une structure qui permette d'assurer la durabilité sans devoir dépendre d'une seule personne. À tous les niveaux du système, l'équipe a pour objectif :

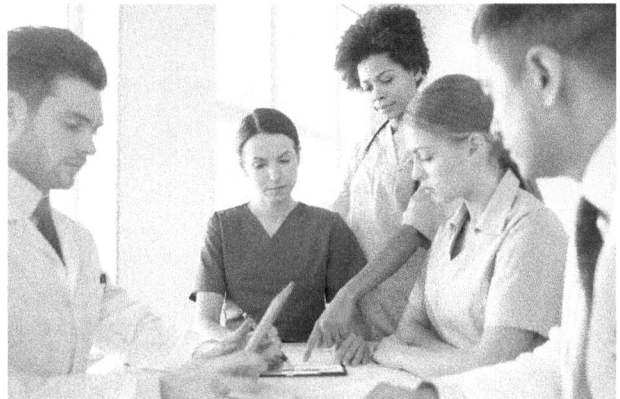

- D'effectuer les étapes de la mise en œuvre pour faire progresser le projet
- D'assurer la fidélité de l'application des données probantes dans la pratique
- De cerner les problèmes et de trouver des solutions
- De trouver et de mobiliser des animateurs
- De solliciter la participation des intervenants et des membres de la collectivité
- De participer aux prises de décisions liées à la base de données

b) L'examen du contexte de mise en œuvre : Pour remplir les rôles ci-dessus, l'équipe doit examiner le contexte de mise en œuvre. À cet égard, l'outil hexagonal d'analyse des forces et des faiblesses de la mise en œuvre (voir le Graphique 22)[6] est un outil susceptible de faciliter cet examen. Demandez aux membres de l'équipe de mise en œuvre de rassembler de l'information pour chaque volet de cet outil. Analysez ensuite les résultats avec eux et attribuez une note à chaque volet. Utilisez ces notes pour discuter des éléments qui peuvent être modifiés pour améliorer la mise en œuvre; discutez ensuite des éléments qu'il n'est pas possible de changer (domaine de priorité inférieure) pour trouver des moyens stratégiques de les contourner en vue d'obtenir les meilleurs résultats possibles.

Déterminez ce que chaque membre de l'équipe peut faire pour créer un climat propice à votre intervention. Au fil de la mise en œuvre, examinez les résultats obtenus pour discuter des changements porteurs et des problèmes qui demeurent.

GRAPHIQUE 22 : OUTIL HEXAGONAL D'ANALYSE DES FORCES ET DES FAIBLESSES DE LA MISE EN ŒUVRE

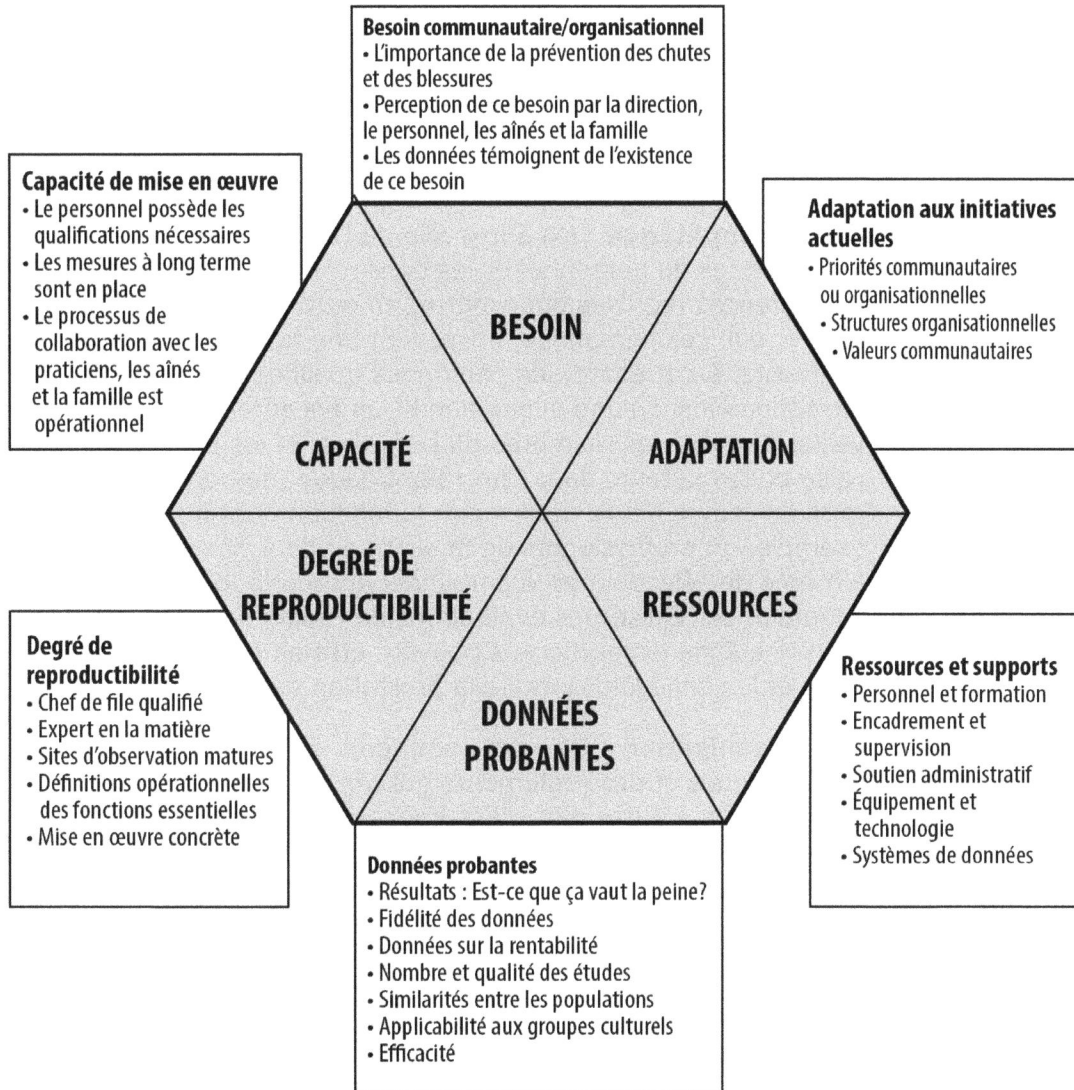

Besoin communautaire/organisationnel
• L'importance de la prévention des chutes et des blessures
• Perception de ce besoin par la direction, le personnel, les aînés et la famille
• Les données témoignent de l'existence de ce besoin

Capacité de mise en œuvre
• Le personnel possède les qualifications nécessaires
• Les mesures à long terme sont en place
• Le processus de collaboration avec les praticiens, les aînés et la famille est opérationnel

Adaptation aux initiatives actuelles
• Priorités communautaires ou organisationnelles
• Structures organisationnelles
• Valeurs communautaires

BESOIN

CAPACITÉ

ADAPTATION

DEGRÉ DE REPRODUCTIBILITÉ

RESSOURCES

DONNÉES PROBANTES

Degré de reproductibilité
• Chef de file qualifié
• Expert en la matière
• Sites d'observation matures
• Définitions opérationnelles des fonctions essentielles
• Mise en œuvre concrète

Ressources et supports
• Personnel et formation
• Encadrement et supervision
• Soutien administratif
• Équipement et technologie
• Systèmes de données

Données probantes
• Résultats : Est-ce que ça vaut la peine?
• Fidélité des données
• Données sur la rentabilité
• Nombre et qualité des études
• Similarités entre les populations
• Applicabilité aux groupes culturels
• Efficacité

Schéma adapté avec l'autorisation du NIRN : http://implementation.fpg.unc.edu/sites/ implementation.fpg.unc.edu/files/resources/NIRN-Education-TheHexagonTool.pdf

Voir l'Annexe 4 (p. 180) pour un exemple de l'analyse des forces et des faiblesses de l'étude de cas sur la prévention des fractures de la hanche présentée dans la suite de ce chapitre.

2. MISE EN PLACE

Lorsque vous avez formé votre équipe et effectué l'analyse des forces et des faiblesses, il faut axer vos efforts sur les trois principaux domaines les plus susceptibles de favoriser la réussite de la mise en œuvre : la direction, la compétence et l'organisation[5]. Ce sont les forces motrices qui déterminent l'efficacité de la communication et la capacité d'obtenir l'assentiment des cadres supérieurs ainsi que les ressources financières et humaines nécessaires.

a) La direction : Les membres de l'équipe sont, notamment, chargés de trouver et de mobiliser des directeurs de la gestion, généralement des cadres supérieurs, de l'organisation où les interventions auront lieu. Il est important que de tels directeurs participent activement à la mise en œuvre pour pouvoir devenir des experts des nouvelles interventions. Une difficulté à faire avancer les choses parce que « les patrons ne comprennent pas ce nous faisons » est souvent imputable à un problème de direction.

b) La compétence : Un autre rôle de l'équipe consiste à trouver les membres du personnel et les bénévoles qui possèdent les compétences requises pour mettre en œuvre les interventions et à vérifier que ces personnes possèdent une formation appropriée et suffisante. À cet égard, les personnes qualifiées devront offrir cette formation ainsi qu'une évaluation et un encadrement continus pour veiller à ce que les membres du personnel et les bénévoles soient à l'aise et compétents dans leur rôle. Chaque membre de l'équipe de mise en œuvre devra déterminer la fonction dont il peut s'occuper. Par exemple, un professionnel de la santé de haut niveau sera le mieux à même de sélectionner le personnel approprié, d'offrir la formation initiale et de réaliser les évaluations de rendement. Les employés de première ligne expérimentés peuvent être en mesure d'encadrer leurs pairs et les bénévoles lors de la prestation de l'intervention.

c) L'organisation : Ce volet comprend, d'une part, la connaissance des politiques et des règlements qui régissent le travail de mise en œuvre et, d'autre part, l'assurance que toutes les sections de l'organisation collaborent pour favoriser l'atteinte des objectifs fixés de la mise en œuvre. Pour être efficace, l'équipe de mise en œuvre devra recruter, au sein de l'organisation, des spécialistes qui savent comment appliquer et amender les politiques pertinentes pour atteindre les objectifs fixés. À cet égard, vous pouvez, par exemple, recruter un spécialiste de votre service des systèmes de données et le charger de vous aider à veiller à la réussite de votre intervention, solliciter un gestionnaire capable de réaffecter le temps des employés ou d'obtenir les fonds nécessaires pour couvrir les dépenses de la mise en œuvre ou trouver une personne-ressource chargée de créer des systèmes de soutien afin de réserver l'espace requis pour les activités. L'un des secrets d'une mise en œuvre réussie consiste à établir la capacité de votre entreprise de réaliser un changement en effectuant une analyse des forces et des faiblesses à l'aide de l'outil hexagonal. Il est possible que le travail préliminaire doive se faire parallèlement à l'analyse du « degré de reproductibilité », avant le recrutement des spécialistes.

L'encadrement du personnel et des bénévoles est essentiel à la pratique et à la maîtrise de nouvelles compétences au travail. Les évaluations de rendement constituent le meilleur moyen de vérifier l'efficacité de cet encadrement.

3. MISE EN ŒUVRE INITIALE

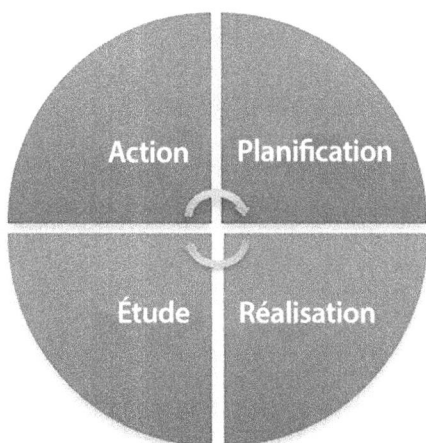

La mise en œuvre initiale est la première phase pilote du test des systèmes et des matériaux mis en place. Avant la mise en œuvre initiale, assurez-vous d'avoir organisé vos initiatives de prévention des chutes, de les avoir adaptées à votre milieu et d'avoir terminé la formation. Vous serez ensuite prêt à faire un premier test. Durant cette étape, il est très important de bien encadrer les employés de première ligne, de les surveiller et de les évaluer pour leur permettre de s'améliorer continuellement et d'utiliser les systèmes de données de soutien en place[5]. **L'évaluation formative**, dont il sera question au chapitre suivant, entre également en jeu à cette étape.

Un outil utile pour orienter l'étape de la mise en œuvre initiale est l'outil **Planification, Réalisation, Étude, Action (PRÉA)**, qui comporte quatre cycles:

1. La planification : La planification consiste à cerner, autant que possible à l'aide de données, les obstacles ou les problèmes, à élaborer le plan de progression des programmes ou des interventions et à déterminer les résultats qui seront contrôlés.
2. La réalisation : La réalisation consiste à mener à bien les stratégies ou le plan élaboré pour résoudre les problèmes.
3. L'étude : L'étude consiste à utiliser les mesures déterminées durant la phase de la planification pour évaluer les progrès et en faire le suivi.
4. Action : L'action consiste à modifier la version suivante du plan pour améliorer la mise en œuvre.

L'outil PRÉA sert à aider l'équipe de la mise en œuvre à tester les interventions avant la mise en œuvre complète. Associés à l'outil hexagonal, les cycles du PRÉA donnent à l'équipe l'information nécessaire pour régler les problèmes de démarrage initiaux. Lors de cette étape d'essai et d'apprentissage, on détermine les principales composantes et les ingrédients actifs qu'il faut évaluer, puis améliorer, ainsi que les composantes non essentielles, qu'il faut rejeter. À la fin de cette étape, l'équipe est prête pour la mise en œuvre intégrale.

4. MISE EN ŒUVRE INTÉGRALE

Lors de la mise en œuvre intégrale, il faut employer de nouvelles pratiques, avoir les infrastructures nécessaires pour soutenir un personnel pleinement opérationnel et effectuer des évaluations continues pour faciliter l'intégration d'un nouvel apprentissage à tous les niveaux. Durant cette étape, votre priorité doit être de réaliser fidèlement votre initiative. Pour ce faire, il faut que les rôles et les résultats de l'intervention des employés soient régulièrement vérifiés et communiqués, toujours en vue d'une amélioration. À cet égard, il est nécessaire **d'évaluer les processus et les résultats,** entre autres. Il en sera question au chapitre suivant.

La section suivante porte sur un outil visant à orienter la mise en œuvre intégrale : la feuille de travail de la mise en œuvre du programme. Cet outil couvre toutes les phases du modèle en santé publique ainsi que toutes les étapes de la mise en œuvre.

FEUILLE DE TRAVAIL DE LA MISE EN ŒUVRE DU PROGRAMME

La feuille de travail de la mise en œuvre du programme (FTMP), que vous trouverez à l'Annexe 3 (p. 178), est conçue pour vous permettre de déterminer rapidement si le plan de mise en œuvre est en bonne voie. Nous vous recommandons de faire des copies de la FTMP, et de les remplir pour chaque intervention, au fur et à mesure des étapes de la mise en œuvre.

Avant de remplir la FTMP, vous devez établir les éléments finaux de votre plan, soit, entre autres, une définition claire du problème et le but que vous voulez atteindre en le résolvant, c'est-à-dire, ce que vous voulez voir se produire.

Vous devez alors décider des changements nécessaires pour atteindre votre but; ce sont vos objectifs. Pour chaque objectif, vous devez déterminer les facteurs de risque spécifiques auxquels il faut remédier ainsi que le public cible (il s'agit généralement d'une sous-population de la population plus vaste indiquée dans le cadre de votre problème). Avant de sélectionner vos interventions, vous devrez analyser les forces et les faiblesses du milieu ciblé par l'intervention. Ensuite, choisissez les interventions appropriées qu'il est possible de réaliser dans le contexte de votre milieu pour produire le changement désiré; il s'agit du début de votre plan d'action, qui se termine par l'identification de vos cibles et de vos méthodes d'évaluation.

Nous expliquons ci-dessous chaque section de la FTMP. Pour mieux saisir les forces et les faiblesses du contexte qui influeront sur votre mise en œuvre, il faut tenir compte de l'information produite dans la FTMP conjointement à celle tirée de l'outil hexagonal.

1. L'ÉNONCÉ DU PROBLÈME

L'énoncé du problème sert à décrire la population cible, le problème de chute et de blessure et la perspective à partir de laquelle on remédie au problème (la définition du problème a été présentée au Chapitre 1). Au sens large du terme, le problème peut se situer au niveau de la population, par ex., aux niveaux national, provincial/étatique, territorial, régional, communautaire ou clinique/hospitalier. Inversement, il peut se trouver au niveau individuel, c'est-à-dire au niveau de la personne qui a chuté. Ce niveau peut comprendre un groupe de clients à risque élevé ou des besoins en formation de personnel. **Une évaluation des besoins fait** passer l'énoncé du problème par un examen systématique de l'écart entre les conditions actuelles et les conditions souhaitées.

Voici un exemple d'énoncé de problème : « Au cours des dix dernières années, on a recensé un nombre croissant de fractures de la hanche consécutives à une chute chez les patients de 55 ans et plus hospitalisés dans les cinq établissements de soins de courte durée de la région sanitaire X. »

2. LES BUTS

Les buts sont des affirmations générales de conditions futures idéales assorties de l'attente d'une amélioration à long terme. Un but concerne un problème global. On ne s'attend pas à ce qu'il soit mesurable, mais il doit être appuyé par des objectifs mesurables. Un exemple de but est « de réduire l'incidence des fractures de la hanche consécutives à une chute dans les établissements de soins de courte durée. »

3. LES OBJECTIFS

Les objectifs sont des affirmations de changement concernant un problème de chute en termes mesurables, limités dans le temps, atteignables et spécifiques aux facteurs de risques d'une population cible donnée. Les objectifs doivent être spécifiques en ce qui a trait au quoi (plan d'action), au qui (population cible) et au quand (période de temps). Des objectifs ciblés et spécifiques permettent d'orienter votre plan de mise en œuvre du programme. Il se peut que vous ayez besoin de nombreux objectifs pour atteindre un seul but. SMAPT est un acronyme qui résume les caractéristiques d'un bon objectif :

S   Spécifique

M   Mesurable

A   Atteignable

P   Pertinent

T   Temporel/Traçable

Spécifique **:** Avant de décrire votre objectif, examinez les facteurs de risque de votre groupe cible, puis les données probantes sur les risques de chute présentées au Chapitre 2 ainsi que les catégories du modèle **BCSE**, dont les facteurs **B**iologiques/intrinsèques, **C**omportementaux, **S**ociaux et économiques et **E**nvironnementaux.

> Exemple : Un objectif concernant le problème des fractures de la hanche indiqué ci-dessus pourrait être de « diminuer de 20 %, durant les cinq prochaines années, le nombre de fractures de la hanche chez les patients de 55 ans et plus hospitalisés dans cinq établissements de soins de courte durée de la région sanitaire X. ».

Cet objectif est spécifique, mesurable, atteignable, pertinent et temporel/traçable.

Dans le cadre de cet exemple, les facteurs de risque suivants pourraient faire l'objet d'un examen:

- Biologique : à plus de 55 ans, il est possible que la personne souffre d'ostéoporose ou d'ostéopénie, de complications potentielles dues à une hospitalisation pour une maladie aiguë ou chronique ainsi que d'effets secondaires liés à la prise de médicaments.
- Comportemental : mode de vie potentiellement malsain; manque d'activité physique, antécédents de chute.
- Social et économique : possibilité de faiblesse musculaire en raison d'une alimentation pauvre en protéines imputable à un faible revenu; manque de soutien social.
- Environnemental : des obstacles et des risques de chute dans les chambres et les couloirs des hôpitaux; problèmes d'orientation dans les nouveaux environnements.

Mesurable : La majorité des objectifs des programmes de prévention des chutes seront rédigés en des termes quantitatifs, car ils doivent informer le lecteur de la quantité ou de l'ampleur du changement recherché; par exemple : « une réduction de 20 % des fractures de la hanche ». (Les objectifs visant à changer les valeurs, les croyances ou les attitudes font exception; dans ce cas, on utilise des objectifs qualitatifs pour décrire les changements de pensées et de comportements.)

Atteignable : Les objectifs doivent être réalistes pour une période, des ressources et un milieu donnés. Il est utile d'examiner les objectifs de programmes similaires conçus pour la même population cible afin de mieux déterminer ce qui est faisable. Dans l'exemple ci-dessus, si votre intervention comprend un changement de comportement considérable, tel que le port de protecteurs de la hanche, n'oubliez pas que le refus de se conformer à l'intervention pourrait poser problème. Le taux prévu de diminution des fractures de la hanche doit être établi en fonction des résultats des études actuelles et du fait que, selon les données recueillies à cet égard, moins de 50 % des personnes âges suivent la recommandation de porter un protecteur de la hanche.

Pertinent : Les objectifs doivent être applicables et adaptés au problème identifié. Dans l'exemple ci-dessus, l'objectif est pertinent pour le problème : l'augmentation signalée du taux de fracture de la hanche.

Temporel/Traçable : La période durant laquelle les objectifs seront réalisés doit être établie. Exemple : « La réduction des fractures de la hanche se produira durant les cinq années suivant l'admission dans cinq établissements de soins de courte durée de la région sanitaire X. »

4. LES INTERVENTIONS

Les interventions sont des stratégies servant à atteindre un objectif. Pour chaque intervention, il y aura un plan d'actions qui comprendra des activités, des groupes cibles spécifiques, un échéancier, un ou des responsables, des ressources et des indicateurs de succès.

Avant de décrire vos interventions, il faut établir les catégories de pratiques exemplaires que vous appliquerez. Revoyez les Chapitres 2 et 3 pour mieux cibler vos interventions, notamment en évaluant les risques, tel qu'indiqué au Chapitre 2 dans le modèle **BCSE**, et en sélectionnant les interventions, tel qu'indiqué au Chapitre 3 dans le modèle **CÉDÉENAVÊG**.

Voici une intervention possible concernant le problème des fractures de la hanche chez les patients hospitalisés : « Fournir un protecteur de la hanche à toutes les personnes de 55 ans et plus dont l'évaluation a permis de diagnostiquer de l'ostéoporose ou de l'ostéopénie et/ou une fracture assortie d'un problème de mobilité ». Voici des exemples d'interventions visant à diminuer les fractures de la hanche dans les hôpitaux à partir du modèle **CÉDÉENAVÊG** :

- **C**omportement : Surveillez le port du protecteur de la hanche.
- **É**ducation : Informez le personnel des facteurs de risque de chute dans les établissements de soins de courte durée ainsi que de la possibilité d'utiliser des outils de dépistage et d'évaluation des risques de chute. Fournissez des données probantes sur l'efficacité des protecteurs de la hanche et des stratégies visant à accroître le respect de leur utilisation.
- **É**quipement : Fournissez des protecteurs de la hanche de diverses tailles et de divers styles pour favoriser leur acceptation.
- **E**nvironnement : Abaissez la hauteur des lits, enlevez les armatures des lits, installez des revêtements de sol qui absorbent l'énergie, désencombrez le sol en direction de la salle de bain et assurez l'accès aux rampes d'appui dans les couloirs.
- **A**ctivité : Proposez des exercises pour améliorer la force et l'équilibre.
- **V**êtements et chaussures : Remettez aux patients des vêtements de nuit et des robes de chambre de la bonne taille ainsi que des pantoufles avec des semelles antidérapantes; aidez les personnes à se vêtir et à se dévêtir, au besoin.
- **G**estion de la santé : Organisez la gestion de l'incontinence, assurez la présence d'un personnel suffisant aux périodes durant lesquelles les risques de chute sont élevés, effectuez des examens des médicaments et surveillez la prise des médicaments.

5. L'ANALYSE DES FORCES ET DES FAIBLESSES DE LA MISE EN ŒUVRE

Une analyse des forces et des faiblesses vous permettra d'augmenter vos chances de réussite avant de mettre en œuvre vos interventions. Servez-vous de l'outil hexagonal (Graphique 22) pour orienter votre équipe de la prévention des chutes et l'aider à recueillir les renseignements nécessaires. Utilisez cette information pour attribuer des notes à votre milieu/contexte. Discutez des stratégies possibles afin d'améliorer le soutien pour les aspects qui peuvent être modifiés ou de contourner les aspects qu'il est impossible de changer. Passez en revue les quatre étapes de la mise en œuvre présentées ci-dessus pour créer un contexte solide, favorable à la mise en œuvre. Examinez l'exemple d'analyse des forces et des faiblesses à l'Annexe 4. Revoyez votre analyse au fur et à mesure que vous passez par les étapes de la mise en œuvre pour déterminer les facteurs qui influencent votre progression.

6. LE PLAN D'ACTION

Votre plan d'action doit comprendre les éléments suivants :

- **Les activités**, qui concernent la façon dont vous allez concrétiser votre stratégie. Il s'agit des processus, des événements et des actions qui font intentionnellement partie du programme. À l'intérieur de chaque activité, établissez des étapes spécifiques qui décrivent ce que vous devez faire pour assurer le rendement de cette activité. Parmi les activités de programme possibles, relevons :
  - Le recrutement et la formation d'employés chargés de sélectionner et d'utiliser un outil de dépistage validé des risques de fracture et de chute
  - La sensibilisation des patients à risque et de leur famille aux avantages des protecteurs de la hanche correctement utilisés.

Pour chaque activité, déterminez le groupe cible spécifique, l'échéancier, le(s) responsable(s), les ressources (humaines et autres), les indicateurs de succès et les méthodes que vous utiliserez pour recueillir les renseignements nécessaires à l'évaluation.

- **Le groupe cible spécifique** fait référence aux personnes auxquelles l'activité est destinée. Il est important d'être aussi précis que possible, en ciblant les personnes considérées comme étant à risque lors de l'identification du problème et des phases d'évaluation des risques.
- **L'échéancier** fait référence à la date du début et de la fin de chaque activité. À cet égard, un calendrier est un outil de programmation utile dans lequel on inscrit les stratégies et les activités du programme dans des plages horizontales qui couvrent des périodes de temps spécifiques.
- **Les responsables** sont les personnes chargées d'entreprendre/de mener à bien l'activité.
- **Les ressources** sont le soutien matériel, humain, financier, et autre, nécessaire à la mise en œuvre de chaque activité.

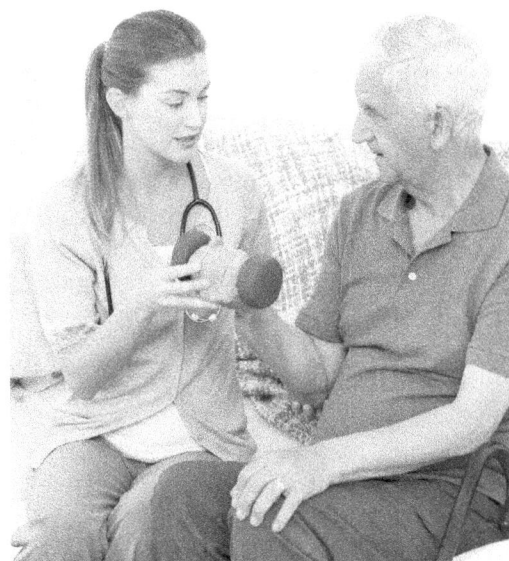

- **Les indicateurs de succès et les méthodes connexes** sont les hypothèses formulées concernant les changements escomptés grâce au projet et la façon dont vous recueillerez les renseignements pertinents pour déterminer la réussite du projet (Voir le Chapitre 5 pour une explication détaillée des indicateurs de succès et des mesures connexes).

Lorsque vous inscrivez sur la FTMP les activités liées à la mise en œuvre, n'oubliez pas que vous pourriez devoir faire, au fur et à mesure, des adaptations à cet égard. En effet, il est possible que certaines mesures échouent en raison d'obstacles insurmontables lors de la mise en œuvre initiale, alors que d'autres seront couronnées de succès, ce qui incitera les membres de l'équipe à redéfinir ce à quoi il vaut mieux consacrer leur énergie. Lorsque vous dressez la liste des responsables de chaque activité, choisissez toujours les personnes les mieux à même de réaliser les tâches qui leur incombent.

Voir l'Annexe 1, p.167, pour une liste des ressources susceptibles de vous aider à mettre en œuvre votre programme.

CONTEXTE SOCIAL ET POLITIQUE

Ce chapitre a porté sur des enjeux liés à la mise en œuvre aux niveaux organisationnel et communautaire. Cependant, nous devons aussi tenir compte du contexte social et politique plus large dans le cas de la mise en œuvre effectuée hors des organisations et des organismes communautaires. Il s'agit, entre autres, du climat social et politique de la prévention des chutes aux niveaux de la population et du gouvernement. Est-ce que le climat politique est propice au financement approprié des organisations et des organismes qui offrent des services aux personnes âgées? Y-a-t-il, au niveau de la population, des problèmes urgents, tels qu'un ralentissement économique ou une épidémie soudaine? Les membres de votre équipe ne sont peut-être pas en mesure de résoudre ces problèmes, mais ils doivent en être conscients, car ces enjeux pourraient influer sur la portée et l'échéancier de vos plans de mise en œuvre.

CONCLUSION

Au chapitre 4, nous avons mis à profit et intégré les enseignements des Chapitres 1 à 3 pour vous accompagner dans le plan de mise en œuvre de votre programme de prévention des chutes. Vous avez saisi la nécessité d'une approche étape par étape pour la mise en œuvre d'un programme fondé sur des données probantes ainsi que l'importance de former une bonne équipe de prévention. Vous avez appris, d'une part, à appliquer l'outil hexagonal pour explorer le contexte dans lequel vous mettrez en œuvre votre intervention et, d'autre part, de quelle façon les moteurs de la mise en œuvre, soit la direction, la compétence et l'organisation, influencent les résultats.

Vous avez également eu l'occasion d'utiliser une feuille de travail pour la planification de la mise en œuvre comme carte routière vous indiquant où vous vous trouvez actuellement (votre problème), où vous avez l'intention de vous rendre (votre but) et le meilleur moyen pour y arriver (vos objectifs, interventions et activités). Ce chapitre s'est conclu par les enjeux sociaux et politiques dont il faut tenir compte et qui peuvent influencer vos décisions concernant la portée ou le moment de vos interventions.

Cet apprentissage complète la quatrième étape du cadre de travail en santé publique pour la prévention des chutes :

1. Définition du problème
2. Établissement des facteurs de risque
3. Examen des pratiques exemplaires
4. **Mise en œuvre du programme**
5. Évaluation du programme

L'étape suivante, qui est également la dernière, du cadre de travail en santé publique pour la prévention des chutes est **l'évaluation du programme**. L'évaluation est un outil extrêmement utile : elle vous permet de savoir si un programme a permis d'accomplir ce pour quoi il a été créé et s'il existe des moyens de mieux le réaliser. Pour réussir une évaluation, il faut commencer à élaborer une stratégie d'évaluation dès les premières étapes de la planification, puis la perfectionner tout au long de la mise en œuvre.

RÉFÉRENCES

1. Fixsen D., V. Scott, K. Blase, S. Naoom et L. Wagar. (2011). When evidence is not enough: The challenge of implementing prévention des chutes strategies. *Journal of Safety Research, 42*(6), p. 419–422.

2. Fixsen D. L., S. F. Naoom, K. A. Blase et R. M. Friedman. (2005). *Implementation research: A synthesis of the literature.* Tampa, FL: University of South Florida, Louis de la Parte Florida Mental Health Institute, National Implementation Research Network. Extrait le 22 mars 2017, de : http://nirn.fpg.unc.edu/sites/nirn.fpg.unc.edu/files/resources/NIRN-MonographFull-01-2005.pdf

3. Fixsen D. L., K. A. Blase, S. F. Naoom, M. Van Dyke et F. Wallace. (2009). Implementation: The missing link between research and practice. *NIRN Implementation Brief, 1.* Extrait le 22 mars 2017, de : from http://caps.ucsf.edu/uploads/conference/2008/pdf/Kegeles2008CAPSConf.pdf

4. Bertram R. M., K. A. Blase et D. L. Fixsen. (2015). Improving programs and outcomes: Implementation frameworks and organization change. *Research on Social Work Practice, 25*(4), p. 477–487.

5. Metz A., S. F. Naoom, T. Halle et L. Bartley. (2015). *An integrated stage-based framework for implementation of early childhood programs and systems* (OPRE Research Brief OPRE 2015 48). Washington, DC: Office of Planning, Research and Evaluation, Administration for Children and Families, U.S. Department of Health and Human Services.

6. Blase K., L. Kiser et M. Van Dyke. (2013). *The Hexagon Tool: Exploring context.* Chapel Hill, NC: National Implementation Research Network, FPG Child Development Institute, Université de Caroline du Nord à Chapel Hill.

⑤ ÉVALUATION DU PROGRAMME

ÉTAPE 5 DE L'APPROCHE EN SANTÉ PUBLIQUE

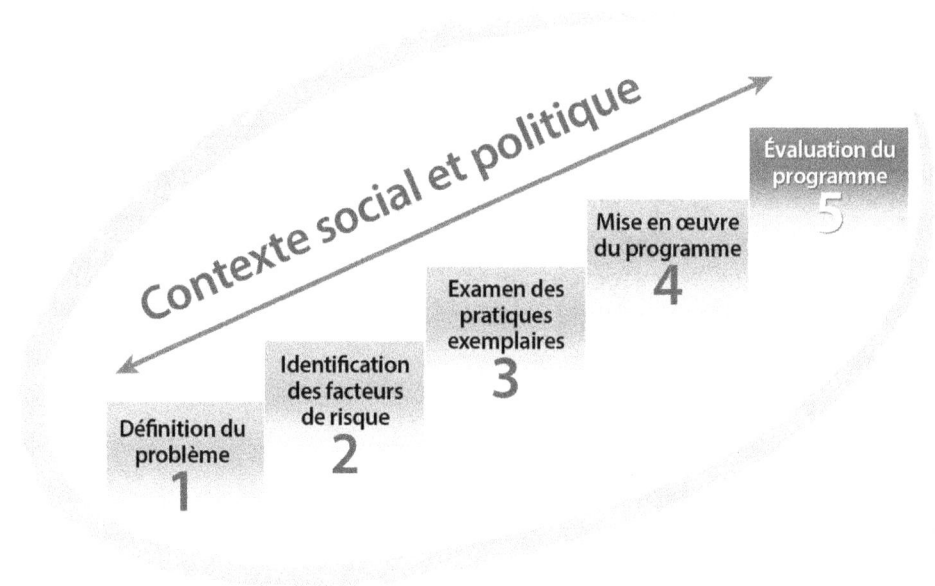

OBJECTIFS D'APPRENTISSAGE

1. Saisir la nécessité d'évaluer un programme de prévention des chutes
2. Connaître les différents types d'évaluation
3. Être en mesure de déterminer qui doit participer à l'évaluation
4. Acquérir les aptitudes nécessaires pour concevoir, réaliser et utiliser l'évaluation

INTRODUCTION

Dans ce chapitre, nous présentons la cinquième, et dernière, étape de l'approche en santé publique : **l'évaluation.** Nous y mettons à profit les quatre premières étapes en établissant les principes et les processus d'évaluation qui reflètent la nature du problème, les facteurs de risque connus et les pratiques exemplaires de prévention et d'évaluation. Nous commençons par nous demander pourquoi l'évaluation pourrait être une composante utile et importante de la prévention des chutes. Nous y présentons les types d'évaluation, puis les stratégies servant à concevoir et à réaliser une évaluation, puis à préparer un rapport d'évaluation.

POURQUOI ÉVALUER?

L'évaluation est définie comme « le recueil systématique de renseignements sur les activités, les caractéristiques et les résultats d'un programme afin de juger de la qualité de ce programme, d'en améliorer l'efficacité et/ou d'éclairer des décisions concernant le développement d'un programme futur. »[1] [(p. 3)] Il y a plusieurs raisons de réaliser une évaluation, notamment pour :

1. Déterminer ce que vous avez accompli
2. Mieux connaître les stratégies qui permettent de prévenir les chutes et celles qui ne permettent pas de le faire
3. Contribuer à l'ensemble des connaissances scientifiques sur la prévention des chutes
4. Accroître l'efficacité de la gestion du projet et du programme
5. Favoriser l'expansion du programme et/ou montrer pourquoi il nécessite un financement continu.

Lorsqu'elle est réalisée de façon responsable et dans le but d'utiliser les résultats, une évaluation peut constituer un atout pour le développement organisationnel en donnant un nouveau souffle à des programmes établis ainsi qu'en favorisant la création de nouveaux programmes. Il s'agit d'un outil qui permet de mieux connaître et de mieux structurer la valeur du travail réalisé. À cet égard, l'éminent évaluateur, Michael Quinn, a affirmé :

> Je pratique l'évaluation et j'écris sur le sujet, car je pense qu'une telle perspective peut accroître l'efficacité des personnes profondément et authentiquement déterminées à édifier un monde meilleur. Idéalement, l'évaluation permet de faire la différence entre ce qui fonctionne et ce qui ne fonctionne pas, et aide à distinguer les initiateurs de changement efficaces des gaspilleurs de ressources[2] [(p. xviii)].

L'évaluation est une activité continue, et pas quelque chose que l'on fait à la fin d'une intervention pour déterminer si elle a fonctionné ou si on peut continuer à lui allouer des fonds. Il faut commencer à planifier l'évaluation au début de la planification d'une intervention. Pour amorcer une évaluation, il suffit de poser des questions simples fondées sur le bon sens que tout gestionnaire de programme, membre du personnel, client ou autre intervenant poserait à différentes étapes d'un programme de prévention des chutes. Lorsque vous essayez d'obtenir systématiquement une réponse à ces questions, vous faites une évaluation. En fait, une bonne partie de la terminologie spécialisée que vous avez peut-être rencontrée dans ce domaine par le passé est constituée d'étiquettes que les évaluateurs professionnels utilisent comme abréviations pour des questions, telles que:

Quoi?	1.	Avons-nous accompli ce que nous avions dit que nous accomplirions?
Pourquoi?	2.	Pourquoi est-ce que ça a fonctionné, ou n'a pas fonctionné, et qu'avons-nous appris?
Et alors?	3.	Quelle différence ce travail a-t-il permis de faire?
Et maintenant?	4.	Que pourrions-nous faire différemment à partir de maintenant?
Et ensuite?	5.	Comment avons-nous l'intention d'utiliser les résultats de l'évaluation pour favoriser l'apprentissage continu?

Nous répondons à ces questions dans le cadre des trois types ou phases d'évaluation décrites ci-dessous.

LES TYPES D'ÉVALUATION

Voici une explication des trois types d'évaluation. Il est important de se souvenir que ces types, ou phases, d'évaluation, ne sont pas réalisés séparément; ils se chevauchent et se produisent de façon synergique[3, 4].

1. Lors de **l'évaluation formative**, on tente de répondre aux questions suivantes :
   - Quelle est l'ampleur du problème et qui est touché?
   - Qui est à risque et pourquoi, et quelles interventions permettent d'atténuer ces risques?
   - Avons-nous le bon concept et la bonne approche pour mettre en œuvre ces interventions dans notre contexte?

   L'évaluation formative permet d'obtenir de l'information pour déterminer si la conception et l'approche du programme conviennent au milieu et aux participants. Le Chapitre 4 contient une grande partie de l'information à recueillir, dont les résultats obtenus à l'aide de l'outil hexagonal d'analyse des forces et des faiblesses de la mise en œuvre et un examen des moteurs de la mise en œuvre qui influent sur la réussite potentielle du programme. Puis, en effectuant un essai pilote de votre programme en fonction du cycle Planification, Réalisation, Étude, Action, vous pourrez savoir si votre conception et votre approche sont sur la bonne voie.

2. Lors de **l'évaluation du processus**, nous tentons de répondre à la question : « Effectuons-nous l'intervention comme nous l'avions prévu? » Cette phase concerne toutes les activités qui servent à évaluer un programme durant sa réalisation. Elle se produit tout au long du projet et sert à faire le suivi des détails des plans, des procédures, des activités et du matériel. Elle ne vous permet pas de savoir si les interventions fonctionnent, mais aident à expliquer pourquoi elles fonctionnent ou ne fonctionnent pas. Les questions à poser peuvent comprendre :

- Dans quelle mesure la mise en œuvre reproduit-t-elle celle prévue à l'origine?
- Comment le processus de prise de décision a-t-il fonctionné lors des réunions d'équipe?
- Quelles notes les participants ont-ils attribuées aux activités du programme?
- Combien de membres du personnel ont assisté aux séances de formation?

3. Lors de **l'évaluation des résultats,** nous nous demandons si l'intervention a été couronnée de succès : « Quels changements se sont produits grâce à cette intervention? » Rendez compte de chaque résultat, une amélioration à la fois. Les résultats peuvent être immédiats, intermédiaires ou finaux[4] :
  - Les résultats immédiats sont ceux que l'on s'attend à voir à court terme (soit, après un ou deux ans) et sont généralement directement attribuables au programme. Par exemple :
    - Une plus grande sensibilisation des employés au risque de chute des bénéficiaires de soins à domicile.
  - Les résultats intermédiaires se produisent généralement à moyen terme (soit, après deux ou trois ans) et sont moins directement attribuables au programme. Par exemple :
    - Une diminution du nombre de carpettes dans les maisons des bénéficiaires de soins à domicile.
  - Les résultats finaux se produisent généralement à long terme (soit, après cinq ans ou plus) et sont attribuables à un ou à plusieurs résultats intermédiaires. Les résultats finaux représentent le but principal du programme. Par exemple :
    - Une diminution du taux de chutes chez les bénéficiaires de soins à domicile qui ont éliminé les risques de trébuchement chez eux.

LA PLANIFICATION DE L'ÉVALUATION

La planification de l'évaluation comprend l'identification et la sollicitation des intervenants, la nomination des directeurs de l'évaluation, l'obtention des ressources nécessaires et l'assurance que les personnes concernées respectent les normes d'évaluation établies.

LA SOLLICITATION DES INTERVENANTS

Lorsque vous planifiez votre évaluation, commencez par vous poser deux questions : qui a besoin d'utiliser les résultats de cette évaluation? Et pourquoi? Pour qu'une évaluation soit utile, il faut qu'elle sollicite la participation directe des personnes qui utiliseront les résultats. En règle générale, les approches de promotion de la santé permettent aux gens de jouer un rôle plus actif dans la définition de leurs besoins en santé, dans l'établissement des priorités et dans l'élaboration des initiatives visant à améliorer leur santé. C'est pourquoi on recommande aux fournisseurs de soins de santé de tisser des partenariats avec leurs clients et les autres intervenants pour leur donner les moyens de réaliser et d'évaluer des changements en leur nom.

L'évaluation participative permet de soutenir ces activités grâce à une approche collaborative qui tire parti des forces et des habiletés de toutes les personnes concernées. Elle est également connue sous le nom **d'évaluation axée sur l'utilisation**, dans le cadre de laquelle l'évaluation est axée sur les besoins **des principaux utilisateurs ciblés**, soit ceux qui utiliseront les résultats pour améliorer le programme et ses résulats pour la santé. Si les principaux utilisateurs du programme travaillent avec l'évaluateur, il y a plus de chances que l'évaluation soit utile, sensée, pertinente et crédible[4].

Les intervenants dont il faut tenir compte[4] :

- Les participants du programme et leurs fournisseurs de soins de santé
- Les bénévoles et les représentants communautaires
- Le personnel du programme (directeurs de première ligne, personnel de soutien)
- Les gestionnaires du programme (gestionnaires, chefs d'équipe, cadres supérieurs)
- Les organismes de financement

Avant de déterminer le niveau et la nature de l'engagement des intervenants, il est important de bien connaître les valeurs et les intérêts de chacun d'eux et de saisir la façon dont ils influenceront ce qui est évalué, comment l'information est recueillie et interprétée et comment les résultats sont utilisés. Les intervenants sont nécessaires pour accroître la crédibilité du programme, favoriser la mise en œuvre des interventions, préconiser des changements en fonction des résultats de l'évaluation et financer ou autoriser la continuation ou l'expansion du programme[1].

Pour en savoir davantage sur les motivations des intervenants, posez les questions suivantes[4] :

- Quels sont les intérêts de chaque intervenant?
- Aux intérêts/points de vue de quelles personnes accordera-t-on la priorité?
- À quels facteurs et à quelles contraintes leur programme d'évaluation sera-t-il soumis?
- Quel est, selon eux, l'objectif de l'évaluation?
  - Fournir des résultats et rendre des comptes aux bailleurs de fonds du programme?
  - Améliorer les résultats en santé, la gestion du programme et la prestation des services?

Les membres de votre équipe de prévention des chutes pourraient former un comité consultatif chargé de superviser le processus d'évaluation et de décider des intervenants dont il faut solliciter la participation, à quel moment et dans quel but. Ce comité pourrait être responsable de la gestion et de l'évaluation du budget, du contrôle de la portée et des délais de l'évaluation ainsi que de l'obtention de l'approbation finale du plan d'évaluation et des procédures de rapport.

LES DIRECTEURS DE L'ÉVALUATION ET LES RESSOURCES NÉCESSAIRES

L'évaluateur principal peut être un membre du personnel interne ou un consultant externe. Un évaluateur interne aura les connaissances nécessaires pour s'assurer que le processus d'évaluation est adapté à l'organisation; il aura aussi plus tendance à vouloir s'assurer que les résultats servent à l'amélioration organisationnelle. Cependant, un consultant externe peut posséder une meilleure expertise et une plus grande objectivité. Dans la pratique, le choix est motivé par les objectifs de l'évaluation,

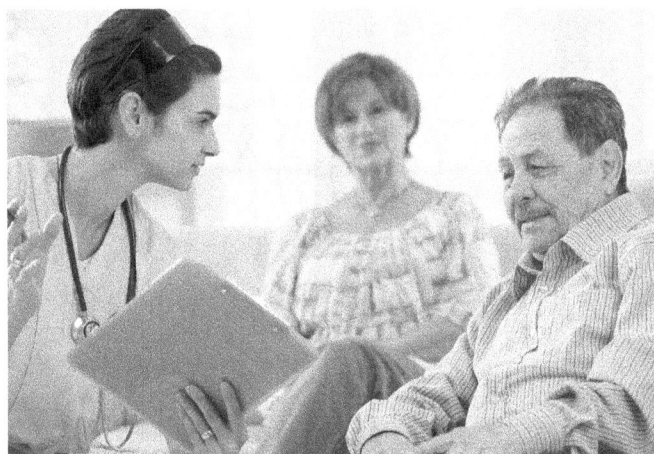

les ressources disponibles, les personnes qui possèdent les compétences nécessaires et les besoins des utilisateurs ciblés par l'évaluation. Il est possible de solliciter la collaboration d'un membre du personnel interne et d'un consultant externe. Pour les points dont il faut tenir compte lors de la rédaction d'un contrat visant à obtenir les services d'un évaluateur externe, voir le lien vers la Liste de contrôle du contrat d'évaluation. (Annexe 1, p. 167, Les ressources d'évaluation du programme).

Il est important de déterminer la disponibilité des ressources nécessaires pour réaliser l'évaluation au tout début du processus de planification. Vous pourrez ainsi plus facilement définir la portée de l'évaluation et mieux choisir les méthodes d'évaluation. Le montant que les organisations réservent généralement à cet effet se situe entre 5 et 10 % du budget du programme. Une grande partie de ce montant peut servir à défrayer les coûts d'un consultant externe. L'affectation de personnel interne au processus d'évaluation à titre de contribution « en nature » peut permettre d'étirer le budget du programme. À cet égard, il est possible de moins dépendre des évaluateurs externes en favorisant le perfectionnement professionnel en évaluation du personnel affecté au programme. En effet, la formation de certains employés permettra d'empêcher la perte d'expertise lors du roulement du personnel et de créer une vaste base de spécialistes en évaluation dans l'ensemble de l'organisation. La formation des évaluateurs doit se faire conformément aux normes centrales d'évaluation (voir « Les normes d'évaluation » ci-dessous).

L'un des rôles du directeur de l'évaluation est de former et de coordonner l'équipe de l'évaluation. Les membres de cette équipe doivent être sélectionnés en fonction des compétences qui correspondent le plus aux objectifs de l'évaluation, soit, entre autres : bien connaître l'historique, l'objet et l'exploitation pratique du programme. Ils doivent être capables d'aider à orienter l'évaluation, notamment en ce qui concerne sa portée, ses délais et ses résultats. Ils doivent faire preuve de diplomatie et posséder de bonnes compétences en animation ainsi que des valeurs conformes à celles du programme. Les personnes qui n'attachent pas un intérêt personnel aux résultats sont tout indiquées pour les interpréter et tirer des conclusions non biaisées. Pour élaborer les questions, les méthodes et les stratégies de recueil des données probantes liées à l'évaluation, l'équipe aurait avantage à compter parmi ses membres des scientifiques spécialisés dans les domaines comportemental et social[5].

LES NORMES D'ÉVALUATION

Pour améliorer la qualité et l'acceptation de l'évaluation, il est important que les personnes qui y participent se conforment aux normes recommandées. En 2012, le Joint Committee on Standards for Educational Evaluation (JCSEE) a développé des normes d'évaluation de programme (The Program Evaluation Standards Statements) (Voir Les ressources d'évaluation du programme, à l'Annexe 1, p. 167). Ces normes, qui ont été adoptées par la Société canadienne d'évaluation et approuvées par l'American National Standards, comprennent[6] :

- **Des normes sur les services publics,** qui permettent aux intervenants du programme de trouver les produits et les processus dont ils ont besoin.
- **Des normes de faisabilité,** grâce auxquelles l'évaluation sera réaliste, pratique, culturellement appropriée et économique.
- **Des normes éthiques,** qui servent à assurer que l'évaluation sera menée de façon légale et déontologique et avec les égards qui s'imposent concernant le bien-être des personnes qui y participent et de celles qui seront touchées par ses résultats.
- **Des normes de précision,** qui servent à assurer que l'évaluation permettra d'obtenir

et de transmettre des renseignements techniquement précis sur les caractéristiques qui déterminent la valeur ou le mérite du programme évalué.

- **Des normes de responsabilité,** qui servent à assurer la documentation adéquate de l'évaluation en mettant l'accent sur l'amélioration et la responsabilité des processus et des produits.

LES ÉTAPES DU PROCESSUS D'ÉVALUATION

L'évaluation du programme comprend les six étapes suivantes :

1. La définition du plan de travail du projet
2. L'établissement d'indicateurs de réussite
3. La collecte des données d'évaluation
4. L'analyse et l'interprétation des données
5. L'utilisation des résultats de l'évaluation
6. La rédaction du rapport d'évaluation

1. LA DÉFINITION DU PLAN DE TRAVAIL DU PROJET

La définition du plan de travail du projet comprend la réalisation **d'une évaluation des besoins** de façon à pouvoir déterminer systématiquement l'écart entre les conditions actuelles et les conditions souhaitées. Elle est nécessaire pour déterminer l'importance du changement désiré au sein du milieu organisationnel ou communautaire concerné. La première étape consiste à déterminer s'il y a un problème ainsi que la capacité de l'organisation de faire les changements nécessaires pour le résoudre. La réalisation d'une telle évaluation peut permettre d'économiser du temps et de l'énergie en veillant à ce que les activités soient axées sur les résultats importants pour le public cible, et que les ressources soient affectées de façon appropriée. Les questions à poser pour aider à évaluer la nécessité de réaliser votre programme au sein de l'organisation comprennent :

- Est-ce que les chutes et les blessures connexes sont un problème dans votre milieu?
- Qui est le plus touché par ce problème?
- Quelles sont les conséquences sociales et financières de ce problème?
- Y-a-t-il des ressources adéquates pour mettre en œuvre le programme?
- De quelle information avez-vous besoin?

Vous avez répondu à la majorité de ces questions au Chapitre 4, lors de l'analyse des forces et des faiblesses et de l'établissement de la FTMP. Si ce n'est pas le cas, répondez aux questions ci-dessus avant de passer à l'étape suivante.

2. L'ÉTABLISSEMENT D'INDICATEURS DE RÉUSSITE

L'établissement d'indicateurs de réussite nécessite le développement d'interventions efficaces et d'un plan d'évaluation. Utilisez votre FTMP pour décrire les buts, les objectifs et les activités du programme, et faire concorder le plan d'évaluation avec les objectifs et les activités visant à atteindre votre but. Pour établir les buts et les objectifs, vous devrez réaliser un examen de l'évaluation des risques et des pratiques exemplaires de votre intervention, tel que présenté aux Chapitres 2 et 3. Suivez les instructions de la FTMP pour concevoir des objectifs **mesurables** en fonction d'interventions éprouvées.

3. LA COLLECTE DES DONNÉES D'ÉVALUATION

Les données d'évaluation peuvent être recueillies de plusieurs façons et à l'aide de divers outils. Le choix de la méthode de recueil des données dépend des besoins en évaluation du projet, tels que définis par les utilisateurs cibles. De façon générale, il y a des méthodes de collecte quantitatives et qualitatives. En voici des exemples :

Méthodes quantitatives (numériques) *	Méthodes qualitatives (mots/images) *
Questionnaires structurés	Entrevues en personne
Échelles de notation	Groupes de discussion
Tests	Analyses de conversation
Sondages téléphonique, en ligne et en personne	Observations du participant
Conceptions non expérimentales	Sondages avec questions ouvertes
Conceptions expérimentales et quasi-expérimentales	Journaux
	Analyses de photographies

Voir l'Annexe 1, p. 167, pour des liens vers plus d'information sur les méthodes d'évaluation

Les méthodes expérimentales et quasi-expérimentales servent à décrire une association entre le programme et ses résultats pour juger de la qualité du programme et prendre des décisions à son égard[4].

Les méthodes expérimentales servent à comparer les groupes traités et les groupes témoins à l'aide d'une randomisation pour estimer la probabilité d'un lien causal entre le programme et les résultats observés. En revanche, si les méthodes quasi-experimentales ne servent pas à comparer les groupes traités et les groupes témoins et n'utilisent pas la randomisation, elles aident à saisir le lien causal entre le programme et les résultats observés.

Les méthodes non expérimentales n'utilisent pas de groupes témoins, et l'analyse des données y est généralement descriptive. Les méthodes qualitatives servent à expliquer, à saisir et à interpréter l'expérience des personnes ou la situation évaluée[4].

Chaque méthode a des avantages et des inconvénients. L'avantage des méthodes quantitatives est qu'elles sont faciles à analyser à l'aide de techniques statistiques courantes. Le but des approches quantitatives est d'obtenir des résultats généralisables applicables à la population en général de façon à pouvoir mettre en pratique les leçons apprises au-delà du contexte d'une intervention particulière. L'inconvénient des méthodes quantitatives est le manque de profondeur des connaissances acquises sur un cas donné.

Inversément, l'avantage des méthodes qualitatives est qu'elles permettent d'obtenir une foule de détails sur des cas individuels dans le cadre de l'intervention. Leur inconvénient est que leurs résultats sont difficilement généralisables : ils ne concernent souvent que les personnes sur lesquelles porte une intervention spécifique. Le choix de la méthode dépend de ce que l'on veut découvrir, et il n'est pas rare que l'on ait besoin d'une approche mixte.

Un point important dont il faut tenir compte est qu'il est probable que vous recueilliez déjà des données sur votre intervention. Par exemple, au Chapitre 1, nous avons parlé de l'importance de faire le suivi des chutes et des blessures connexes et, au Chapitre 2, nous avons présenté un certain nombre d'outils d'évaluation des risques de chutes. Au Chapitre 4, nous avons conseillé l'utilisation d'un outil hexagonal pour analyser le contexte de la mise en œuvre; nous y avons également expliqué l'importance de réaliser des examens de rendement des membres du personnel chargés de mettre en œuvre les interventions de prévention des chutes. Si vous recueillez des données à l'aide de ces méthodes, vous pourriez bien être en voie d'obtenir les données d'évaluation dont vous avez besoin.

4. L'ANALYSE ET L'INTERPRÉTATION DES DONNÉES

Pour analyser et interpréter vos données, il faut, entre autres, donner du sens à vos résultats en les comparant à vos attentes et aux résultats de programmes similaires. En fonction des données recueillies, l'analyse pourrait nécessiter l'aide d'un analyste ou d'un statisticien professionnel. Il faut analyser les données qualitatives pour en dégager les thèmes et les modèles susceptibles de vous aider à répondre à vos questions d'évaluation. Demandez aux participants d'examiner les résultats pour valider leur expérience dans le cadre du programme. Demandez aussi aux intervenants de donner leur opinon sur un résumé des résultats pour obtenir une rétroaction utile concernant leur participation.

5. L'UTILISATION DES RÉSULTATS DE L'ÉVALUATION

L'utilisation des résultats de l'évaluation est l'étape finale du processus d'évaluation. Le fait d'avoir, au début d'un projet, des idées concernant l'utilisation des résultats de l'évaluation aide à assurer la réalisation de l'évaluation et le compte rendu des résultats d'une façon qui réponde aux besoins du groupe d'utilisateurs. Si les intervenants sont sollicités dès le départ, ils peuvent mieux appuyer le processus et il y a plus de chance qu'ils utilisent les résultats.

Il y a plusieurs façons d'utiliser l'évaluation d'un programme pour en tirer le maximum de profit :
- Réunissez chaque trimestre l'équipe de la mise en œuvre et celle de l'évaluation pour discuter des résultats de l'évaluation préliminaire et trouver des moyens d'améliorer l'administration, les activités de planification et le rendement du projet.
- Envoyez un compte rendu aux intervenants et aux participants de l'évaluation pour les informer des principaux résultats de l'évaluation ainsi que des principales conclusions.
- Demandez aux participants du programme de contribuer au développement de moyens de présenter les conclusions de l'intervention. Utilisez leurs histoires et leurs expériences pour conférer une perspective personnelle aux résultats de l'évaluation et susciter l'intérêt vis-à-vis de ces résultats.
- Présentez, dans un exposé ou une courte vidéo, les résultats de l'évaluation aux cadres supérieurs, au conseil sanitaire local, aux groupes communautaires locaux ou aux bailleurs de fonds, en soulignants les réalisations et en décrivant comment il est possible d'utiliser les résultats obtenus pour promouvoir l'obtention de meilleurs résultats.

- Présentez des exposés aux praticiens de la santé à l'aide des résultats de l'évaluation du projet pour leur montrer comment ils peuvent tirer parti d'une participation au travail de promotion de la santé.
- Utilisez les résultats de l'évaluation pour demander l'allocation, nouvelle ou continue, de fonds, ou faire des suggestions concernant des modèles de pratique différents en santé.
- Envoyez aux participants une lettre incluant un résumé des principaux résultats de l'évaluation pour les remercier de leur travail dans le cadre du projet.
- Intégrez les résultats de l'évaluation dans des présentations à des clubs philanthropiques locaux pour leur montrer comment leur soutien financier a été utilisé.
- Élaborez un atelier pour présenter les résultats de l'évaluation du projet lors d'une conférence régionale ou nationale de professionnels chargés de la promotion de la santé.

6. LA RÉDACTION DU RAPPORT D'ÉVALUATION

La communication des résultats du projet aux intervenants est un aspect important de l'évaluation. Le meilleur moyen de le faire est de préparer un rapport d'évaluation. Lors de la planification d'un tel rapport, il faut se poser deux questions :

- À qui s'adresse le rapport?
- À quoi doit servir le rapport?

Tout rapport d'évaluation doit être rédigé dans un style clair et de façon à éveiller l'intérêt du lecteur; cependant, la structure et les points mis en exergue peuvent varier en fonction du public auquel il s'adresse. Si le rapport s'adresse avant tout aux bailleurs de fonds, il faut mettre l'accent sur les stratégies de rentabilité. Par contre, s'il s'adresse aux participants de l'intervention, mieux vaut alors souligner la façon dont l'intervention a permis d'améliorer leur capacité de diminuer les chutes et les blessures connexes.

Il est extrêmement utile d'exposer le développement du rapport final au début d'un projet, car cela aide à déterminer l'information nécessaire ainsi que la façon dont elle sera recueillie, analysée et utilisée. Voici un exemple d'exposé pertinent.

Section 1 : Sommaire
Cette section s'adresse aux personnes qui sont trop occupées pour lire le rapport dans son ensemble :

- Comporte une page, qui est la longueur idéale, et jamais plus de trois pages
- Vient en premier, mais est rédigée en dernier
- Contient les détails de ce qui a été évalué ainsi que les motifs de l'évaluation
- Contient une liste des principales conclusions et recommandations

Section 2 : Contexte et objet
Cette section porte sur le contexte qui précède l'évaluation :

- Comment le projet a été conçu
- Pourquoi il était nécessaire
- Les buts et les objectifs du projet
- Qui a participé au travail
- Les structures organisationnelles du projet

Section 3 : Description de l'évaluation – comment nous avons obtenu les renseignements nécessaires

Cette section sert à présenter :

- L'approche de l'évaluation et comment elle a été choisie
- Les buts et les objectifs de l'évaluation
- Comment l'évaluateur, et les personnes qui l'ont aidé, ont été sélectionnés
- Comment les outils de recueil des données ont été conçus et utilisés
- Dans quelle mesure les outils de recueil des données ont fonctionné
- Les limites de la méthodologie
- Comment les participants ont été sélectionnés
- Qui a réalisé la ou les interventions
- Comment les rétroactions ont-elles été recueillies

Section 4 : Les résultats de l'évaluation – ce que nous avons appris

Cette section contient les réponses aux questions suivantes :

Avons-nous réalisé ce que nous avions dit que nous réaliserions?

- Les buts et les objectifs du projet
- Quelles ont été les conséquences du projet? Par ex., un développement des ressources, la réalisation de sessions de formation, etc.
- Les changements qui se sont produits, en fonction des indicateurs de réussite

Qu'avons-nous appris concernant ce qui a fonctionné et ce qui n'a pas fonctionné?

- Ce que le projet nous a permis d'apprendre concernant le processus, par ex., la production de ressources documentaires efficaces, la structuration de comités consultatifs productifs, la réalisation d'évaluations des besoins dans les collectivités rurales et éloignées, la création d'une propriété collective des projets de promotion de la santé.
- Ce que les stratégies nous ont permis d'apprendre concernant ce qui fonctionne et ce qui ne fonctionne pas, et pourquoi.

Quelle différence ce travail a-t-il fait? (Résultats)

- Les résultats de l'évaluation qui montrent que le projet a fait une différence pour le public ciblé, et tout changement nécessaire pour pouvoir appliquer ses résultats à un public plus vaste.
- Tout changement, au niveau des attitudes, des connaissances, des compétences et des comportements, induit par le projet; par ex., comment les pratiques en santé se sont améliorées.
- Comment le projet a contribué à accroître la participation du public et à renforcer les groupes communautaires (le cas échéant).
- Les affirmations personnelles et le matériel anecdotique issus des évaluations du projet qui illustrent l'effet d'une activité sur les participants du projet; par ex., « Une activité de formation que j'ai l'intention d'utiliser tout de suite dans le cadre de mon travail est... »

Que pourrais-je faire différemment?

- Ce que le projet a permis d'apprendre concernant différentes façons de réaliser le travail; par ex., l'amélioration du rapport coût-efficacité, l'adaptation du modèle du projet pour qu'il convienne mieux aux bénévoles, etc.
- Les mises en garde et les défis concernant la réalisation du travail lié au projet

Section 5 : Conclusions et recommandations

Dernières observations au sujet de ce que vous aimeriez que d'autres personnes sachent.

- Résumé du travail accompli et mesure dans laquelle les buts et les objectifs ont été atteints
- Recommandations concernant le travail à venir
- Recommandations sur la façon d'utiliser les résultats de l'évaluation

Section 6 : Annexes

Les annexes peuvent comprendre des exemplaires de questionnaires ou des plans d'entrevues, des données statistiques, des documents de programme ou d'autres documents de référence qui, bien qu'ils soient importants pour l'évaluation, ne sont pas suffisamment importants pour être intégrés au texte.

- Une bibliographie : une liste des sources utilisées pour compiler les résultats de l'évaluation ainsi que d'autres études et articles de recherche.
- Une liste des organisations partenaires (pour autant que cela ne contrevienne pas à la protection des renseignements personnels).

Note : Voir l'Annexe 1 (p. 169, #8) pour une liste des ressources, dont une *Liste de contrôle sur le rapport d'évaluation,* **pour favoriser la conception, la réalisation et la diffusion de l'évaluation du programme.**

CONTEXTE SOCIAL ET POLITIQUE

Le but de l'évaluation est de donner une image réelle, non biaisée, de la situation. Cependant, le contexte social et politique de votre évaluation peut varier en fonction du milieu et de la source de financement du programme de prévention des chutes. Par exemple, les bailleurs de fonds pourraient se faire du souci concernant les conséquences politiques et budgétaires des résultats de l'évaluation. Ils pourraient alors imposer des restrictions, telles que le recadrage du contenu en fonction des ressources disponibles et la pré-approbation des rapports d'évaluation, ce qui limiterait la diffusion des résultats qui ne concordent pas avec les politiques opérationnelles.

C'est pourquoi il est important de saisir le contexte social et politique avant de concevoir le programme et le plan d'évaluation pour éviter au possible une limitation des effets de vos conclusions. Pour ce faire, il vous faut bien connaître les valeurs, les croyances, les politiques et les buts des organisations concernées, et établir une entente réciproque concernant les objectifs de l'évaluation. S'il n'est pas possible d'arriver à une entente mutuelle, il sera alors peut-être nécessaire de faire appel à un évaluateur tiers indépendant[7].

CONCLUSION

Dans ce dernier chapitre, vous avez compris l'importance de l'évaluation de votre programme de prévention des chutes. Vous avez découvert divers types d'évaluation et la façon dont ils s'appliquent à différentes étapes de l'évaluation. Vous avez pris connaissance de stratégies pour concevoir et réaliser votre évaluation d'une façon sensée, adaptée aux buts, au contexte et aux participants de votre programme de prévention des chutes. Finalement, vous avez passé en revue des approches pertinentes pour rendre compte de vos résultats et améliorer leur acceptation et leur utilisation. Ce chapitre conclut les cinq étapes de l'approche en santé publique concernant l'établissement des programmes de prévention des chutes.

RÉFÉRENCES

1. U.S. Department of Health and Human Services Centers for Disease Control and Prevention, & Office of the Director, Office of Strategy and Innovation. (2011). Introduction to program evaluation for public health programs: A self-study guide. Atlanta, GA: Centers for Disease Control and Prevention.

2. Patton M. Q. (2008). Utilization-focused evaluation (4e Ed.). Los Angeles, CA: Sage Publications.

3. Agence pour la protection et la promotion de la santé de l'Ontario (Santé publique Ontario), Snelling S. et A. Meserve. (2016). Manuel d'introduction sur l'évaluation des programmes de promotion de la santé. Toronto, ON: Queen's Printer for Ontario.

4. McNeill H. (2009). Guide to planning and conducting program evaluation. Surrey, C.-B.: Fraser Health Authority. Extrait le 27 avril 2017, de : Professionals/Research/Pages/default.aspx

5. Centers for Disease Control and Prevention. (1999). Framework for program evaluation in public health. MMWR, *48*(RR11), p. 1–40.

6. Yarbrough D. B., L. M. Shulha, R. K. Hopson et F. A. Caruthers. (2011). The program evaluation standards: A guide for evaluators and evaluation users (3e éd.). Thousand Oaks, CA: Sage.

7. Davis R. (Octobre 2013). Planning evaluability assessments: A synthesis of the literature with recommendations. Cambridge, Angleterre: Department for International Development. Extrait le 27 avril 2017, de http://bit.ly/2rE9OFm

ANNEXE 1

RESSOURCES

Vous trouverez des mises à jour de cette liste ainsi que des ressources supplémentaires sur le **site du propriétaire de l'ouvrage**, à : **www.canadianfallprevention.ca** (pour le mot de passe, vous trouverez le numéro 978-1-7750251-1-5 sur la couverture intérieure).

RESSOURCES POUR L'ÉVALUATION DES RISQUES

1. Test d'atteinte fonctionnelle : http://www.monterotherapyservices.com/articles/finding-balance-objective-tests-measures-ltc-therapist

2. Tests multiples : http://geriatrictoolkit.missouri.edu

3. Trousse d'outils STEADI (Injury Center for health care providers du CDC) : http://bit.ly/2r8Kw1x ou www.cdc.gov/injury/STEADI

4. Test de Tinetti : http://www.monterotherapyservices.com/articles/finding-your-balance-part-2-the-tinetti-test

RESSOURCES POUR LES FOURNISSEURS DE SOINS PRIMAIRES

1. Trousse de formation multimédia pour la prévention des chutes à l'intention des fournisseurs de soins de santé primaires : formation et recommandations concernant l'évaluation et la prévention des risques de chute à l'intention des fournisseurs de soins de santé primaires, par V. Scott et coll. :
    *   Ressources : http://www.gpscbc.ca/what-we-do/professional-development/psp/modules/chronic-disease-management/tools-resources
    *   Vidéo : https://www.youtube.com/watch?v=7f94XYo-Kkg

RESSOURCES POUR LES MODIFICATIONS ENVIRONMENTALES

1. *A CDC compendium of effective fall interventions: What works for community-dwelling older adults.* http://bit.ly/2qnuyBP

2. Fiche d'information de la société canadienne d'hypothèque et de logement sur la prévention des chutes dans les escaliers : liste de contrôle pour les cages d'escaliers à domicile (en anglais) : http://www.bldguse.com/Checklist_for_Stairways.html

3. *Exploring practice in home safety for fall prevention: The creative practices in home safety assessment and modification study.* http://bit.ly/2rKiDOf

4. Le programme Strategies and Actions for Independent Living (SAIL) : programme de formation pour les personnes chargées d'offrir des services de soutien à domicile aux personnes âgées fragiles. http://sailfallprevention.ca

5. Le programme Winter Active, Winter Smart : pour diminuer les chutes sur les trottoirs gelés. http://bit.ly/2rsxIUU

RESSOURCES POUR LES PROGRAMMES D'EXERCICES

1. Rose D. J. (2003). Fallproof! A comprehensive balance and mobility training program. Windsor, ON: Human Kinetics. http://www.humankinetics.com/products/all-products/fallproof-2nd-edition

2. Scott V. (2017). SAIL Home Activity Program (HAP): Série d'exercices de trois niveaux (assis, debout, en mouvement) à réaliser à domicile avec des personnes âgées et des adultes de constitution fragile. http://www.sailfallprevention.ca. Disponible en anglais, en punjabi, en mandarin et en perse.

3. Robitaille Y. et coll. (2017). Debout : programme de prévention des chutes pour les personnes âgées. http://cor-maximus.com/fitness-services/stand-up-a-fall-prevention-program-for-seniors/

4. Campbell A. J. et M. C. Robertson (2003). Programme d'exercices d'Otago pour prévenir les chutes chez les personnes âgées : programme personnalisé de réacquisition de la force musculaire et de l'équilibre à domicile. Dunedin, Nouvelle-Zélande : École de médecine d'Otago. http://www.apta.org/PTin- Motion/NewsNow/2013/3/29/Otago/

RESSOURCES POUR LA NUTRITION

5. Les Guides alimentaires du Canada, disponibles en anglais, en français et en 10 autres langues. https://www.canada.ca/fr/sante-canada/services/guides-alimentaires-canada.html

6. Échantillons de guides alimentaires européens et américains. http://www.eufic.org/fr/healthy-living/article/food-based-dietary-guidelines-in-europe

RESSOURCES POUR LES SOINS À PRODIGUER EN CAS D'ACCIDENT VASCULAIRE CÉRÉBRAL

1. L'American Stroke Association : www.americanstroke.org

2. Recommandations canadiennes pour les pratiques optimales de soins de l'AVC : guide du patient : www.strokebestpractices.ca

3. Les directives de la European Stroke Organization : www.eso-stroke.org

RESSOURCES POUR LA MISE EN ŒUVRE DU PROGRAMME

1. Active Implementation (AI) Hub : http://implementation.fpg.unc.edu

2. Institute for Health Care Improvement : http://www.ihi.org

3. Institute for Research and Innovation in Social Services (IRISS) : https://www.iriss.org.uk

4. National Implementation Research Network (NIRN) : http://nirn.fpg.unc.edu

5. Amélioration des systèmes à Service Collaboratives : http://servicecollaboratives.ca

RESSOURCES POUR L'ÉVALUATION DU PROGRAMME

1. Évaluation des programmes de promotion de la santé : Manuel d'introduction. https://www.publichealthontario.ca/fr/eRepository/ Evaluating_health_promotion_programs_workbook_2016_FR.pdf

   • Ce manuel contient un processus en 10 étapes pour appliquer des méthodes systématiques à votre évaluation. Vous y trouverez, entre autres, des feuilles de travail utiles, des ressources à consulter et des questions visant à susciter la réflexion.

2. Davies R. (2013). Planning evaluability assessments: A synthesis of the literature with recommendations. https://www.gov.uk/government/uploads/system/uploads/attachment_ data/file/248656/wp40-planning-eval-assessments.pdf
   • Contient 18 recommandations fondées sur une synthèse de documents d'évaluation.

3. Fraser Health. *Guide to planning and conducting program evaluation.* http://www. fraserhealth.ca/Professionals/Research/Pages/default.aspx

4. Horn J. (décembre 2001). Liste de contrôle pour développer et évaluer les budgets d'évaluation. https://wmich.edu/sites/default/files/attachments/u350/2014/ evaluationbudgets.pdf

5. *Introduction to program evaluation for public health programs: A self-study guide* (Mis à jour le 11 mai 2012). https://www.cdc.gov/

6. Joint Committee on Standards for Educational Evaluation (JCSEE). (2012). Program evaluation standards statements. http://www.jcsee.org/ program-evaluation-standards-statements

7. MacDonald G., *Criteria for selection of high-performing indicators: A checklist to inform monitoring and evaluation.* Atlanta, GA: Centers for Disease Control and Prevention. https://www.wmich.edu/sites/default/files/attachments/u350/2014/Indicator_checklist.pdf

8. Miron G. (septembre 2004). Liste de contrôle pour le rapport d'évaluation. https://www. wmich.edu/sites/ default/files/attachments/u350/2014/evaluation-reports.pdf

9. National Centre for Social Research (G.-B). *Quality in qualitative evaluation: A framework for assessing research evidence.* https://www.gov.uk/government/uploads/system/ uploads/ attachment_data/file/498322/a_quality_framework_tcm6-38740.pdf
   • Le National Centre for Social Research Criteria (G.-B) propose des critères pour évaluer la qualité de quatre méthodes de recherche qualitatives (entrevues en profondeur, groupes de discussion, observation et analyse documentaire).

10. Stufflebeam D. L. (1999). Liste de contrôle pour les contrats d'évaluation. https://wmich. edu/sites/default/files/attachments/u350/2014/contracts.pdf

11. Patton, M. Q. (2008). *Utilization-focused evaluation* (4th ed.). Los Angeles, CA: Sage Publications.
    • La longévité et la constante popularité de cet ouvrage témoignent de la pertinence de ses conseils d'expert détaillés, et souvent spirituels, concernant la réalisation des évaluations de programmes en vue d'en favoriser l'utilisation.

12. Patton, M. Q. (2011). *Essentials of utilization-focused evaluation.* Los Angeles, CA: Sage Publications.

   • Contient un cadre de travail et une liste de contrôle essentiels pour concevoir et réaliser des évaluations.

13. Program Performance and Evaluation Office. Introduction to program evaluation for public health programs: A self-study guide. https://www.cdc.gov/eval/guide/introduction/
   • Liste de contrôle des principaux points dont il faut se souvenir lors de la production d'un rapport d'évaluation.

14. Stufflebeam, D. L. (1999). Liste de contrôle du contrat d'évaluation. https://www.wmich.edu/sites/default/files

ANNEXE 2

ÉCHANTILLONS D'OUTILS D'ÉVALUATION DES RISQUES

Voici des exemples d'outils validés qu'il est possible d'utiliser dans les établissements communautaires et les établissements de soins de longue durée afin d'évaluer le risque de chute des personnes âgées. Les personnes qui ont acquis un exemplaire de cet ouvrage trouveront des ressources supplémentaires (en format imprimable) à www.canadianfallprevention.ca.

TEST CHRONOMÉTRÉ DU LEVER DE CHAISE (TUG)

Objet : Évaluer la mobilité.

Équipement :

- Un chronomètre qui indique les secondes
- Un ruban à mesurer pour marquer une distance de 3 mètres (10 pieds)
- Une marque (un cône ou un morceau de papier collant) placée à 3 mètres (10 pieds)
- Un fauteuil standard avec des accoudoirs et un dossier droit

Instructions pour l'évaluateur : Le client peut porter des chaussures régulières, mais les chaussures de marche sont préférables. Il peut utiliser son aide à la mobilité habituelle, si nécessaire. Inscrivez le type de chaussures portées, et utilisez le même type de chaussures pour les tests suivants (exemples de types de chaussures : chaussures de marche à lacets ou runners; chaussures de cuir sans lacets, pantoufles à talon ajusté et à semelle ferme, pantoufles légères faciles à enfiler). Inscrivez le type de chaise utilisé et utilisez le même type de chaise pour les tests suivants. Prenez des notes sur la stabilité posturale, la démarche, la longueur des pas et l'oscillation du corps. Montrez au client ce qu'il doit faire, puis demandez-lui de faire une série de mouvements.

Instructions à donner au client : « Lorsque je dirai « Go », je veux que vous vous leviez et que vous marchiez jusqu'à la marque, que vous la contourniez, puis que vous reveniez à la chaise et que vous vous rasseyiez. Marchez à une allure normale. J'enclencherai le chronomètre dès que je dirai « Go ». Commencez par demander au client de s'asseoir. Lorsque vous dites « Go », le client :

1. Se lève de sa chaise
2. Marche jusqu'à la marque posée sur le sol, à 3 mètres (10 pieds)
3. Contourne la marque
4. Revient vers la chaise
5. S'assied

Arrêtez le chronomètre. Répétez le test trois fois et faites la moyennne des trois temps (le total des temps des trois tests divisé par trois).

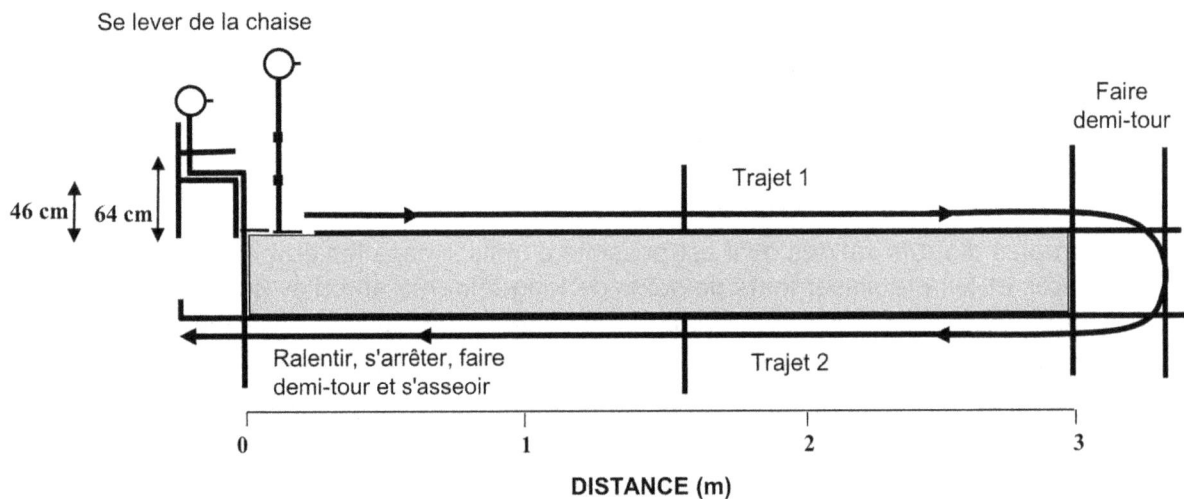

Se lever de la chaise

46 cm 64 cm

Trajet 1

Faire demi-tour

Ralentir, s'arrêter, faire demi-tour et s'asseoir

Trajet 2

DISTANCE (m)

0 1 2 3

Études de validation :

Podsiadlo D., & Richardson, S. (1991). The timed "Up & Go": A test of basic functional mobility for frail elderly persons. *Journal of the American Geriatrics Society*, *39*(2), p. 142-148.

Shumway-Cook A., Brauer, S., & Woollacott, M. (2000). Predicting the probability for falls in community-dwelling older adults using the Timed Up & Go Test. *Physical Therapy*, *80*(9), 896.

L'ÉVALUATION DU PROFIL PHYSIOLOGIQUE (ÉPP)

Source : http://www.slips-online.co.uk/forms/ppa.aspx

Les physiothérapeutes des cliniques de prévention des chutes utilisent l'évaluation du profil physiologique pour déterminer les causes possibles des chutes et de l'instabilité posturale. Les thérapeutes qui œuvrent au sein de la collectivité peuvent aussi utiliser le QuickScreen© pour l'ÉPP.

Critères indiquant la nécessité d'une ÉPP
- Une ou plusieurs chutes et un test chronométré du lever de chaise de 15 secondes ou plus.

Modèle conceptuel de l'ÉPP
- Physiologique et non pas axé sur la maladie.
- Fait intervenir une évaluation directe des capacités sensomotrices.
- Part du principe que les processus de la maladie se manifesteront sous la forme d'une altération des performances lors d'un ou de plusieurs tests.

L'ÉPP a été développée par le Dr Stephen Lord à l'Institut de recherche médicale de Prince of Wales de Sydney, en Australie. Pour plus d'information, veuillez visiter son site Web, à : www. powmri. edu.au/fbrg/

Évaluations physiologiques
- On mesure la fonction visuelle à l'aide du « Melbourne Edge Test », un tableau de l'acuité visuelle à double contraste, et d'un appareil servant à mesurer la perception de la profondeur.
- On évalue la sensation des membres inférieurs à l'aide de tests de proprioception, de sensibilité tactile et de sensation vibratoire.
- On mesure la force des trois groupes musculaires des deux jambes : les fléchisseurs et les extenseurs des genoux ainsi que les muscles dorsifléchisseurs des chevilles.
- On évalue le temps de réaction simple en fonction du mouvement des doigts et le temps de réaction en situation de choix complexe en fonction de l'attitude face à une marche.
- On évalue l'oscillation du corps, avec les yeux ouverts, sur une surface ferme et souple (caoutchouc mousse) à l'aide d'un instrument de mesure de l'oscillation qui permet de mesurer les déplacements du corps au niveau de la taille.

Les personnes âgées acceptent très facilement ces évaluations simples, qui ne nécessitent pas de technologies complexes. Ces évaluations, qui affichent une validité externe et une fiabilité test-retest élevées, sont décrites en détails dans les documents que nous avons publiés. Nous avons constaté que, lorsqu'on les associait dans le cadre d'analyses discriminantes à variables multiples, ces tests permettaient de prévoir, avec une précision de 75 %, les personnes à risque de chute aussi bien dans les établissements communautaires que dans les établissements de soins de longue durée.

Test abrégés

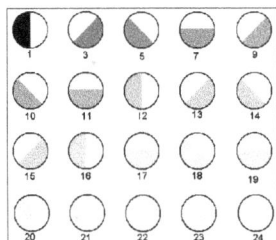

La sensibilité aux contrastes

On évalue la sensibilité aux contrastes de contour à l'aide du Melbourne Edge Test. Ce test comporte 20 cercles qui renferment des zones dont l'intensité diminue progressivement. L'établissement correct de l'orientation des zones des cercles permet de mesurer la sensibilité aux contrastes en décibels (un décibel = 10 logarithmes 10 contrastes).

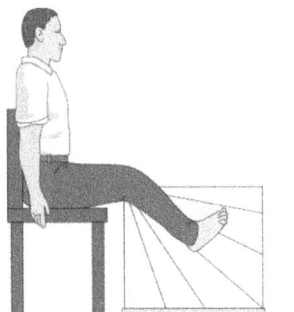

La proprioception

On évalue la proprioception en demandant au sujet assis, les yeux fermés, d'aligner ses membres inférieurs des deux côtés d'une plaque en acrylique transparent de 60 cm sur 60 cm marquée à l'aide d'un rapporteur. Tout défaut d'alignement des gros orteils est mesuré en degrés.

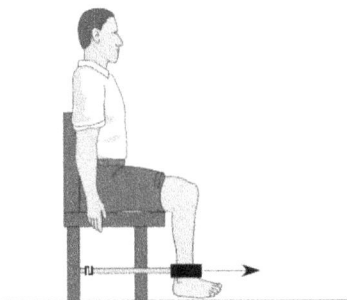

La force des membres inférieurs

On mesure la force des trois groupes musculaires des jambes (les fléchisseurs et les extenseurs des genoux ainsi que les muscles dorsifléchisseurs des chevilles). Lors de chaque test, trois essais sont effectués, et la force la plus importante est enregistrée.

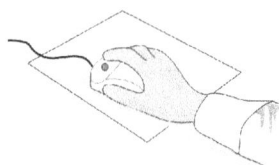

Le temps de réaction

On évalue le temps de réaction à l'aide d'une lumière, qui sert de stimulus, et de la dépression d'un bouton (à l'aide du doigt ou du pied) comme moyen de réaction. Le temps de réaction est mesuré en millisecondes.

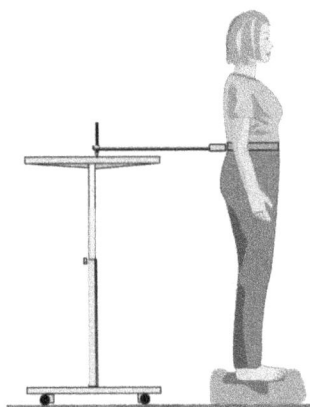

L'oscillation posturale

L'oscillation se mesure à l'aide d'un indicateur d'oscillation qui mesure les déplacements du corps au niveau de la taille. L'instrument se compose d'une longue tige de 40 cm de long à l'extrémité de laquelle on a fixé un stylo à la verticale. La tige est attachée au sujet à l'aide d'une ceinture fermement serrée et s'étend vers l'arrière. Le sujet essaie de rester debout le plus immobile possible, et le stylo enregistre alors son oscillation sur une feuille de papier millimétré fixée sur la surface d'une table à la hauteur ajustable. Le test est réalisé avec les yeux ouverts et fermés sur un morceau de caoutchouc mousse de densité moyenne (15 cm d'épaisseur). L'oscillation totale (le nombre de carrés millimétriques traversés par le stylo) durant les périodes de 30 secondes est enregistrée lors des quatre tests.

Établissement :

Résident : _____

Date : _____

ÉVALUATION DU RISQUE DE CHUTE DE SCOTT (ÉRCS)
pour les établissements de soins de longue durée©
Motif de l'évaluation *(choisir une possibilité)* :

1. Nouvelle admission 2. Changement de statut 3. Examen annuel 4. Blessure grave consécutive à une chute/de multiples chutes.

[DOIT ÊTRE REMPLI PAR, UNE INFIRMIÈRE AUTORISÉE, UNE INFIRMIÈRE AUXILIAIRE AUTORISÉE, UN ERGOTHÉRAPEUTE/PHYSIOTHÉRAPEUTE, ou un autre professionnel de la santé qui a les compétences nécessaires pour remplir ce formulaire]

FACTEUR DE RISQUE PRÉSENT	CERCLE	STRATÉGIES POSSIBLES
Plus de 2 chutes dans les 6 mois précédents et/ou diagnostic clinique de risque de chute élevé	6	Examiner les circonstances des chutes précédentes dans les rapports de chute.
Tentatives de se lever du lit / de la chaise de façon non sécuritaire en raison d'un manque de compréhension ou d'un sentiment d'agitation.	3	En cas de confusion associée à une mobilité réduite, évaluer la nécessité d'une alarme de lit/d'un tapis/d'un système de surveillance.
Mobilité réduite, problème d'équilibre ou de démarche	2	Aiguiller vers un physiothérapeute/ergothérapeute / recommander l'utilisation de protecteurs de la hanche.
État altéré (par ex., délire, lésion cérébrale, démence, dépression)	2	Vérifier quotidiennement les changements liés à l'état mental, la mémoire et la capacité de suivre des instructions.
Arrivée dans l'établissement durant le mois précédent	1	Évaluer le risque de chute/la mobilité.
Étourdissements ou vertige	1	Vérifier l'hypotension orthostatique, le niveau d'hydratation et les problèmes vestibulaires potentiels. Aiguiller le patient en vue d'une évaluation médicale.
Faiblesse généralisée (voir les indicateurs à l'endos)	1	Réaliser des évaluations concernant l'insomnie, la douleur, la malnutrition, l'hypoxie ou la désuétude. Aiguiller le patient en vue d'une évaluation médicale.
Alternances de l'élimination urinaire et intestinale (fréquence, urgence, incontinence, etc.)	1	Routine d'élimination urinaire et intestinale / chaise d'aisances ou lampe de chevet en cas de danger nocturne.
Plus de 7 médicaments	1	Examen régulier des médicaments, plus spécialement des narcotiques, des antidépresseurs, des antipsychotiques et des diurétiques.
Benzodiazépine ou médicament psychotrope sur ordonnance	1	Aiguiller vers un pharmacien/médecin pour obtenir une diminution de la posologie ou un autre médicament pour remplacer la benzodiazépine ou le psychotrope.
Immobilité (incapacité de marcher ou de se lever sans aide)	-5	Mesures préventives pour éviter une chute du lit ou de la chaise. Prévoir le risque de fracture lié à l'ostéoporose.
TOTAL		

Note de l'évaluation du risque *voir à l'endos pour les instructions sur la façon de traiter chaque point et les mesures à prendre pour diminuer les risques*

Note <7 – précautions universelles pour les chutes, plus mise en place d'un plan pour diminuer les répercussions de chaque risque indiqué ci-dessus
Note ≥ 7 – risque élevé de chute
Note >12 – risque élevé de chute et démarche non sécuritaire

Voir à l'endos →

ÉVALUATION DU RISQUE DE CHUTE DE SCOTT : SOINS DE LONGUE DURÉE EN ÉTABLISSEMENT. Le 22 juillet 2017, Dre Vicky Scott. Professeure clinicienne, École de la santé de la population et de la santé publique, Université de la Colombie-Britannique. Ne peut pas être utilisé sans l'accord préalable de l'auteur, avec laquelle il convient de communiquer à : Vicky.scott@hiphealth.ca OU vjbs@shaw.ca

SI le résident obtient une note de <7, mettre en place un plan pour chaque risque	SI le résident obtient une note de ≥7, mettre en place un plan pour chaque risque et :
Suivre un plan de prévention des chutes universel, dont : • lit surbaissé, sonnette d'appel en place • chaussures bien adaptées • précautions en cas d'incontinence • environnement dégagé, bon éclairage, barres d'appui accessibles, revêtement de sol antidérapant • supplément de vitamine D recommandé • mise en œuvre des stratégies établies en fonction des risques ci-dessus	**En sus** du plan de prévention des chutes universel, inclure dans le tableau un plan de prévention des chutes personnalisé en fonction des risques ci-dessus, qui comprenne notamment : • la mise en évidence, dans la chambre, d'un plan visant à assurer la sécurité au chevet du patient • l'inclusion du degré de risque dans les rapports et les graphiques • des précautions pour réduire au maximum les contraintes • des protecteurs de la hanche, des alarmes de lit/chaise, selon les besoins • l'information de la famille du risque de chute par une lettre/un dépliant

SI le résident obtient une note de >12 pour la démarche non sécuritaire

En sus des éléments ci-dessus, évaluer l'utilisation appropriée du fauteuil roulant / les restrictions minimales / les protecteurs de la hanche / les systèmes d'alarme personnels.

Aviser la famille du risque de chute et de la démarche non sécuritaire par une lettre/un dépliant.

Observations :

Signature   *Date*

DIRECTIVES POUR COMPLÉTER L'ÉVALUATION DU RISQUE DE CHUTE

FORMATION DU PERSONNEL : Les membres du personnel qui remplissent l'Évaluation du risque de chute de Scott (ÉRSC) doivent avoir suivi la formation requise pour trouver l'information pertinente[1]. Il est recommandé que cette formation comprenne une évaluation « simulée » lors de laquelle de nouveaux évaluateurs remplissent l'ÉRSC de façon <u>indépendante</u> pour les mêmes clients (au moins deux) afin de tester la précision et l'uniformité des résultats.

PLAN DE PRÉVENTION : Élaborez un plan qui reflète les facteurs de risque individuels, i.e., si les étourdissements et les vertiges sont encerclés ci-dessus, mettre en place les stratégies suggérées. Conservez un résumé mis à jour du plan de prévention des chutes dans la chambre du résident, à un endroit où <u>toutes</u> les personnes qui prodiguent des soins peuvent facilement le voir. Faites preuve de jugement clinique concernant les risques connus en fonction des chutes récentes et des problèmes de mobilité.

CHUTES ANTÉRIEURES : Les chutes antérieures sont le principal indicateur de chutes futures. Élaborez un plan de prévention en lien avec les risques individuels indiqués dans les précédents rapports de chutes, par ex., les chutes imputables à un déséquilibre, à de la douleur, à l'état de santé, à l'activité, aux chaussures, à l'environnement, etc. On recommande de remplir un Rapport de chute[2] pour chaque chute de façon à permettre une meilleure compréhension des facteurs en cause, que l'on pourra cibler à titre préventif. Aiguillez le patient vers le professionnel compétent pour une évaluation médicale des facteurs sous-jacents, ainsi que vers un physiothérapeute/ergothérapeute qui pourra l'aider à utiliser des aides à la mobilité et des appareils fonctionnels.

---

[1] Scott V., (2018). *Programme de prévention des chutes : Conception, mise en œuvre et évaluation des programmes de prévention des chutes chez les personnes âgées.* Raleigh, N.C.: Lulu Publishing.

[2] Pour de l'information sur la façon d'obtenir des exemplaires du Rapport de chute mis au point par Dre Vicky Scott, veuillez vous adresser à : vjbs@shaw.ca.

PROBLÈME DE MOBILITÉ : En cas de problème de démarche (traîner des pieds, petits pas, lenteur, se tenir au mur ou aux meubles) et/ou de déséquilibre / d'instabilité en position debout, aiguillez le patient vers un physiothérapeute/ergothérapeute pour évaluation et intervention. Veillez à ce que l'environnement soit sécuritaire pour les déplacements : bon éclairage, revêtement de sol antidérapant, marchettes équipées de freins à portée de mains, chaussures appropriées (antidérapantes, bien ajustées) et absence de facteurs susceptibles de provoquer une chute.

ÉTAT ALTÉRÉ : En cas d'incapacité à suivre les instructions, de problème de mémoire à court terme et de raisonnement (psychose) ou de tout problème susceptible d'accroître l'agitation et l'agressivité, aiguillez le patient en vue d'une évaluation et d'un traitement.

TENTATIVE DE SORTIR DU LIT DE FAÇON NON SÉCURITAIRE : Problème de jugement et d'évaluation du danger. Une tentative de quitter son lit peut être liée à la démence, à une difficulté de gérer la douleur, à un problème de langue, à la nécessité d'aller aux toilettes, à l'alcool ou à une déficience cognitive – aiguillez le patient vers un professionnel de la santé en vue d'une évaluation et d'un traitement; évaluez et traitez tout autre problème.

ÉTOURDISSEMENTS ou VERTIGE : En cas d'instabilité, plus particulièrement lorsque le patient est assis ou couché et qu'il se lève, aiguillez le patient vers un professionnel de la santé en vue d'une évaluation de la cause sous-jacente du problème. Une infirmière évaluera l'hypotension orthostatique en mesurant la tension artérielle en position couché, assis, puis debout.

FAIBLESSE GÉNÉRALISÉE : Le résident dit qu'il se sent faible. Évaluez la situation, et prenez les mesures nécessaires si le résident est incapable de se tenir debout pendant 2 à 3 minutes à côté du lit **ou est incapable de réaliser une plusieurs des actions suivantes :**
  • s'asseoir sur les toilettes et se relever tout seul
  • se lever à partir d'une position assise et se rasseoir sans aide
  • s'habiller et faire sa toilette tout seul
  • traverser la chambre (20 pieds), tourner et revenir sans aide (peut utiliser une aide à la mobilité)
  • Se mettre au lit/bouger dans son lit

ALTÉRATION DE L'ÉLIMINATION URINAIRE et INTESTINALE : La fréquence urinaire, l'urgence mictionnelle, la nycturie, l'incontinence occasionnelle ou régulière et la constipation – importantes surtout la nuit; évaluez les médicaments susceptibles d'altérer la routine d'élimination; veillez à la sécurité de l'environnement entre le lit, la chaise et la salle de bains, i.e., bon éclairage, revêtement de sol antidérapant, barres d'appui et sonnettes d'appel accessibles. Documentez la routine d'élimination afin d'anticiper les besoins d'aide.

PRISE DE PLUS DE 7 MÉDICAMENTS ou DE BENZODIAZÉPINES ou DE PSYCHOTROPES : Les médicaments très souvent associés à un risque de chute et de blessure comprennent[3] les benzodiazépines, les hypnotiques sans benzodiazépines, les antidépresseurs tricycliques et les inhibiteurs sélectifs de la recapture de sérotonine (par ex., Valium, Ativan, Serax, Paxil, Elavil, Zoloft, Loxapine, etc.). Pour ce point, ne tenez pas compte des vitamines, des gélules à base de plantes, des onguents oculaires, des crèmes pour la peau, etc. Aiguillez le patient vers un professionnel de la santé en vue d'un examen régulier des médicaments.

IMMOBILITÉ : 1) Le résident qui est incapable de bouger et, de ce fait, ne se lève pas de son lit et en tombe; ou 2) Le patient qui est incapable de marcher ou de supporter un poids, mais peut utiliser un fauteuil roulant dans lequel il n'arrive pas à s'asseoir, ou duquel il n'arrive pas à sortir sans aide. Une note négative de -5 est attribuée pour éviter une attribution automatique de risque élevé. Surveillez le risque de fracture lié à l'ostéoporose. NOTE : Si un patient est immobile, ne lui attribuez pas une note indiquant un « problème de mobilité ». Faites preuve de jugement clinique concernant cette note pour éviter de manquer les personnes à risque.

RISQUE DE FRACTURE : Si le résident a été victime d'une fracture durant les 5 années précédentes, il court un risque accru de fracture. Recommandez l'administration de vitamine D et le port de protecteurs de la hanche pour diminuer le risque de fracture consécutive à une chute. Envisagez l'utilisation d'un pare-chutes, si nécessaire. Aiguillez le patient vers un professionnel de la santé pour une évaluation de l'ostéoporose.

---

[3]Le groupe d'experts de 2012 sur la mise à jour des critères concernant la consommation de bière de l'American Geriatrics Society. (2012). Mise à jour des critères sur la consommation de bière pour éviter l'administration de médicaments potentiellement inappropriés aux personnes âgées de l'American Geriatrics Society . *JAGS.* Extrait le 10 juillet 2013, de : *http://www.americangeriatrics.org/files/documents/beers/2012BeersCriteria_JAGS.pdf*

L'ÉCHELLE D'ÉVALUATION DE L'ÉQUILIBRE DE BERG

(Source : http://www.aahf.info/pdf/Berg_Balance_Scale.pdf et http://www.veterans.gc.ca/fra/formulaires/document/437)

L'Échelle d'évaluation de l'équilibre de Berg (ÉÉÉB) a été mise au point pour mesurer l'équilibre des personnes âgées atteintes d'un trouble de l'équilibre en évaluant leur capacité de réaliser des tâches fonctionnelles. Il s'agit d'un instrument valide utilisé pour évaluer l'efficacité des interventions et établir une description quantitative des fonctions dans le cadre de pratiques et de recherches cliniques. L'ÉÉÉB a été évaluée lors de plusieurs études et fiabilité[1-4].

Description : Échelle de 14 points conçue pour mesurer l'équilibre de la personne âgée dans un milieu clinique.

Équipement nécessaire : Règle, deux chaises standards (une avec accoudoirs, une autre sans accoudoirs), tabouret ou marche d'escalier, chronomètre ou montre-bracelet, allée de 15 pieds.

Réalisation :

Temps : 15 à 20 minutes

Notation : Échelle de cinq points, de 0 à 4. « 0 » indique le niveau de fonction le plus bas et « 4 » le niveau le plus élevé. Note totale = 56

Interprétation :   de 41 à 56 = faible risque de chute

de 21 à 40 = risque de chute moyen

de 0 à 20 = risque de chute élevé

Dans le cas des personnes âgées des établissements de soins de longue durée qui ont besoin d'aide pour les activités de la vie quotidienne, une variation de huit points est nécessaire pour établir un véritable changement de la fonction entre deux évaluations.

1. Wood-Dauphinee S., K. Berg, G. Bravo et J. I. Williams. (1997). The Balance Scale: Responding to Clinically Meaningful Changes. *Canadian Journal of Rehabilitation, 10,* p. 35 à 50.

2. Berg K., S. Wood-Dauphinee et J. I. Williams. (1995). The Balance Scale: Reliability assessment for elderly residents and patients with an acute stroke. *Scandinavian Journal of Rehabilitation Medicine, 27*(1), p. 27-36.

3. Berg K. O., B. E. Maki, J. I. Williams, P. J. Holliday et S. L. Wood-Dauphinee. (1992). A comparison of clinical and laboratory measures of postural balance in an elderly popu- lation. *Archives of Physical Medicine Rehabilitation, 73*(11), p. 1073 à 1080.

4. Berg K. O., S. L. Wood-Dauphinee, J. I. Williams et B. Maki. (1992). Measuring balance in the elderly: Validation of an instrument. *Revue canadienne de santé publique, 83,* S.7 à 11.

Les personnes qui se sont procuré un exemplaire de cet ouvrage trouveront une reproduction imprimable complète de l'Échelle d'évaluation de l'équilibre de Berg, à : www.canadianfallprevention.ca.

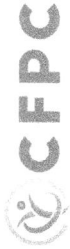

ANNEXE 3
FEUILLE DE TRAVAIL DE LA MISE EN ŒUVRE DU PROGRAMME

CFPC

ANNEXE 3
FEUILLE DE TRAVAIL DE LA MISE EN ŒUVRE DU PROGRAMME

1. Énoncé du problème :

2. But :

3. Objectif(s) :

Facteur(s) de risque *(encerclez un ou plusieurs facteurs de risque qui s'appliquent au groupe cible concerné par les objectifs)*

Biologique/intrinsèque   Comportemental   Social/économique   Environnemental

4a. Intervention n° 1 :

4b. Intervention n° 2 :

Intervention(s) fondées sur les pratiques exemplaires : *(encerclez au minimum deux catégories de pratiques exemplaires dont il faut tenir compte lors de chaque intervention)*

Changement comportemental   Éducation   Équipement   Environnement   Activité   Vêtements/Chaussures
Gestion de la santé

5. Analyse des points forts et des points faibles de la mise en œuvre (Voir l'outil hexagonal, à la page suivante. Indiquez le résultat pour votre milieu et les mesures à prendre pour remédier aux faiblesses)

6. Plan d'action (voir pages suivantes)

ⓘCFPC   FEUILLE DE TRAVAIL DE LA MISE EN ŒUVRE DU PROGRAMME

L'outil hexagonal

Analyse de forces et de faiblesses

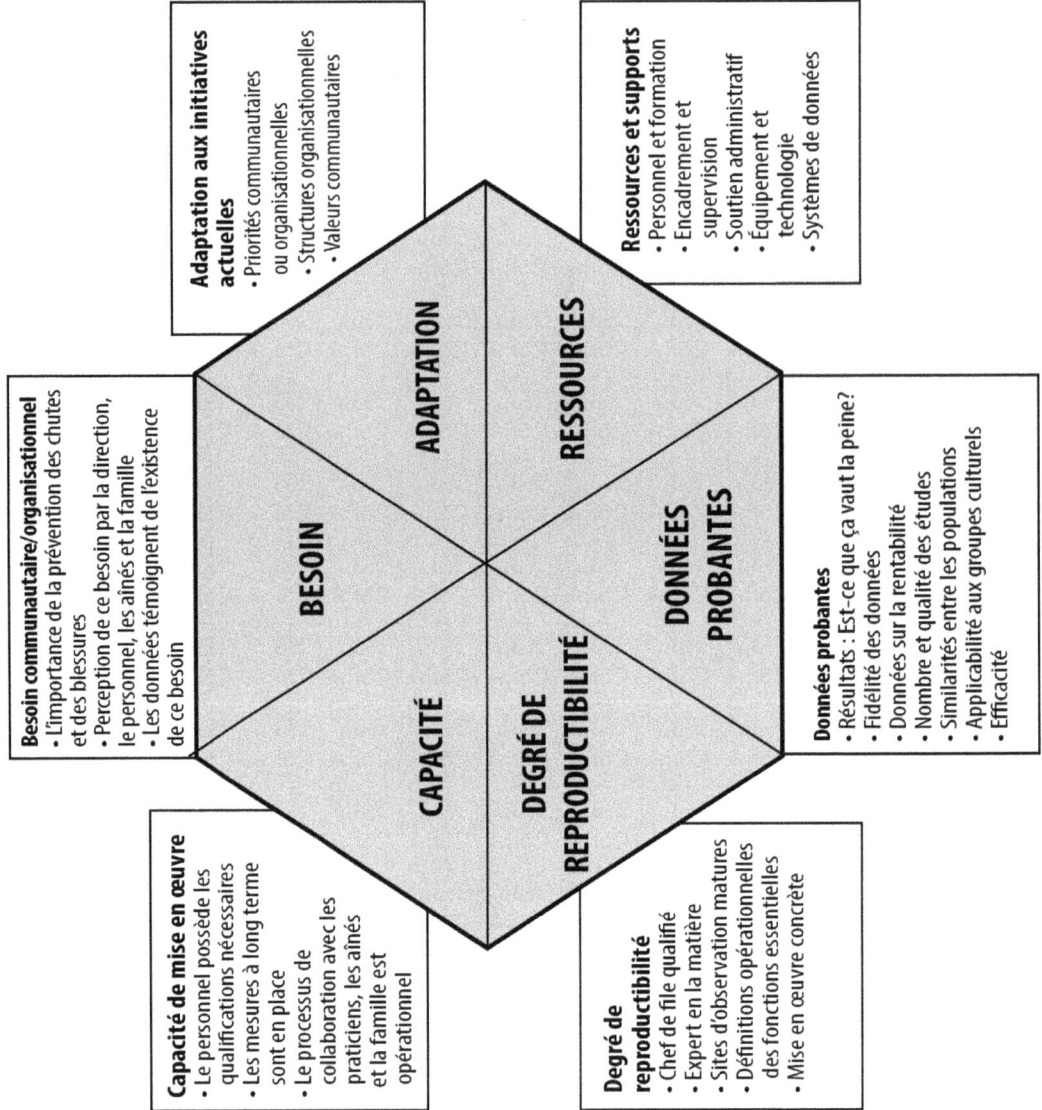

Sert à explorer le contexte de votre intervention lors du stade de l'exploration de la mise en œuvre. Chargez des membres de l'équipe de prévention des chutes de recueillir cette information. Discutez des résultats et attribuez à chaque catégorie une note établie selon un accord commun. Utilisez ces notes pour discuter des éléments de chaque catégorie qu'il est possible de modifier afin d'améliorer la mise en œuvre, des articles qu'il n'est pas possible de changer (ou qui ne sont pas prioritaires) et des stratégies permettant de les contourner pour obtenir les meilleurs résultats possibles.

Besoin communautaire/organisationnel
- L'importance de la prévention des chutes et des blessures
- Perception de ce besoin par la direction, le personnel, les aînés et la famille
- Les données témoignent de l'existence de ce besoin

Adaptation aux initiatives actuelles
- Priorités communautaires ou organisationnelles
- Structures organisationnelles
- Valeurs communautaires

Ressources et supports
- Personnel et formation
- Encadrement et supervision
- Soutien administratif
- Équipement et technologie
- Systèmes de données

Capacité de mise en œuvre
- Le personnel possède les qualifications nécessaires
- Les mesures à long terme sont en place
- Le processus de collaboration avec les praticiens, les aînés et la famille est opérationnel

Degré de reproductibilité
- Chef de file qualifié
- Expert en la matière
- Sites d'observation matures
- Définitions opérationnelles des fonctions essentielles
- Mise en œuvre concrète

Données probantes
- Résultats : Est-ce que ça vaut la peine?
- Fidélité des données
- Données sur la rentabilité
- Nombre et qualité des études
- Similarités entre les populations
- Applicabilité aux groupes culturels
- Efficacité

(hexagon labels: ADAPTATION, RESSOURCES, BESOIN, DONNÉES PROBANTES, CAPACITÉ, DEGRÉ DE REPRODUCTIBILITÉ)

Notes des forces et des faiblesses

Élevé = 5-4; Moyen = 3-2; Faible = 1
Note maximale = 30

	Élevé	Moyen	Faible
Besoin	5		
Correspondance		3	
Ressources		3	
Données probantes	4		
Reproductibilité		3	
Compétences	4		
Sous-total des notes	**13**	**9**	**0**
Note totale	**22/30**		

Adapté avec l'autorisation du NIRN. Extrait le 20 février 2017 de : http://implementation.fpg.unc.edu/files/resources/NIRN-Education-TheHexagonTool.pdf

6a. Votre plan d'action :

Intervention 1 – Activités	Groupe cible spécifique	Échéancier	Personne(s) responsable(s)	Ressources	Indicateurs de réussite et méthodes

4

ANNEXE 3

FEUILLE DE TRAVAIL DE LA MISE EN OEUVRE DU PROGRAMME

CFPC

6b. Votre plan d'action :

Intervention 2 – Activités	Groupe cible spécifique	Échéancier	Personne(s) responsable(s)	Ressources	Indicateurs de réussite et méthodes

ANNEXE 4

ANALYSE DES FORCES ET DES FAIBLESSES

Exemple d'analyse des forces et des faiblesses pour le problème de la réduction des fractures de la hanche dans les hôpitaux

Problème : « Au cours des cinq dernières années, on a documenté, dans les cinq établissements de soins de courte durée de la région sanitaire X, un nombre croissant de fractures de la hanche chez les personnes de 55 ans et plus. »

1. L'organisme/la collectivité a besoin :
   - Que l'on montre l'importance du problème.
   - Que les dirigeants, le personnel, les patients et la famille soient conscients du problème.
   - De bonnes sources de données qui montrent la tendance croissante du problème.

   Note : **5**/5

2. Correspond aux initiatives actuelles suivantes :
   - Priorités concurrentes dans les hôpitaux, par ex., enjeux liés au contrôle des infections, au budget et au personnel.
   - Les membres de la collectivité souhaitent que les patients ne soient pas victimes de blessures durant leur séjour à l'hôpital.

   Note: **3**/5

3. Ressources et soutien :
   - La formation, l'encadrement et le soutien administratif nécessitent des ressources humaines et financières, mais sont faisables.
   - Les besoins en ressources liés aux protecteurs de la hanche comprennent un espace de rangement ainsi que l'achat d'une série de protecteurs de la hanche de différents styles et de différentes tailles, de ruban à mesurer pour l'ajustement et d'un chariot de rangement.
   - Les ressources techniques comprennent un formulaire de collecte des données, un système d'analyse et de saisie des données ainsi qu'une personne formée pour analyser et interpréter les données sur l'utilisation des protecteurs de la hanche, les chutes et les blessures consécutives à une chute.

   Note : **3**/5

4. Données probantes :
   - Il existe des données probantes concernant l'efficacité des protecteurs de la hanche chez les personnes âgées à risque élevé. De nouvelles données probantes sur les stratégies visant à accroître l'acceptation et la conformité d'utilisation témoignent de bons résultats à cet égard. Il existe des données sur le rapport coûts-bénéfices selon lesquelles il est possible de raccourcir la durée des séjours dans les hôpitaux, d'éviter des interventions chirurgicales en cas de fracture de la hanche et d'améliorer la santé des patients.
   - Des ressources sont nécessaires pour produire un rapport d'« analyse d'investissement » et une analyse du rapport coûts-bénéfices des résultats.

   Note : **4**/5

5. Reproductibilité :

- Des ressources sont nécesaires pour engager un directeur d'équipe et un consultant expert ainsi que pour développer un plan et le mettre en œuvre.
- Les membres actuels du personnel hospitalier possèdent la majorité des compétences requises.

Note : **3**/5

6. Capacité de mise en œuvre :

- Il faut procéder à une sélection pour trouver les employés actuels les mieux à même de remplir les fonctions de direction et d'encadrement.
- L'adaptation aux politiques hospitalières visant à éviter les incidents internes susceptibles de provoquer des blessures chez les patients permet d'accroître l'acceptation.
- Les patients et les familles s'attendent à ce que la sécurité soit assurée.
- Le désir de l'organisation d'éviter les litiges et les coûts liés aux blessures des patients permet d'accroître la motivation de maintenir le projet.

Note : **4**/5

Notes des forces et des faiblesses			
Élevé = 5-4; Moyen = 3-2; Faible = 1			
Note maximale = 30			
	Élevé	Moyen	Faible
Besoin	5		
Correspondance		3	
Ressources		3	
Données probantes	4		
Reproductibilité		3	
Compétences	4		
Sous-total des notes	**13**	**9**	**0**
Note totale	**22/30**		

Analyse : La note de 22/30 indique que le projet a de fortes de chances d'être couronné de succès. Les principaux enjeux concernent les ressources financières et humaines. Cette analyse souligne la nécessité d'élaborer une étude de rentabilité pour obtenir les fonds nécessaires à la formation d'une équipe chargée de planifier le projet et de le mettre en œuvre.

Des ressources sont nécessaires pour défrayer le temps du personnel, l'aide technique et l'équipement. Cependant, les notes élevées attribuées au Besoins, aux Données probantes et aux Compétences sont de bon augure en ce qui a trait à l'obtention des ressources requises pour la mise en œuvre du projet.

www.ingramcontent.com/pod-product-compliance
Lightning Source LLC
Chambersburg PA
CBHW081530220326
41598CB00036B/6385